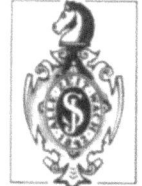

K.A. Jäger · J. Landmann (Hrsg.)

Praxis der angiologischen Diagnostik

Stufendiagnostik und rationelles Vorgehen bei
arterieller und venöser Durchblutungsstörung

Mit 89 Abbildungen und 30 Tabellen

Springer-Verlag

Berlin Heidelberg New York London Paris
Tokyo HongKong Barcelona Budapest

Prof. Dr. med. K.A. Jäger
Leiter Abt. Angiologie

Prof. Dr. med. J. Landmann
Leiter Abt. Gefäßchirurgie

Kantonsspital
Universitätskliniken
Petersgraben 4/Spitalstr. 21
CH-4031 Basel

ISBN-13: 978-3-642-78875-8   e-ISBN-13: 978-3-642-78874-1
DOI: 10.1007/978-3-642-78874-1

Die Deutsche Bibliothek-CIP-Einheitsaufnahme

Praxis der angiologischen Diagnostik : Stufendiagnostik und rationelles Vorgehen bei
arterieller und venöser Durchblutungsstörung / K.A. Jäger ; J. Landmannn (Hrsg.). –
Berlin ; Heidelberg ; New York ; London ; Paris ; Tokyo ;
Hong Kong ; Barcelona ; Budapest : Springer, 1994
NE: Jäger, Kurt A. [Hrsg.]

Dieses Werk ist urheberrechtlich geschützt. Die dadurch begründeten Rechte, insbesondere die
der Übersetzung, des Nachdrucks, des Vortrags, der Entnahme von Abbildungen und Tabellen,
der Funksendung, der Mikroverfilmung oder der Vervielfältigung auf anderen Wegen und der
Speicherung in Datenverarbeitungsanlagen, bleiben, auch bei nur auszugsweiser Verwertung, vorbehalten. Eine Vervielfältigung dieses Werkes oder von Teilen dieses Werkes ist auch im Einzelfall nur in den Grenzen der gesetzlichen Bestimmungen des Urheberrechtsgesetzes der Bundesrepublik Deutschland vom 9. September 1965 in der jeweils geltenden Fassung zulässig. Sie ist
grundsätzlich vergütungspflichtig. Zuwiderhandlungen unterliegen den Strafbestimmungen des
Urheberrechtsgesetzes.

© Springer-Verlag Berlin Heidelberg 1994
Softcover reprint of the hardcover 1st edition 1994

Die Wiedergabe von Gebrauchsnamen, Handelsnamen, Warenbezeichnungen usw. in diesem
Werk berechtigt auch ohne besondere Kennzeichnungen nicht zu der Annahme, daß solche
Namen im Sinne der Warenzeichen- und Markenschutz-Gesetzgebung als frei zu betrachten
wären und daher von jedermann benutzt werden dürften.
Produkthaftung: Für Angaben über Dosierungsanweisungen und Applikationsformen kann vom
Verlag keine Gewähr übernommen werden. Derartige Angaben müssen vom jeweiligen Anwender im Einzelfall anhand anderer Literaturstellen auf ihre Richtigkeit überprüft werden.

Satz: FotoSatz Pfeifer GmbH, Gräfelfing/München
21-3130-543210 – Gedruckt auf säurefreiem Papier

Inhaltsverzeichnis

I Arterielle Durchblutungsstörungen

1 Einfache Diagnostik in der Praxis
1.1 Sind Anamnese und Status noch immer der Schlüssel zur Diagnose?
A. Bollinger 3
1.2 Dopplerdruckmessung und Oszillographie in Ruhe: einfache Untersuchungshilfen in der Praxis
D. Holtz und K.A. Jäger 8
1.3 Dopplerdruckmessung und Oszillographie: Zusatzinformation durch Belastungstests
D. Holtz und K.A. Jäger 30

2 Spezielle apparative Diagnostik
2.1 Duplexsonographie: Neuer diagnostischer Goldstandard?
K. A. Jäger, B. Frauchiger, R. Eichlisberger und M. Tschöpl 47
2.2 Radiologische Dokumentation bei der peripheren arteriellen Verschlußkrankheit – konventionelle Arteriographie, digitale Subtraktionsangiographie oder Magnetresonanzangiographie?
W. Steinbrich und C. Gückel 68
2.3 Beurteilung der Mikrozirkulation bei Durchblutungsstörungen
U.K. Franzeck, U. Hoffmann und A. Bollinger 80

3 Untere Extremitäten und Abdomen
3.1 Rationelle Diagnostik bei Claudicatio intermittens und bei ischämischer Gefährdung der Extremitäten
B. Frauchiger, R. Eichlisberger und K.A. Jäger 89
3.2 Rationelle Diagnostik bei akutem Verschluß von Extremitätenarterien
E. Schneider und K. A. Jäger 99
3.3 Rationelle Diagnostik bei abdominalem Aortenaneurysma
J. Landmann 108
3.4 Rationelle Diagnostik bei Verdacht auf viszerale und renale Durchblutungsstörungen
B. Frauchiger, R. Eichlisberger und K.A. Jäger 115

4 Supraaortale Gefäße

4.1 Rationelle Diagnostik bei arteriellen Durchblutungsstörungen der oberen Extremitäten
A. Creutzig, M. Schneider und K. Alexander 128

4.2 Rationelle Diagnostik bei Verdacht auf zerebrovaskuläre Durchblutungsstörung
W. Sandmann 135

5 Präoperative Abklärung und postoperative Nachkontrolle

5.1 Beurteilung des Operationsrisikos vor Interventionen an den großen extrakardialen Gefäßen
A. Gallino 143

5.2 Kontrolle nach Gefäßoperationen oder Kathetertherapie: Was und wann?
A. Lauber, J. Landmann und K.A. Jäger 149

II Venenprobleme

6 Stufendiagnostik

6.1 Anamnese und klinische Untersuchung des Venenpatienten
H. Partsch 161

6.2 Venenprobleme: Einfache apparative Zusatzuntersuchungen in der Praxis
M. Pfyffer 168

6.3 Duplexsonographie der oberflächlichen und der tiefen Venen
D.-D. Do 177

6.4 Phlebographische Dokumentation
H.E. Schmitt 196

7 Diagnostisches Vorgehen

7.1 Diagnostisches Vorgehen bei Varikose
R. Eichlisberger, B. Frauchiger und K. A. Jäger 202

7.2 Diagnostisches Vorgehen bei Verdacht auf tiefe Venenthrombose
St. Küpfer, R. Eichlisberger, B. Frauchiger und K. A. Jäger 217

7.3 Diagnostisches Vorgehen bei Verdacht auf Lungenembolie
H. Bounameaux 239

Sachverzeichnis 244

Autorenverzeichnis

Prof. Dr. med. K. Alexander
Med. Hochschule Hannover
Konstanty-Gutschow-Straße
30625 Hannover

Prof. Dr. med. A. Bollinger
Angiologie
Departement für Innere Medizin
Universitätsklinik
CH-8091 Zürich

PD Dr. med. H. Bounameaux
Département de médicine
Hôpital Cantonal Universitaire
CH-1211 Genève 4

Prof. Dr. med. A. Creutzig
Med. Hochschule Hannover
Konstanty-Gutschow-Straße
30625 Hannover

Dr. med. D.-D. Do
Inselspital
Freiburgstrasse
CH-3010 Bern

Dr. med. R. Eichlisberger
Angiologie
Departement Innere Medizin
Universitätskliniken
Kantonsspital
Petersgraben 4
CH-4031 Basel

PD Dr. med. U.K. Franzeck
Angiologie
Departement für Innere Medizin
Universitätsspital
Rämistrasse 100
CH-8091 Zürich

Dr. med. B. Frauchiger
Angiologie
Departement für Innere Medizin
Kantonsspital
Universitätskliniken
Petersgraben 4
CH-4031 Basel

PD Dr. med. A. Gallino
Ospedale S. Giovanni
CH-6500 Bellinzona

Dr. med. C. Gückel
Radiologie
Universitätskliniken
Kantonsspital
Petersgraben 4
CH-4031 Basel

Dr. med. U. Hoffmann
Angiologie
Departement für Innere Medizin
Universitätsklinik
CH-8091 Zürich

Dr. med. D. Holtz
Kantonsspital
CH-5001 Aarau

Prof. Dr. med. K.A. Jäger
Angiologie
Departement für Innere Medizin
Universitätskliniken
Kantonsspital
Petersgraben 4
CH-4031 Basel

Dr. med. St. Küpfer
Angiologie
Klinik Praxis Bellevuepark
CH-8280 Kreuzlingen

Prof. Dr. med. J. Landmann
Departement Chirurgie
Universitätskliniken
Kantonsspital
Spitalstrasse 21
CH-4031 Basel

Dr. med. A. Lauber
Departement Chirurgie
Universitätskliniken
Kantonsspital
Spitalstrasse 21
CH-4031 Basel

Prof. Dr. med. H. Partsch
Dermatologische Abteilung
Wilhelminenspital
Montlearstraße 31
A-1171 Wien

Dr. med. Pfyffer
Innere Medizin
Kantonsspital
CH-8404 Winterthur

Prof. Dr. med. W. Sandmann
Chirurgische Klinik und Poliklinik
Gefäßchirurgie und Nierentransplantation
Moorenstraße 5
40225 Düsseldorf

Prof. Dr. med. H.E. Schmitt
Angioradiographie
Universitätskliniken
Kantonsspital
Petersgraben 4
CH-4031 Basel

Dr. med. E. Schneider
Angiologie
Departement für Innere Medizin
Universitätsspital
CH-8091 Zürich

Dr. med. M. Schneider
Med. Hochschule Hannover
Konstanty-Gutschow-Straße
30625 Hannover

Prof. Dr. med. W. Steinbrich
Med. Radiologie
Institut für diagnostische Radiologie
Universitätskliniken
Kantonsspital
CH-4031 Basel

Dr. med. M. Tschöpl
Angiologie
Departement Innere Medizin
Universitätskliniken
Kantonsspital
Petersgraben 4
CH-4031 Basel

Vorwort

Heutzutage mögen Anamnese und klinische Untersuchung in vielen Fällen den Ansprüchen einer begründbaren Therapie nicht mehr genügen. Gerade in der Angiologie haben sich zahlreiche Untersuchungstechniken in der täglichen Praxis einen Platz errungen. Ihre Vielzahl verlangt eine gute Kenntnis ihrer Wertigkeit, ihr Preis einen rationalen Einsatz und ihre unterschiedliche Verfügbarkeit eine Beurteilung ihres dezisiven Charakters.

So scheint es uns angebracht, unter dem Gesichtspunkt des abgestuften und rationalen Einsatzes dieser Untersuchungstechniken zwischen Klinik und Therapie eine Übersicht vorzulegen. Anamnese und Status verlieren keineswegs an Bedeutung; sie sind im Gegenteil weiterhin von ausschlaggebender Bedeutung für die Wahl des diagnostischen Aufwandes. Der interessierte Leser möge in der gewählten Einteilung einerseits eine methodische Übersicht gewinnen, beim Patienten aber andererseits auch einen begründeten Abklärungsplan finden.

Den Autoren möchten wir für ihre Beiträge unseren herzlichen Dank abstatten. Dem Springer-Verlag sind wir für die Möglichkeit der Veröffentlichung in dieser reich illustrierten Form und für die reibungslose und professionelle Zusammenarbeit zu großem Dank verpflichtet.

I Arterielle Durchblutungsstörungen

1 Einfache Diagnostik in der Praxis

1.1 Sind Anamnese und Status noch immer der Schlüssel zur Diagnose?

A. BOLLINGER

Einleitung

Die unbelastenden apparativen Untersuchungsmethoden wurden so verfeinert, daß sie den herkömmlichen Arteriographieverfahren annähernd ebenbürtig sind. Dies gilt vor allem für die Duplexsonographie mit und ohne Farbkodierung.

Wie steht es in dieser Situation mit den einfachen klinischen Untersuchungen wie Anamnese, Pulspalpation und Gefäßauskultation? Sind sie hoffnungslos veraltet und nicht mehr der Mühe wert? Oder ermöglichen sie bereits eine treffsichere Diagnose bzw. eine adäquate Auswahl der weiteren diagnostischen Schritte?

1.1.1 Anamnese

Es gibt wenige anamnestische Angaben in der gesamten Medizin, die diagnostisch so aufschlußreich sind wie die Claudicatio intermittens oder der vaskuläre Ruheschmerz. Um die wichtigen Punkte herauszuschälen, sind einige besondere Fragen an den Patienten erforderlich.

Die *Claudicatio intermittens* ist grundsätzlich ein Belastungsschmerz. Beschwerden in Ruhe gehören nicht dazu. Die vaskuläre Klaudikation wird mit zunehmender körperlicher Belastung ausgeprägter. Die freie Gehstrecke verkürzt sich beim Bergaufwärtsgehen und bei einer Erhöhung der Gehgeschwindigkeit. Der belastungsinduzierte Beinschmerz dauert beim Stillstehen nur wenige Sekunden bis Minuten an. Im Gegensatz dazu verschwinden die Beschwerden bei der Claudicatio spinalis nur, wenn der Patient sitzt oder den Körper vornüber neigt. Erst die Kyphosierung der Lendenwirbelsäule lindert die Schmerzen. Bei der Claudicatio venosa hingegen bilden sich die Beschwerden in Beinhochhalte am raschesten zurück. Abb. 1.1 illustriert die typischen Haltungen des Patienten, bei der er am raschesten Erleichterung verspürt.

Zwar ist die Wade die häufigste Lokalisation der Claudicatio intermittens, doch kommen zusätzlich je nach dem vorliegenden Verschlußmuster Gesäß-, Oberschenkel- oder Fußschmerzen hinzu. Am häufigsten wird die Gesäß- und die Fußklaudikation fehlinterpretiert.

Zusätzliche nichtvaskuläre Faktoren bestimmen die Claudicatio intermittens mit. Eine wichtige Rolle spielen Körpergewicht und Lastentragen. Die Lokalisation des Verschlußprozesses erklärt oft, daß verschiedene Bewegungsformen mit verschiedenen Formen der Leistungsbeschränkung verbunden sind. Bei Verschlüssen der A. femoralis superficialis ist die Fortbewegung mit dem Fahrrad meist unbehindert, es sei

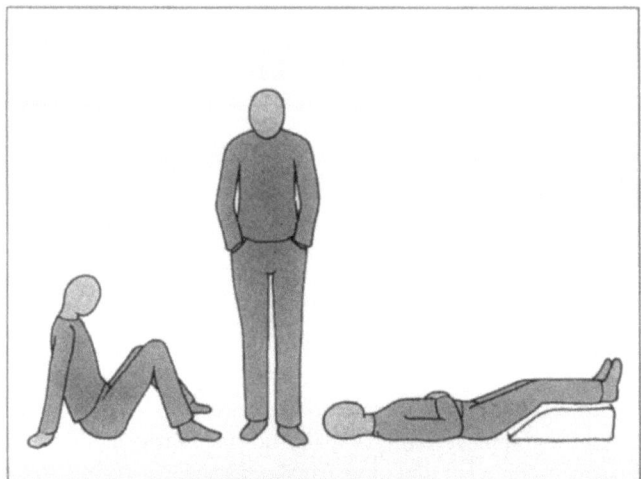

Abb. 1.1. Drei typische Haltungen bei Patienten, die belastungsinduzierte Beinschmerzen verspüren. Der Patient links leidet an einer Claudicatio spinalis (Schmerzerleichterung im Sitzen), der Patient in der Mitte an einer arteriell bedingten Klaudikation und der Patient rechts an einer Claudicatio venosa (rasche Besserung durch Beinhochlagerung)

denn, der Patient betätige das Sprunggelenk besonders stark. Die Oberschenkelmuskulatur, die auf dem Fahrrad in erster Linie beansprucht wird, ist normal durchblutet. Bei Stenosen und Verschlüssen im aortoiliakalen Gebiet hingegen sind Gehen und Radfahren in etwa gleichem Maß beeinträchtigt. Frauen, die Schuhe mit hohen Absätzen tragen, rollen den Fuß nur wenig ab und verspüren eine Wadenklaudikation weniger intensiv oder verzögert.

Anlaufschmerzen und eine Verstärkung der Beschwerden beim Abwärtsgehen weisen nicht auf eine vaskuläre Erkrankung, sondern auf ein arthrotisches Geschehen hin.

Bei der Claudicatio intermittens beeinflussen psychosoziale Aspekte das individuelle Vorgehen. So wird ein Bankangestellter, der mit dem Wagen in die Parkgarage fährt und sein Büro mit dem Lift erreicht, weniger auf eine aktive Therapie drängen als ein Bergführer oder Gemsjäger. In unserer Freizeitgesellschaft empfinden Wanderfreudige eine Claudicatio intermittens als besonders lästig.

Recht typisch, aber oft fehlgedeutet, ist der *vaskuläre Ruheschmerz*. Er kann mit dem nächtlichen Wadenkrampf verwechselt werden. Letzterer ist neuromuskulärer Genese und bessert sich bei Dehnung des entsprechenden Muskelpakets. Die gefäßbedingten Schmerzen treten nach einem freien Intervall auf. Der Patient schläft unbehindert ein und erwacht nach einer gewissen Zeit an einem heftigen Schmerz, der ihn zum Aufstehen zwingt. Der Schmerz ist in Zehen, Fuß oder Ferse lokalisiert, nur bei extremen Formen auch in der Wade. Es gibt Patienten, die ihre Nacht im Lehnstuhl verbringen. In sitzender Haltung bleibt der intensive Ruheschmerz aus.

Neben den nächtlichen Krampi sind differentialdiagnostisch lumboradikuläre Schmerzen, die vom Rücken her ausstrahlen, oder polyneuropathische Beschwerden zu erwägen. Das Logensyndrom, das meist die Tibialis-anterior-Loge betrifft und von einer lokalen Schwellung bzw. Fußheberparese begleitet ist, kann bei Kenntnis der Erkrankung klinisch leicht abgegrenzt werden.

1.1.2 Pulspalpation

Diese an sich einfache Untersuchung erfordert Übung, um verwertbare Resultate zu liefern. Urs Brunner erklärt den Studenten, es handle sich um ein Aneurysma, wenn sie den Popliteapuls palpieren. Ein fehlender Puls der A. dorsalis pedis kann anlagebedingt sein. Läßt sich aber die retromalleolär gelegene A. tibialis posterior nicht tasten, handelt es sich um einen eindeutig pathologischen Befund.

Grundsätzlich schließen vorhandene periphere Pulse einen proximal gelegenen Verschlußprozeß nicht aus. Abgeschwächte Pulsationen sind distal von Verschlüssen, die durch Kollateralen ausgezeichnet kompensiert sind, und distal von Stenosen tastbar. Der vergleichenden Palpation kommt deshalb bei einseitigen Prozessen besondere Bedeutung zu.

Die wichtigste Leistung der Pulspalpation besteht in der approximativen Lokalisation des Verschlußprozesses. Fehlen bereits die Leistenpulse oder sind sie deutlich abgeschwächt, liegen Obstruktionen im aortoiliakalen Gebiet vor. Bei Oberschenkelveränderungen sind Poplitea- und Fußpulse, bei Unterschenkelverschlüssen nur die Fußpulse betroffen. Schwierig wird eine Lokalisationsdiagnose allein aufgrund der Palpation bei Veränderungen auf mehreren Etagen.

Wie bereits angedeutet, sind Aneurysmen der Bauchaorta und der A. poplitea typische Palpationsdiagnosen. Oft kann der approximative maximale Durchmesser des pulsierenden Tumors bereits anhand des Tastbefundes geschätzt werden. Aneurysmen der Iliakalarterien allerdings entgehen oft den palpierenden Fingern. Bei adipösen Patienten ist die Diagnose eines Bauchaortenaneurysmas erschwert oder sogar unmöglich.

1.1.3 Gefäßauskultation

Geräusche entstehen durch Wirbelbildung an arteriellen Stenosen. Wichtigste Auskultationsstellen sind Hals, Fossa supra- und infraclavicularis, Abdomen, Leiste, Oberschenkelinnenseite und Fossa poplitea. Der Befund eines systolischen Strömungsgeräusches in Ruhe entspricht in aller Wahrscheinlichkeit einer in Stethoskopnähe liegenden Stenose. Nach Belastung können in der Inguina kurze Strömungsgeräusche auftreten, denen keine pathologische Bedeutung zukommt. Sie sind oft von spontanen Arterientönen begleitet, wie sie am besten bei der Aorteninsuffizienz bekannt sind (erhöhte Blutdruckamplitude).

Die Strömungsgeräusche über Stenosen sind spindelförmig und systolisch. Poststenotisch fällt zunächst nur der systolische, nicht aber der diastolische Druck ab, so daß sich Turbulenzen auf die Systole beschränken. Bei sehr engen Stenosen und insbesondere nach körperlicher Belastung sinkt auch der poststenotische diastolische Druck ab, so daß sich die akustischen Phänomene in die Diastole ausdehnen. Trotzdem ist die diastolische Komponente meist diskreter als beim systolodiastolischen Geräusch, das bei arteriovenösen Fisteln beobachtet wird. Geräusche werden nach Belastung nicht nur länger, sondern auch intensiver. Bei unklaren Auskultationsbefunden in Ruhe sollte nach fünf tiefen Kniebeugen oder zehn Zehenständen erneut untersucht werden.

Die meisten arteriellen Strömungsgeräusche verraten Stenosen an den Hauptstämmen der Arterien wie der A. carotis interna oder der A. femoralis superficialis. Wie weiter unten ausgeführt wird, kommt es evtl. zu Fehlbeurteilungen bei stammnahen Stenosen großer Kollateralen oder bei Stenosen distal eines Verschlusses, der durch Kollateralgefäße ausgezeichnet kompensiert ist.

Die praktische Bedeutung der Gefäßauskultation kann nicht genug betont werden. Sie ist leicht von jedem praktizierenden Arzt durchzuführen und gilt als Schlüssel zur Früherkennung der Arteriosklerose. Ein typisches Strömungsgeräusch bei einem asymptomatischen Patienten gibt eine Basis für die Suche nach Risikofaktoren und deren Ausschaltung bzw. Behandlung.

1.1.4 Synthese

Bei über 90% der Patienten läßt sich aufgrund von Anamnese, Pulspalpation und Auskultation allein die Diagnose einer peripheren arteriellen Verschlußkrankheit stellen. Zur Bestätigung dienen einfache apparative Verfahren wie elektronische Oszillographie und Messung des systolischen Knöchelarteriendruckes mit Dopplerultraschall. Aufwendige Untersuchungen wie Laufbandergometrie, Duplexsonographie und

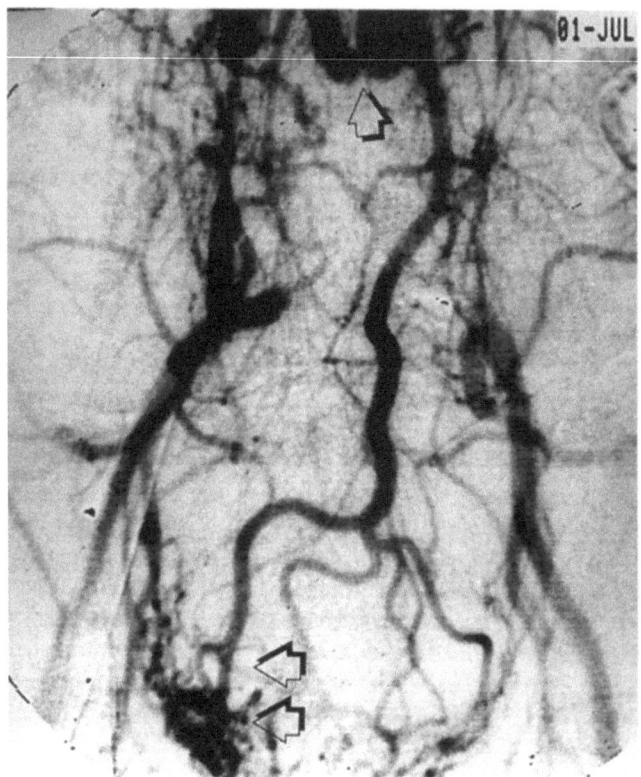

Abb. 1.2. Intravenöse Aortographie bei einem Patienten, bei dem klinisch ein Beckenarterienverschluß links und eine Stenose rechts diagnostiziert wurde. Die retrograde Darstellung von rechts aus mißlang. Die Geräusche über der Beckenstrombahn rechts stammen wahrscheinlich von der Abgangsstenose einer ungewöhnlich großkalibrigen Lumbalarterie *(Pfeil)*, die sich am Kollateralkreislauf beteiligt. Der Leistenpuls rechts war deutlich palpabel (große Kollateralen über die A. mesenterica inferior, s. *Doppelpfeil*)

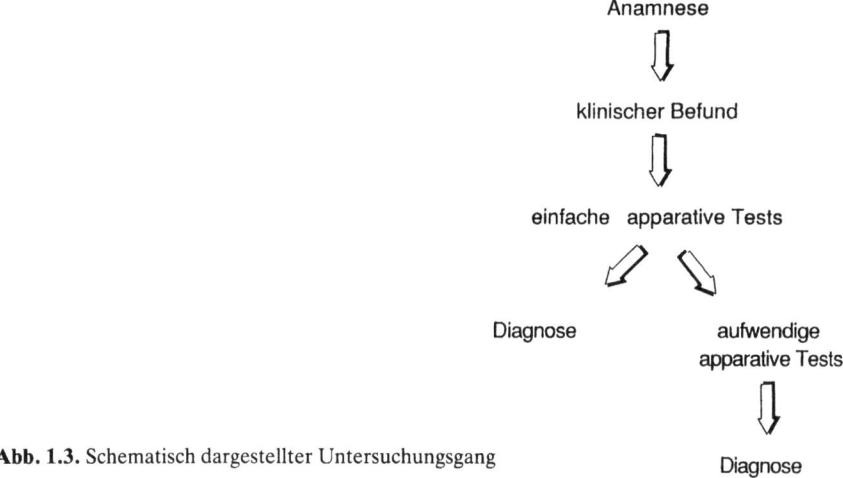

Abb. 1.3. Schematisch dargestellter Untersuchungsgang

Arteriographie helfen in unklaren Situationen weiter und lösen zusätzliche Fragen, die anhand der klinischen Untersuchung und der einfachen apparativen Methoden nicht geklärt werden können. Bei der Kombination einer arteriellen Verschlußkrankheit und eines lumboradikulären Syndroms z. B. gelingt es durch Laufbandergometrie und Dopplerdruckmessungen zu entscheiden, welche der beiden Störungen den Patienten in erster Linie behindert. Die Länge eines Femoralisverschlusses, welche die Möglichkeit zu einer perkutanen Kathetertherapie mitbestimmt, läßt sich nur durch Duplexsonographie oder Arteriographie messen. Liegen in verschiedenen Segmenten Stenosen oder Verschlüsse vor, so wird die relative Bedeutung der einzelnen Veränderungen am besten mit der Duplexsonographie abgeklärt.

Die Weichenstellung zu den verschiedenen apparativen und arteriographischen Untersuchungen erfolgt aufgrund der klinischen Befunde und der einfachen apparativen Untersuchungen. Die intravenöse Aortographie in Abb. 1.2 vermittelt ein Beispiel, wie sich auch Erfahrene ausnahmsweise täuschen können. Bei diesem Patienten war der Leistenpuls rechts noch gut palpabel. Über der Beckenachse war zudem ein Strömungsgeräusch zu auskultieren. Die Diagnose lautete Beckenarterienstenose rechts bei Totalverschluß der Beckenachse auf der Gegenseite. Die retrograde Aortographie von rechts aus erwies sich aber als unmöglich, da der Katheter auf einen Totalverschluß auch auf dieser Seite stieß. In diesem Fall stammte das Geräusch wahrscheinlich von der dicken Lumbalarterie, die als Kollaterale wirkt und am Abgang stenosiert ist. Es mußte eine arteriographische Abklärung durch intravenöse Kontrastmittelgabe angeschlossen werden.

Es sei betont, daß solche Fehlinterpretationen bei Erfahrenen nur ausnahmsweise auftreten. Je unerfahrener der untersuchende Arzt ist, desto mehr neigt er dazu, seine Befunde durch Duplexsonographie bzw. Arteriographie abzusichern oder zu korrigieren, ohne eine spezifische Leistung dieser differenzierten Methoden in Anspruch zu nehmen.

1.2 Dopplerdruckmessung und Oszillographie in Ruhe: einfache Untersuchungshilfen in der Praxis

D. HOLTZ und K.A. JÄGER

1.2.1 Einleitung

Die dopplersonographische Messung des poststenotischen, systolischen Blutdrucks (Dopplerdruckmessung) und die Oszillographie gelten nach wie vor als erster Schritt in der apparativen Stufendiagnostik der peripher arteriellen Verschlußkrankheit (PAVK). Sie ermöglichen mit wenig Aufwand und damit kostengünstig die Sicherung der Diagnose, die grobe Lokalisierung sowie die Abschätzung des Schweregrades der Krankheit. Weiter erlauben sie die Therapiekontrolle nach kathetertechnischer und gefäßchirurgischer Intervention. Dadurch erlauben sie den gezielten, sparsamen Einsatz der kostspieligeren Duplexsonographie und angiographischen Untersuchungen. Dopplerdruckmessung und Oszillographie sind einfach erlern- und durchführbar. Somit eignen sie sich auch zum Einsatz in der *nicht*angiologisch spezialisierten Praxis und können nach adäquater Instruktion durch medizinisch-technisches Personal ausgeführt werden. Zudem sind beide Methoden beliebig wiederholbar, da sie als nichtinvasive, ohne Röntgenstrahlen auskommende Untersuchungen für den Patienten mit keinerlei Risiken verbunden sind. Wegen dieses günstigen Aufwand-Nutzen-Verhältnisses werden Dopplerdruckmessung und Oszillographie wohl auch in den nächsten Jahren die Grundpfeiler der apparativen Abklärung der PAVK bleiben.

Ziel dieser Arbeit ist es, die Technik der Ruhedopplerdruckmessung und der Ruheoszillographie detailliert darzustellen und den Einsatz der beiden Untersuchungen auch im Hinblick auf ihre Verwendung in der *nicht*angiologisch spezialisierten Praxis zu erörtern. Die Darstellung beschränkt sich auf den Einsatz bei der PAVK der unteren Extremitäten. Technik und Einsatz der Dopplerdruckmessung und Oszillographie nach Belastung werden in Kap. 1.3 ausführlich besprochen und hier deshalb nur gestreift.

1.2.2 Arterielle Dopplerdruckmessung in Ruhe

Grundlagen
Um den Blutfluß in die Peripherie möglichst konstant zu halten, reagiert der Körper auf signifikante Stenosen und Verschlüsse mit einer Vasodilatation distal des Hindernisses. Dadurch sinkt der periphere Druck, was eine Zunahme des Druckgradienten über dem Hindernis bewirkt und gemäß Ohm-Gesetz ($Q = \Delta P/R$) zu einer Steigerung des Flusses führt. Diese Drucksenkung manifestiert sich zuerst am systolischen Blutdruck; erst bei fortschreitender Obstruktion kommt es zusätzlich zu einer Vermin-

1.2 Dopplerdruckmessung und Oszillographie in Ruhe

derung des diastolischen Drucks [1]. Wie gezeigt werden konnte, ist der systolische Blutdruck in Ruhe der sensitivere Parameter zum Nachweis einer signifikanten PAVK als die Flußmessung [2, 3]. Der systolische Blutdruck ist folglich ein Schlüsselparameter in der Abklärung der PAVK.

Distal von hämodynamisch signifikanten Strombahnhindernissen ist die systolische Blutdruckmessung mit Manschette und Stethoskop resp. palpierendem Finger ab einem gewissen Schweregrad der Obstruktion nicht mehr möglich. Mit einer Dopplersonde dagegen können bei Untersuchung in Ruhe selbst Druckwerte von 40 mmHg, nach Belastung sogar von 15 mmHg noch gemessen werden [22]. Hierzu genügt ein einfaches, unidirektionales cw-Dopplergerät im Taschenformat mit akustischer Wiedergabe der Signale.

Mit der Dopplersonde kann nur der systolische Blutdruck gemessen werden. Wie bei der Blutdruckmessung nach Riva-Rocci resp. mittels Fingerpalpation entspricht der dopplersonographisch gemessene Druck demjenigen auf Höhe der Manschette und nicht demjenigen auf Höhe der Sonde.

Der dopplersonographisch ermittelte Blutdruck korreliert bestens mit dem blutig gemessenen [4–6]. Ebenso stimmen der nach Riva-Rocci und der dopplersonographisch gemessene Armblutdruck gut überein [7].

Knöchelarteriendruckmessung
Durchführung der Untersuchung. Die Untersuchung erfolgt in flacher Rückenlage, wodurch der hydrostatische Druck ausgeschaltet wird [8, 14]. Vor Beginn der Messung sind 10–15 min Ruhe einzuhalten, sonst können falsch-tiefe Knöchelarteriendrücke gemessen werden [8, 43]. Während dieser Ruheperiode sind die Beine mit einer Decke warmzuhalten, weil Auskühlung oder periphere Vasokonstriktion zu falsch-hohen Druckwerten führt [8]. Die Anwendung einer wärmenden Decke oder gar eines Heizkissens würde die Werte ebenfalls, durch ausgeprägte periphere Vasodilatation, allerdings in umgekehrter Richtung, verfälschen.

Die Untersuchung beginnt mit der beidseitigen Messung des Oberarmblutdrucks nach Riva-Rocci. Das Stethoskop ist auf die A. cubitalis zu plazieren, was durch vorangehendes Palpieren des Gefäßes erreicht wird. Ist das Stethoskop auch nur teilweise unter der Manschette plaziert, können infolge Kompression der Arterie durch das Stethoskop falsch-tiefe Drücke gemessen werden [14]. Der Manschettendruck ist langsam, mit 3 mmHg/s abzulassen; bei schnellerem Ablassen werden die ersten Korotkoff-Töne auf falsch-tiefem Niveau registriert [14]. Aus Studien zur intraindividuellen Reproduzierbarkeit der Meßwerte (ipsilateral, an ein und demselben Arm) ergibt sich, daß diese bis zu 11 mmHg differieren können [10]. Bei der Beurteilung von Seitendifferenzen des systolischen Armblutdrucks muß logischerweise das Doppelte dieses Wertes als Streubereich der Meßwerte akzeptiert werden; d. h., erst Seitendifferenzen von $\geq$ 20 mmHg gelten als signifikant. Beträgt die Seitendifferenz $\geq$ 20 mmHg, sollten die Drücke zuerst einmal an beiden Armen *simultan* nachgemessen werden. Bestätigt sich hierbei eine signifikante Seitendifferenz, muß nach Obstruktionen im Bereich des Aortenbogens resp. seiner Äste gesucht werden.

Nun werden an beiden Beinen die *Knöchelarteriendrücke* dopplersonographisch bestimmt. Eine übliche Blutdruckmanschette mit einer Gummiblase von 12 cm Breite und 24 cm Länge [43] wird supramalleolär befestigt. Nach Applikation von etwas *dick*flüssigem Ultraschallgel wird die Dopplersonde in einem Winel von ca. 60° *ohne Druck* auf die Haut aufgesetzt und nach dem gewünschten Gefäß gesucht. Zuerst werden die Drücke der A. tibialis posterior und der A. dorsalis pedis bestimmt. Zeigen beide Gefäße pathologische Druckwerte oder fehlt eines der beiden, ist es notwendig, auch nach der A. fibularis zu suchen.

Als erstes beurteilt man die Strömungssignale über dem aufgesuchten Gefäß. Ein gesundes Gefäß ergibt ein hochfrequentes Systolikum und ein typisches Frühdiastolikum, was den Signalen einen biphasischen Charakter verleiht [7]. Distal signifikanter Strombahnhindernisse wird das Signal monophasisch [7]. Je geringer die Strömungsgeschwindigkeit, d. h., je schwerer die Durchblutungsstörung, desto tiefer frequent sind die Signale [7]. Jetzt wird die Blutdruckmanschette aufgepumpt. Kurz bevor die Signale verschwinden, soll die Sonde nochmals optimal plaziert werden. Bereits geringe Verschiebungen können bewirken, daß die Signale ungenügend erfaßt und falsch-tiefe Werte gemessen werden [8, 11]. In der Blutdruckmanschette wird ein übersystolischer Druck (20–30 mmHg über das Verschwinden der letzten Signale hinaus) erzeugt. Dann wird der Manschettendruck langsam, 3 mmHg/s [14], abgelassen. Als systolischer Druck wird derjenige Wert notiert, bei welchem die ersten Signale wieder hörbar werden.

Die intraindividuelle Streuung repetitiv gemessener Werte beträgt für den dopplersonographisch ermittelten Knöchelarteriendruck 14 mmHg [10]. Für Einzelmessungen im Routinebetrieb wird deshalb eine Rundung auf 5 mmHg empfohlen [11].

Auswertung und Interpretation der Resultate. Zur Beantwortung der Frage, ob eine signifikante PAVK vorliegt, werden die systolischen Drücke auf Knöchelhöhe und am Oberarm miteinander verglichen. Dieser Vergleich ist nur statthaft, wenn die proximalen Armarterien wenigstens auf einer Seite frei von stenosierenden Prozessen sind, um wenigstens an einem Arm einen Blutdruck messen zu können, welcher dem Druck in der Aorta, d. h. dem Systemdruck entspricht. Bestehen keine Anhaltspunkte für signifikante Obstruktionen der Armarterien, gilt von den beidseits gemessenen Armdrücken der höhere, weil aus methodischen Gründen leicht zu tiefe, kaum jedoch zu hohe Drücke gemessen werden [14]. Liegen für die drei Knöchelarterien eines Beines unterschiedliche Druckwerte vor, ist für den Vergleich mit dem Armblutdruck der Höchste zu verwenden.

Wegen der peripheren Amplifikation der Pulswelle ist der systolische Knöchelarteriendruck bei Gefäßgesunden höher als der systolische Armblutdruck [5, 15]; je nach Studie liegt die Differenz zwischen Arm- und Knöchelarteriendruck im Mittel bei –10 bis –20 mmHg [16, 19]. Als Normbereich für diesen *Arm-Knöchel-Druckgradienten (AKDG)* gelten Werte von 0 bis –20 mmHg [8, 11]. Ein positiver Druckunterschied ist höchst verdächtig auf ein proximal gelegenes signifikantes Strombahnhindernis [8]; ein Unterschied von > 5 mmHg (1,3 kPa) ist beweisend [16, 17, 19, 20, 21, 23]. Druckdifferenzen von < –40 mmHg sind Ausdruck einer Pseudohypertonie [12, 24, 41]; Differenzen von < –20 bis –40 mmHg müssen an eine solche denken lassen [8]. Weiter ist zu beachten, daß ältere Patienten, die nach Belastung einen eindeutig pathologischen AKDG zeigen, in Ruhe nicht selten Drücke aufweisen, die bis 10% über dem Armblutdruck liegen [8]; dies als Folge der im Alter generell erhöhten Gefäßrigidität [8, 25, 26]. Folglich muß eine signifikante PAVK bei älteren Patienten mit entsprechendem Verdacht selbst dann weitergesucht werden, wenn in Ruhe ein AKDG von −15 resp. −20 mmHg besteht. Weil der Systemdruck – und mit ihm der AKDG – bei ein und demselben Patienten von Untersuchung zu Untersuchung erheblich ändern kann, mag es praktischer sein, den Quotienten aus Knöchel- und Armblutdruck anzugeben [11, 12, 16]. Dieser *Knöchel-Arm-Index (KAI)* zeigt für wiederholte Messungen an verschiedenen Tagen eine Standardabweichung von nur 0,06 [12]. Eine signifikante PAVK liegt dann vor, wenn der Index < 0,97 ist [10, 13, 16, 28]. Verwendet man als Parameter den AKDG und setzt das Kriterium für das Vorliegen einer signifikanten PAVK bei > 5 mmHg an, erreicht die Knöcheldruckmessung in Ruhe eine Sensitivität von 91% und eine Spezifität von 100% [16]. Verwendet man als Parameter den KAI und setzt das Kriterium bei < 0,97 an, ergibt sich eine Sensitivität von 94% und eine Spezifität von 99% [16].

Die limitierte intraindividuelle Reproduzierbarkeit der Arm- und Knöcheldruckwerte (vgl. S. 10) bedingt, daß erst eine Differenz von ≥ 20 mmHg zwischen zwei Knöchelarterien für ein signifikantes Strombahnhindernis im Gefäß mit dem niedrigeren Druck spricht [12, 13] und bei Longitudinalbeobachtung des Spontanverlaufs der PAVK einzelner Patienten erst Differenzen des AKDG von ≥ 20 mmHg [14, 87] resp. des KAI von ≥ 0,15 [8, 87, 89] signifikant sind.

Bei alleiniger Verwendung des AKDG resp. des KAI ist nachteilig, daß die Hypertoniker nicht als solche auffallen. Die beste Beschreibung der Druckverhältnisse erreicht man deshalb, wenn zusätzlich die Absolutwerte des Armblutdrucks angegeben werden.

Die Verwendung der Knöchelarteriendrücke zur Abschätzung des Schweregrades und der Prognose der PAVK sowie zur Therapiekontrolle nach kathetertechnischer und gefäßchirurgischer Intervention wird auf S. 21 und S. 23 dargestellt.

Fehlerquellen. Einige Ursachen falsch-hoher und falsch-tiefer Knöcheldruckwerte wurden bereits erwähnt. *Weitere Gründe falsch-tiefer Knöcheldruckwerte* sind:

- *Messung zu früh nach Belastung*: Weil bei schwerer PAVK selbst geringe Gehbelastungen zu längerdauerndem Abfall des poststenotischen Drucks führt *(vgl. Kap. 1.3)*, ist vor Ruhedruckmessung eine 10- bis 15minütige Ruhepause im Liegen dringend einzuhalten [8, 43]. Auch Mehrfachmessungen in kurzen Abständen entsprechen – analog der arteriellen Stauung zur Provozierung einer reaktiven Hyperämie – einer Belastung und führen zu falsch-tiefen Druckwerten. Falsch-tiefe Drücke werden weiter gemessen, wenn die Untersuchung unmittelbar im Anschluß an eine Oszillographie erfolgt, bei welcher zwecks Erhalt einer optimalen akralen Kurve eine medikamentöse Vasodilatation mit Nitroglycerin durchgeführt wurde. Es empfiehlt sich deshalb, im Untersuchungsablauf zuerst die Dopplerdruckmessung und dann die Oszillographie durchzuführen.
- *Nicht nach der A. fibularis gesucht*: Zu groben Überschätzungen des Schweregrades von Durchblutungsstörungen kann es kommen, wenn bei pathologischen Druckwerten über der A. tibialis posterior und der A. dorsalis pedis nicht nach der A. fibularis gesucht wird. Diese ist häufig das am besten erhaltene Gefäß am Unterschenkel („Fibularisbein"), d. h. jene Arterie mit dem höchsten Druck und allenfalls diejenige, welche über die Prognose der Extremität entscheidet.

- *Messung von Arm- und Knöchelarteriendruck nicht zum gleichen Zeitpunkt:* Wenn die Messung des Armblutdrucks nicht unmittelbar vor der Messung der Knöchelarteriendrücke erfolgt, können falsch-tiefe Knöcheldrücke resultieren [23]. Dies insbesondere bei Hypertonikern, welche zu Beginn einer Ruhephase deutlich höhere Systemdrücke aufweisen als am Ende einer solchen.
- *Kompression der Arterie durch Sondendruck:* Wird die Dopplersonde mit Druck auf das zu explorierende Gefäß aufgesetzt und letzteres dadurch komprimiert, resultieren falsch-tiefe Knöcheldrücke.

An *weiteren Ursachen falsch-hoher Druckwerte* sind zu erwähnen:

- *Gefäßinkompressibilität bei Mediasklerose Mönckeberg:* Diese mit Sklerose und Verkalkung der Arterienwand einhergehende Gefäßveränderung kommt vor allem vor bei Patienten mit Diabetes mellitus, chronischer Niereninsuffizienz, Gicht sowie bei einer besonderen Kollagenerkrankung, welche mit ausgeprägter Eosinophilie einhergeht [30, 77]. Sie führt zu einer zunehmenden Inkompressibilität der großen und mittleren Arterien; die kleinen Arterien der Zehen und Finger werden davon kaum betroffen [8, 34]. Die Häufigkeit einer klinisch relevanten Gefäßinkompressibilität wird in neueren Studien mit 3–10% beziffert [89], in zwei Studien sogar noch höher [9, 35]; sie ist abhängig vom Anteil an Diabetikern und Niereninsuffizienten im Patientenkollektiv. Nur selten verhindert die Mediakalzinose auch eine korrekte, indirekte Blutdruckmessung am Arm; die Armarterien werden offenbar weniger ausgeprägt und seltener betroffen als die Arterien der Beine [37–39]. Deshalb darf man sich, solange plausible Druckwerte gemessen werden, auf die Armblutdrücke verlassen. Abgesehen von einem die Gefäßinkompressibilität beweisenden AKDG von $\geq$ 40 mmHg (vgl. S. 10) gibt es folgende Hinweise für das Vorliegen einer Gefäßinkompressibilität:
  – Die Strömungssignale sistieren beim Aufblasen des Cuffs bei einem signifikant höheren Druck („closing pressure"), als sie beim Ablassen desselben wieder auftreten („opening pressure") [8, 40, 48].
  – Normaler oder gar hoch-normaler Druck bei pathologischem, d. h. monophasischem Fußsignal [8, 42].
  – Ansteigen der Knöchelarteriendrücke im Rahmen der Verlaufskontrollen ohne gleichzeitige Verschlechterung von Anamnese, Klinik und Oszillogramm [8].

- *Zu kurze und/oder zu schmale Blutdruckmanschetten:* Solche ermöglichen es dem unmittelbar über den Gefäßen liegenden Gewebe, nach seitlich auszuweichen, und es kommt erst bei einem Manschettendruck, welcher über dem effektiven Verschlußdruck des Gefäßes liegt, zur kompletten Okklusion der Arterie (Undercuffing) [14, 43]. Umgekehrt führen zu breite und/oder zu lange Manschetten zu falsch tiefen Meßwerten (Overcuffing). Gemäß den 1980 von der American Heart Association herausgegebenen Empfehlungen sollte die Breite der Manschette 40% des Extremitätenumfangs am Ort der Blutdruckmessung und die Länge das Doppelte der Breite betragen [14]. Geht es lediglich um die Messung des Oberarm- und Knöcheldrucks, genügt für den Routinebetrieb eine Standardblutdruckmanschette mit einer Gummiblase von 12 cm Breite und 24 cm Länge [4, 43–45].

- *Messung beim Aufblasen des Cuffs:* Die Viskoelastizität der Gefäße führt dazu, daß die Druckmessung beim Aufblasen der Druckmanschette falsch-hohe Werte ergibt; der Öffnungsdruck dagegen, d. h. der Druck welcher beim Ablassen des Cuffs gemessen wird, stimmt gut mit dem effektiven Blutdruck überein [7, 8, 48]. Die Druckmessung muß folglich beim Ablassen des Cuffs erfolgen.
- *Ödeme:* Liegen Ödeme vor, fallen die gemessenen Druckwerte falsch-hoch aus [49, 50].

Besonderes
Die von Winsor [51] 1950 vorgeschlagene *segmentale Dopplerdruckmessung*, bei welcher man auf verschiedenen Höhen an Unter- und Oberschenkel die systolischen Drücke dopplersonographisch mißt, wird heute kritisch beurteilt [8]. Proximal des Knöchels ist die dopplersonographische Druckmessung durch die verschiedenen Grenzen der Methoden – insbesondere den Weichteileffekt und den Effekt der gestauten Nebenleiter [8, 52] – weit mehr betroffen als im Knöchelbereich [10, 53–47]. Darunter leidet vor allem die Sensitivität [8, 43, 58–62]. Damit weist der Segmentdoppler gegenüber der segmentalen Oszillographie (vgl. 1.2.3) keine Vorteile mehr auf; dies um so weniger, als die Dopplerdruckmessung technisch fehleranfälliger ist als die Oszillographie. Letzteres fällt besonders ins Gewicht, wenn die Untersuchung nicht vom Arzt persönlich durchgeführt wird. Auf eine genauere Darstellung der segmentalen Dopplerdruckmessung sowie der isolierten Dopplerdruckmessung proximal des Knöchels wird folglich verzichtet.

Die *Zehendruckmessung* ist eine vielversprechende Methode, da die Zehenarterien selbst bei Patienten mit fortgeschrittener Mediasklerose gut kompressibel bleiben [8, 34]. Ein weiterer Vorteil besteht darin, daß sie ein quantitatives Resultat liefert. Diesen Vorteilen stehen jedoch gewichtige Nachteile gegenüber:

- Der Druck in den kleinen Arterien ist viel stärker vom Vasomotorentonus abhängig als in den mittleren und großen Arterien [63, 64]. So ergeben sich bei Vasokonstriktion signifikant falsch-hohe, bei Vasodilatation, Neurophathie, Ulzera, oberflächlichen und tiefen entzündlichen Prozessen signifikant falsch-tiefe Werte [8, 36, 65–67].
- Werden pneumatische Cuffs verwendet, hängt die Richtigkeit des Meßwertes von deren Breite und der Straffheit des Anlegens ab [68–70].
- Die Befestigung von Cuff und Pulsregistrierungseinheit bereitet an kurzen Zehen nicht selten Mühe [8].

Die Zehendruckmessung ist also eine relativ anspruchsvolle Methode, die sich zum Einsatz im täglichen Routinebetrieb wenig eignet. Auch sie wird hier deshalb nicht näher beschrieben; dies um so mehr, als mit der akralen Oszillographie eine für den Routinebetrieb befriedigende Alternative zur Verfügung steht (vgl. S. 14).

1.2.3 Oszillographie in Ruhe

Grundlagen und Allgemeines

Das mit jedem Herzschlag in die Aorta ausgeworfene Schlagvolumen löst eine Druckwelle aus, welche als *Pulswelle* bezeichnet wird. Diese breitet sich in den elastischen, größeren Arterien mit ca. 6 m/s nach peripher aus und wird bei Auftreten auf die arteriolären Sphinkter reflektiert [71]. Im Zusammenhang mit der Ausbreitung und Reflexion dieser Pulswelle kommt es über druckbedingte Kaliberschwankungen der Gefäße zu meßbaren Volumenschwankungen des Gewebes. Die Aufzeichnung dieser Volumenschwankungen wird als Oszillographie bezeichnet. Das Produkt der Aufzeichnung ist eine Kurve, die *Volumenpulskurve*. Es ist wichtig zu erkennen, daß diese weder den Fluß noch den Druck in den Gefäßen wiedergibt; sie orientiert lediglich über die von der Pulswelle induzierten Kaliberschwankungen der Gefäße resp. der dadurch ausgelösten Volumenschwankungen des Gewebes. Distal von signifikanten Strombahnhindernissen zeigt diese Kurve typische morphologische Veränderungen (vgl. Abb. 1.4).

Wie Parrish et al. [72] zeigen konnte, gleicht die Volumenpulskurve in ihrer Morphologie mehr der Druckkurve in den kleinen Venen als derjenigen in den kleinen Arterien. Deshalb wird angenommen, daß das Oszillogramm mehr die post- als die präkapillären Volumenschwankungen der Gefäße wiedergibt bzw. daß die pulsinduzierten Kaliberschwankungen der kleinen Venen größer sind als diejenigen der kleinen Arterien und somit die Volumenschwankungen der kleinen Venen diejenigen der kleinen Arterien überdecken [72, 73]. Für diese Theorie spricht insbesondere, daß die Volumenpulskurven bei Vasokonstriktion massiv abflachen und bei Vasodilatiation deutlich an Amplitude und Volumen zunehmen [73].

Man unterscheidet die akrale und die segmentale Oszillographie. Die *akrale Oszillographie* wird in erster Linie zur Diagnosestellung organischer und funktioneller Gefäßerkrankungen der kleinen Arterien an Händen und Füßen (Kollagenosen, M. Raynaud) eingesetzt [74–77]. Sie eignet sich aber auch zur Diagnosestellung der PAVK der großen und mittleren Arterien; dies insbesondere, wenn die Dopplerdruckmessung wegen Gefäßinkompressibilität nicht anwendbar ist [49, 50, 76, 78]. Die *Segmentoszillographie* dient zur groben Lokalisierung hämodynamisch signifikanter Strombahnhindernisse [76, 77].

Technik der akralen Oszillographie

Zur *akralen Oszillographie* können nach dem elektrostatischen Infratonverfahren [46] weiterentwickelte, elektronische Pulsabnehmer verwendet werden, welche Kondensatormikrophone (0,03–1200 Hz) enthalten. Diese werden mit einem Klebestreifen oder Band unter Vermeidung von Einschnürung an den Kuppen beider Großzehen befestigt. Die Untersuchung erfolgt in Rückenlage, wobei die Füße in Herzhöhe entspannt auf einem Kissen aufliegen. Um Artefakte durch Fußbewegungen und Muskelzittern möglichst zu vermeiden, können die Fußsohlen gegen ein niedriges, bis Mitte Fuß reichendes Brettchen leicht angestützt werden [76]. Um verfälschende Zerrwirkungen an den Abnahmestellen zu vermeiden, sollen die Kabel der Pulsabnehmer bodenwärts abgehen und mit einem Klebestreifen an der Fußsohle angeheftet werden [76]. Als Pulsabnehmer können auch Quecksilberdehnungsstreifen oder photoplethysmographische Sensoren verwendet werden [74].

Die Registrierung der Volumenpulskurven erfolgt simultan. Die von den Pulsabnehmern aufgenommenen Signale werden auf ein elektronisches Verstärkersystem übertragen, welches in einen kommerziellen EKG-Schreiber eingebaut ist. Über letzteren werden die Signale in Form einer Kurve auf Millimeterpapier ausgedruckt; die Papierlaufgeschwindigkeit beträgt üblicherweise 25 mm/s.

An den Akren beeinflußt der Gefäßtonus die Volumenpulskurven stark [73, 76]. So weisen Gefäßgesunde bei ausgekühlten Extremitäten derart abgeflachte Kurven auf, daß sie als pathologisch erscheinen [73, 76]. Bei Vasodilatation dagegen sind die Oszillogramme von Gefäßgesunden immer normal, bei Patienten mit signifikanter PAVK bleiben sie auch dann phathologisch [73]. Im Unterschied zur Dopplerdruckmessung führt selbst maximale Vasodilatation bei der Oszillographie nicht zu falsch-pathologischen Resultaten. Im Gegenteil: Je vasodilatierter die Peripherie, um so besser gelingt es, normale von pathologischen Pulskurven zu unterscheiden; denn, je ausgeprägter die Vasodilatation, um so höheramplitudig werden die Kurven und um so besser sieht man die zur Beurteilung dienenden morphologischen Details, anhand welcher normale von pathologischen Kurven unterschieden werden [73]. Dies, weil der Gefäßtonus nur die Amplitude, nicht aber Morphologie und Zeitwerte des Oszillogramms beeinflußt [73]. In Kenntnis dieser Gegebenheiten ist klar, daß die akrale Oszillographie nur bei genügend vasodilatierter Peripherie verläßliche Befunde liefert. Kappert empfiehlt deshalb die Untersuchung in einem warmen Raum durchzuführen und die Patienten vor der Untersuchung 30 min gut zugedeckt liegen zu lassen; bei Patienten mit gesteigertem Sympathikotonus postuliert er sogar ein 5minütiges warmes Fußbad [76]. Wir bevorzugen – aus Zeitgründen und wegen des bei uns üblichen Untersuchungsablaufs (vgl. S. 19) – eine medikamentöse Vasodilatation mit einer Kapsel Nitroglycerin à 0,8 mg sublingual. Ein erstes Großzehenoszillogramm wird vor Einnahme der Nitrokapsel, ein zweites 4–5 min danach [47] aufgezeichnet. Ergibt sich auch dann noch eine unbefriedigende Kurvenqualität, kann eine Blutdruckmanschette um die Wade angelegt und auf 60 mmHg aufgepumpt werden. Erfahrungsgemäß kann dadurch eine einwandfreie Kurvenqualität erreicht werden. Ob es bei dieser Methode infolge Stauung passiv oder reflektorisch, durch die Stauung, oder durch lokal metabolische Prozesse zur Vasodilatation kommt, wurde bisher nie untersucht.

Ein Großzehenoszillogramm vor Vasodilatation rechtfertigt sich aus der Überlegung, daß vasospastische Zustandsbilder bei alleiniger Durchführung der Untersuchung nach vasodilatatorischen Maßnahmen verpaßt werden können.

Segmentale Oszillographie nach der 60-mm-Technik
Die Untersuchung erfolgt in Rückenlage. An beiden Ober- und Unterschenkeln sowie an den Füßen werden in ihrer Form und Beschaffenheit speziell für die Oszillographie geeignete Druckmanschetten satt, jedoch ohne einzuschnüren, angelegt; zu locker anliegende Manschetten ergeben abgeflachte Pulskurven. Die Manschetten sollten an beiden Beinen ungefähr gleich fest anliegen, sonst läuft man Gefahr, Seitendifferenzen fälschlicherweise als pathologisch zu interpretieren. Das einfachste ist, den Patienten zu fragen, ob er die Manschetten beidseits ähnlich anliegend empfinde. Schließlich ist darauf zu achten, daß der Abgang des Schlauches aus der Manschette nicht unmittelbar über einer Stammarterie liegt, da es sonst zu verfälschten Kurvenbildern kommt [76]. Die Oberschenkelmanschetten, mit welchen die Hämodynamik

im Strombahngebiet der A. profunda femoris geprüft werden will, sind so hoch wie möglich, d. h. unmittelbar unterhalb der Leiste anzulegen. Dies, um wirklich nur das über die A. profunda femoris versorgte Muskelgewebe unter der Manschette zu haben. Die Unterschenkelmanschetten sind über dem größten Wadenumfang anzubringen; denn je größer die von der Manschette umschlossene Gewebemasse, um so größer die Volumenschwankungen, d. h. um so besser die Kurvenqualität. Aus demselben Grund sind die Fußmanschetten so zu montieren, daß möglichst viel Weichteilgewebe der Planta pedis unter der Manschette liegt.

Nun erfolgt nacheinander an beiden Oberschenkeln, Waden und Füßen die *simultane* Registrierung der Volumenpulskurven. Die Manschetten werden auf 60 mmHg aufgepumpt; bei diesem Wert ergibt sich in der Regel die beste Kurvenqualität [78]. Gelegentlich sind die Kurven bei diesem Manschettendruck „unruhig" und lassen sich bei 80–100 mmHg besser registrieren [76]. Die pneumatischen Manschettendruckschwankungen werden über einen Druckwandler in ein elektrisches Signal transformiert. Dieses wird über einen einfachen, kommerziellen EKG-Schreiber als Kurve auf Millimeterpapier aufgezeichnet. Die Papierlaufgeschwindigkeit beträgt üblicherweise 25 mm/s.

Beurteilung der Resultate

Die bei der akralen und segmentalen Oszillographie gewonnenen Volumenpulskurven werden nach den gleichen Kriterien ausgewertet [76]. Mit Ausnahme der Seitendifferenz der Kurvenlaufzeiten haben Zeitwerte die in sie gestellten Erwartungen nicht erfüllt. Wegen erheblicher interindividueller und altersbedingter Streuung überlappen sich der normale und pathologische Bereich dieser Zeitwerte zu stark, um eine befriedigende Treffsicherheit erreichen zu können [47, 73, 79, 80, 92]. Die von Raines vorgeschlagene Pulsvolumetrie, bei welcher das Pulsvolumen resp. die Amplitudenhöhe quantitativ ermittelt und beurteilt wird [78], sowie die von Strandness et al. entwickelte objektive Kurvenauswertung mittels Fourier-Analyse [73] sind relativ aufwendige Untersuchungen. Bezüglich letztgenannter Methode kommt Strandness selber zum Schluß, sie sei der qualitativen Kurvenanalyse durch das Auge eines geübten Untersuchers nicht derart überlegen, daß sich ihr Aufwand außerhalb wissenschaftlicher Arbeiten lohne [73]. Analoges gilt u. E. für die Pulsvolumetrie nach Raines. Zusammen mit anderen [73, 92] sind wir deshalb der Auffassung, daß die *Beurteilung der Kurven im Routinebetrieb* am besten *nach rein morphologischen Kriterien* erfolgt. Darüber hinaus verwenden wir als Kriterium noch den Seitenunterschied der Zeitwerte [76, 79, 81, 82]. Dieses Zeitkriterium unterscheidet sich von den anderen dadurch, daß Zeitwerte *ein und desselben* Patienten verglichen werden. Das Problem der großen interindividuellen Streuung besteht hier also nicht. Dementsprechend hoch ist wenigstens die Spezifität; diese wird in der Literatur mit Werten zwischen 93% [79] und 100% [81] angegeben. Die Sensitivität erreicht nur 66% [79]–75% [81], weil oft beide Beine eine PAVK aufweisen und dann keine signifikante Seitendifferenz der Kurvenlaufzeiten resultiert.

Die *normale Pulskurve* ist charakterisiert durch einen steil ansteigenden Schenkel und einen dikrot abfallenden Schenkel mit Inzisur im distalen Teil des mittleren Drittels. Die Volumenpulskurven erlauben auch eine grobe Abschätzung des Schweregrades und der Prognose der Durchblutungsstörung [17, 73, 78]. Leider existiert bis heute keine einheitliche Gradierung der pathologischen oszillographischen Veränderungen. Die in Abb. 1.4 dargestellte qualitative Klassifikation entspricht der von uns in Anlehnung an Strandness [73] verwendeten Einteilung.

In die Gruppe der *leicht pathologischen* Pulskurven gehört die auf den ersten Blick normale Kurve, die im Vergleich zur Gegenseite jedoch etwas nachhinkt. Besteht zwi-

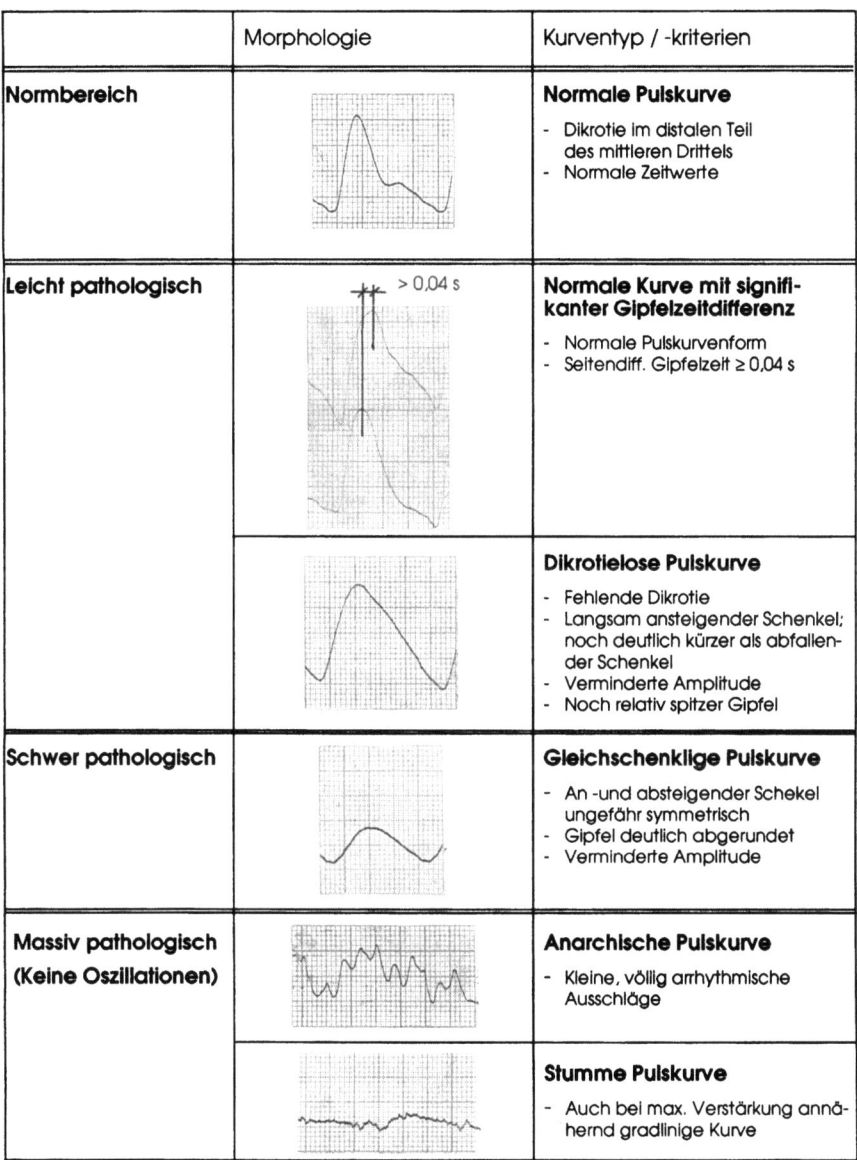

Abb. 1.4. Qualitative Gradierung der pathologischen Pulsvolumenkurven nach morphologischen Kriterien (modifiziert nach Strandness [73])

schen den Gipfelpunkten der Kurven eine Seitendifferenz von $\geq 0,04$ s, ist dies pathologisch. Der zweite als leicht pathologisch zu bezeichnende Typ ist die dikrotielose Kurve. Ihr Hauptmerkmal ist die teilweise oder ganz aufgehobene Dikrotie. Sie ist weiter charakterisiert durch einen langsam ansteigenden Schenkel, der jedoch noch deutlich kürzer ist als der abfallende Schenkel, einen noch relativ spitzen Gipfel und eine verminderte Amplitude. Diese Kurventypen sind Ausdruck einer PAVK mit leichter Durchblutungsstörung. Als *schwer pathologisch* gilt die gleichschenklige Pulskurve. Sie zeigt ungefähr symmetrisch ansteigende und abfallende Schenkel, einen stumpfen Gipfel und eine verminderte Amplitude. Diese Kurvenform findet sich bei fortgeschrittener PAVK mit schwerer Druchblutungsstörung. Als *massiv pathologische* Kurven gelten die anarchische Pulskurve (kleine, völlig arrhythmische Ausschläge) und die stumme Pulskurve (auch bei maximaler Verstärkung praktisch geradlinig verlaufend). Beide zeigen also keine pulssynchronen Ausschläge mehr und werden deshalb auch als Kurven ohne Oszillationen bezeichnet. Diese Kurven sind Ausdruck einer bedrohlichen Ischämie. Die anarche Pulskurve findet sich bei Verschlüssen, welche durch ein kleinkalibriges Kollateralsystem vom Hypervaskularisationstyp überbrückt sind [76]; wie diese Kurvenmorphologie zustande kommt, ist unklar. In diesem Zusammenhang ist zu erwähnen, daß bei Muskelzittern pseudoanarche Kurvenbilder entstehen, welche als „bei Muskelzittern nicht beurteilbar" abzugeben sind.

Auch die *starre Pulskurve*, welche durch besonders hohe Amplitude sowie steil ansteigenden und abfallenden Schenkel ohne Dikrotie charakterisiert ist, darf *nicht* als *pathologisch* interpretiert werden. Sie entspricht einer Normvariante bei Wandsklerose der Arterien und wird dementsprechend bei älteren Patienten oft gesehen [76, 82]. Das gleiche Bild findet sich nach Implantation von Gefäßprothesen, weil hier wohl die Gefäßkontinuität wiederhergestellt ist, aber die Elastizitätsverhältnisse nicht normalisiert sind [76, 81]. In den Anfangstadien funktioneller Arterienerkrankungen (primäres Raynaud-Syndrom etc.) findet sich ein *Hochrücken der Dikrotie* bis direkt unterhalb des Kurvengipfels, wobei der katakrote Pulsschenkel breit und plump abfällt [75, 77, 92]. Kurvenabflachung und mehr oder weniger regelmäßige kleine Wellen („Sägewellen") im absteigenden Schenkel finden sich bei vasospastischer Diathese [75, 76, 92]. Stark abgeflachte Kurven mit raschem Anstieg und flach hinziehendem katakrotem Schenkel sind Ausdruck eines enggestellten Arteriensystems; sie werden bei radikulärem Reizsyndrom und bei ausgeprägtem primärem Raynaud-Syndrom beobachtet. Kurven mit steilem ana- und katakrotem Schenkel sowie basisnaher Dikrotie sind Ausdruck eines abnorm weit gestellten arteriellen Systems und finden sich z. B. bei Erythromelalgie. Ödeme beeinflussen weder Amplitude, Kurvenform noch Zeitwerte der Pulsvolumenkurven signifikant [78]. Belastungen beeinflussen Pulsvolumen und Amplitude, nicht aber die Morphologie und die Zeitwerte [73, 78]. Unter Anwendung der vorerwähnten, rein morphologischen Kriterien erfaßt die Oszillographie hämodynamisch signifikante Strombahnhindernisse mit einer Sensitivität von 80% und einer Spezifität von 98% [79].

Falsch-positive und falsch-negative Resultate
Über die bereits erwähnten Ursachen hinaus sind folgende Möglichkeiten *falschnegativer* Resultate zu beachten:

- Nur knapp signifikante Stenosen aortoiliakal.
- Isolierter Verschluß nur einer der drei Unterschenkelarterien [73].
- Bei zu tief am Oberschenkel angelegter Oberschenkelmanschette kann ein signifikantes Strombahnhinderniss der A. profunda femoris übersehen werden.

An weiteren Quellen *falsch-positiver* Befunde sind zu erwähnen:

- Wird auf die Durchführung des Großzehenoszillogramms nach Vasodilatation mit Nitroglycerin oder reaktiver Hyperämie verzichtet, werden durch Vasokonstriktion bedingte falsch-pathologische Volumenpulskurven nicht als solche erkannt. Die Registrierung eines Oszillogramms nach medikamentöser oder arbeitsinduzierter peripherer Vasodilatation sollte folglich Routine sein.
- Sind die Druckmanschetten resp. Pulsabnehmer nicht beidseitig ähnlich fest angelegt, können erhebliche Seitendifferenzen der Kurvenmorphologie entstehen. Wo die Druckmanschette resp. der Pulsabnehmer weniger satt angelegt wurde, kann eine im Vergleich zur Gegenseite pathologisch erscheinende Kurve resultieren.
- Wird die Oberschenkelmanschette zu tief angelegt, kann ein signifikantes Strombahnhindernis in der proximalen A. femoralis superficialis fälschlicherweise der Beckenachse oder A. profunda femoris zugeordnet werden.

Besonderes
Wir kombinieren die akrale und segmentale Oszillographie. Statt des Fußoszillogrammes wird ein Großzehenoszillogramm in der vorerwähnten Art durchgeführt. So erhält man erstens hämodynamische Informationen nicht nur bis auf Höhe Fuß, sondern bis ganz peripher. Zweitens entfallen die wegen geringer Weichteilmasse unter der Manschette qualitativ ohnehin meist schlechten Fußoszillogramme. Konkret sieht der Untersuchungsablauf wie folgt aus: Großzehenoszillographie vor Gabe eines Nitropräparates → Verabreichung einer Kapsel Nitroglycerin sublingual → ohne auf Nitroglycerinwirkung zu warten, Oberschenkel- und Unterschenkeloszillogramm → Großzehenoszillographie nach Gabe eines Nitropräparates.

1.2.4 Einsatz von Dopplerdruckmessung und Oszillographie in der Abklärung und Therapiekontrolle der PAVK

Sicherung der Diagnose einer hämodynamisch signifikanten PAVK
Wie nach dem Bay-Theorem zu erwarten, kann durch die *Kombination von Dopplerdruckmessung und Oszillographie* die Treffsicherheit, mit welcher eine hämodynamisch signifikante PAVK erfaßt werden kann, gesteigert werden [49, 78]. Durch den gleichzeitigen Einsatz der beiden Methoden kann eine oszillographisch noch nicht faßbare PAVK möglicherweise dopplersonographisch bereits diagnostiziert werden. Umgekehrt kann ein pathologisches Oszillogramm einen normalen AKDG demaskieren als durch Gefäßinkompressibilität verursachten, falsch-negativen Befund. Ein weiterer Vorteil der komplementären Anwendung von AKDG und Großzehenoszillographie besteht darin, daß auch Information über die Hämodynamik ganz peripher gewonnen werden kann. Während der AKDG nur über signifikante Strombahnhin-

dernisse bis auf Höhe Knöchel orientiert, erfaßt das Großzehenoszillogramm auch solche im Bereich des Fußes und der Zehenarterien. *In angiologisch spezialisierten Kliniken/Praxen* werden deshalb zur Sicherung der Diagnose einer signifikanten PAVK Oszillographie und Doppler meist schon primär kombiniert eingesetzt.

Geht es jedoch *in der nichtangiologisch spezialisierten Praxis* um die Frage, ob Beinbeschwerden mit einer anamnestisch und/oder klinisch vermuteten PAVK zusammenhängen, ist – aus Gründen der Ökonomie – der in Abb. 1.5 dargestellte, mehrstufige Abklärungsalgorithmus zweckmäßig.

Weil der Zehendruck ein *quantitativer* Parameter zur Abschätzung des Schweregrades und der Prognose einer PAVK ist [8], wird er – vor allem in den angelsächsischen

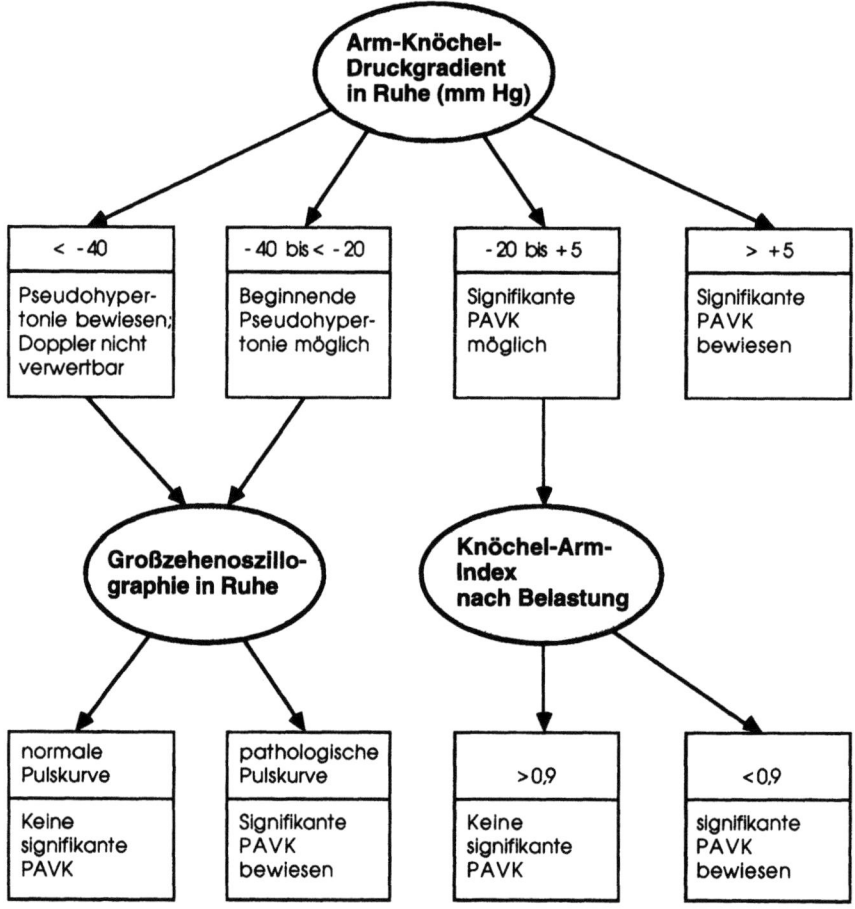

Abb. 1.5. Gestufter Einsatz von Knöcheldruckmessung und Großzehenoszillographie bei V. a. signifikante PAVK. Die Kriterien für den Arm-Knöchel-Druckgradienten und die Großzehenoszillographie in Ruhe sind auf S. 10 und S. 16 detailliert erläutert. Die Kriterien nach Belastung gelten für den Knöcheldruck, welcher 1 min nach Belastung gemessen wird. Bezüglich Technik der möglichen Belastungstest vgl. Kap. 1.3.

Ländern – der Zehenoszillographie häufig vorgezogen. Wie bereits erwähnt, ist diese Methode jedoch technisch nicht ganz einfach und fehleranfällig. Insbesondere in der nicht angiologisch spezialisierten Praxis wird es folglich zweckmäßig sein, zur Diagnosestellung der PAVK die weniger fehleranfällige Zehenoszillographie anzuwenden.

Lokalisierung hämodynamisch signifikanter Strombahnhindernisse
Die Lokalisierung und Charakterisierung hämodynamisch signifikanter Strombahnhindernisse ist heute, in der Duplexära, bedeutungsvoller denn je. Gelingt es nämlich, einen solchen Prozeß grob zu lokalisieren und zu charakterisieren, kann durch gezielten Einsatz einer Duplexuntersuchung in vielen Fällen auf eine Angiographie zur Festlegung des definitiven therapeutischen Procederes verzichtet werden [83, 84]. Dadurch können den Patienten relevante Risiken und Kosten erspart werden [83, 84].

Als einfache, nichtinvasive Untersuchungen, welche eine grobe Lokalisierung signifikanter Strombahnhindernisse erlauben, werden in der Literatur Segmentoszillographie und segmentale Dopplerdruckmessung empfohlen. Der Segmentoszillographie ist u. E. aus folgenden Gründen Vorrang zu geben:

- Bei Patienten mit Gefäßinkompressibilität ist die segmentale Dopplerdruckmessung ohnehin nicht anwendbar [49, 78].
- Zur Lokalisierung eines signifikanten Strombahnhindernisses genügt ein qualitatives Resultat.
- Proximal des Knöchels sinkt die Sensitivität der Dopplerdruckmessung deutlich [8]; hier ist die Dopplerdruckmessung der Oszillographie nicht mehr überlegen.
- Die Oszillographie ist weniger von der Sorgfalt und Geduld des Untersuchers abhängig als die Dopplerdruckmessung. Diesen Faktor gilt es vor allem dann zu beachten, wenn die Untersuchung nicht persönlich durchgeführt wird.
- Die Segmentoszillographie erlaubt eine Plausibilitätsprüfung der gemessenen Knöchelarteriendrücke; sie ermöglicht, deutlich zu hohe und zu tiefe Druckwerte als solche zu erkennen (vgl. S. 10).

Ihren vollen Wert erreichen die segmentoszillographischen Befunde jedoch erst, wenn sie in Kombination mit Anamnese und Klinik interpretiert werden [78]. In welcher Art diese verschiedenen Befunde zu kombinieren sind, zeigt Abb. 1.6. Mit dieser Technik können selbst bei Mehretagenbefall 90–95% der signifikanten Strombahnhindernisse grob lokalisiert und charakterisiert werden [78].

Abschätzung des Schweregrades der PAVK
Die Beurteilung des Schweregrades und der Prognose einer PAVK ist zur Festlegung des therapeutischen Procederes unabdingbar. Die *Absolutwerte* poststenotischer systolischer Drücke sind zuverlässige Indikatoren des Schweregrades einer PAVK, sofern letztere nicht Folge von signifikanten Strombahnhindernissen distal der Meßstelle ist [11]. Dem Einwand, Druckwerte repräsentierten die Flußverhältnisse nur schlecht, steht entgegen, daß zwischen der reaktiven Hyperämie nach arterieller Drosselung und der systolischen Druckdifferenz als Maß des kollateralen Widerstandes eine enge Korrelation besteht [11].

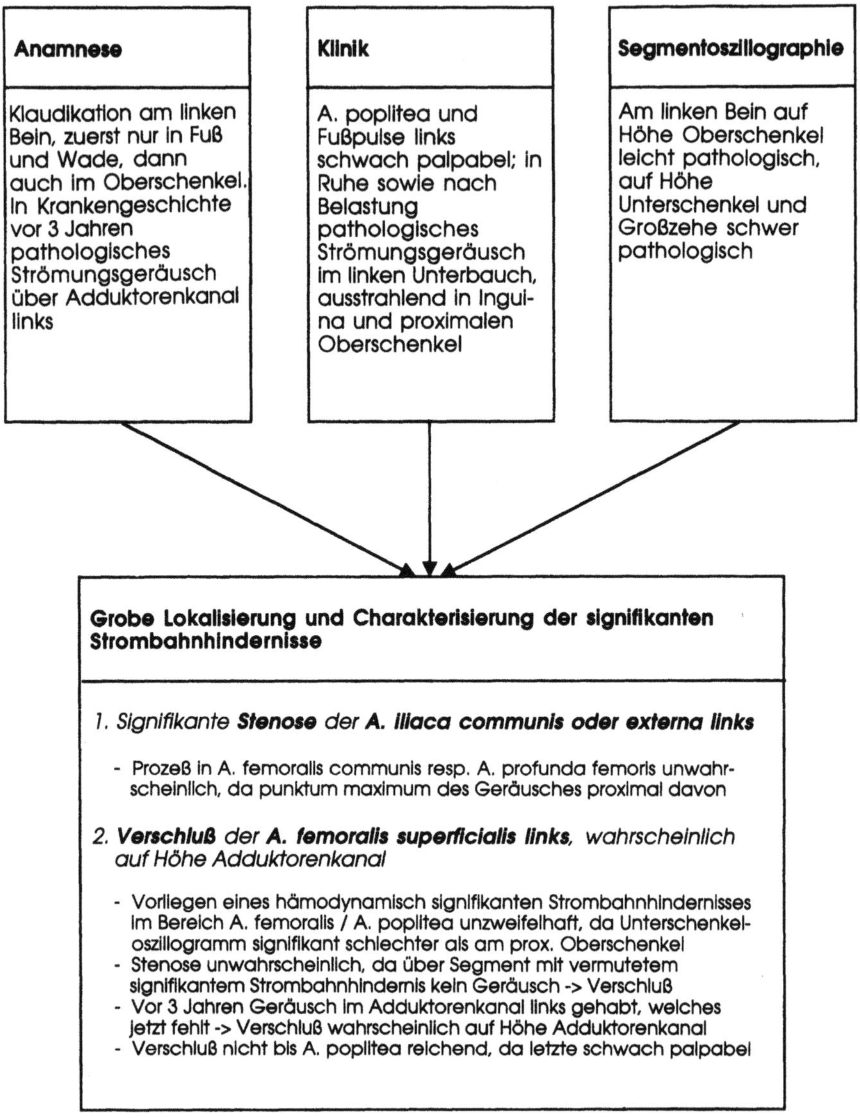

Anamnese	Klinik	Segmentoszillographie
Klaudikation am linken Bein, zuerst nur in Fuß und Wade, dann auch im Oberschenkel. In Krankengeschichte vor 3 Jahren pathologisches Strömungsgeräusch über Adduktorenkanal links	A. poplitea und Fußpulse links schwach palpabel; in Ruhe sowie nach Belastung pathologisches Strömungsgeräusch im linken Unterbauch, ausstrahlend in Inguina und proximalen Oberschenkel	Am linken Bein auf Höhe Oberschenkel leicht pathologisch, auf Höhe Unterschenkel und Großzehe schwer pathologisch

Grobe Lokalisierung und Charakterisierung der signifikanten Strombahnhindernisse

1. **Signifikante Stenose der A. iliaca communis oder externa links**
   - Prozeß in A. femoralis communis resp. A. profunda femoris unwahrscheinlich, da punktum maximum des Geräusches proximal davon

2. **Verschluß der A. femoralis superficialis links**, wahrscheinlich auf Höhe Adduktorenkanal
   - Vorliegen eines hämodynamisch signifikanten Strombahnhindernisses im Bereich A. femoralis / A. poplitea unzweifelhaft, da Unterschenkeloszillogramm signifikant schlechter als am prox. Oberschenkel
   - Stenose unwahrscheinlich, da über Segment mit vermutetem signifikantem Strombahnhindernis kein Geräusch -> Verschluß
   - Vor 3 Jahren Geräusch im Adduktorenkanal links gehabt, welches jetzt fehlt -> Verschluß wahrscheinlich auf Höhe Adduktorenkanal
   - Verschluß nicht bis A. poplitea reichend, da letzte schwach palpabel

Abb. 1.6. Beispiel, wie durch Kombination von anamnestischen, klinischen und segmentoszillographischen Befunden der Ort und die Art (Stenose oder Verschluß) signifikanter Strombahnhindernisse ermittelt werden können.

Bei welchen absoluten Knöchelarteriendrücken Zehen- und Fußläsionen mit welcher Wahrscheinlichkeit abheilen, haben Carter et al. [8] an einem großen Patientenkollektiv untersucht (Tabelle 1.1). Zwischen Diabetikern und Nichtdiabetikern fand sich ein deutlicher Unterschied. Bei einem *Knöchelarteriendruck* von ≥ 55 mmHg haben Nichtdiabetiker eine Heilungswahrscheinlichkeit von 85%, Diabetiker dagegen nur

Tabelle 1.1. Beziehung zwischen Knöchelarteriendruck und Heilungswahrscheinlichkeit von Zehen- und Fußläsionen bei PAVK [8]. Diabetiker haben bei gleichen Druckwerten eine signifikant schlechtere Heilungsrate als Nichtdiabetiker.

Knöchelarteriendruck	Heilungsrate (%) von Ulzera an Zehen/Fuß	
[mmHg]	Nichtdiabetiker	Diabetiker
< 55	0	0
55–90	85	45
> 90	100	85

Tabelle 1.2. Abschätzung der Heilungswahrscheinlichkeit von Fußläsionen bei PAVK aus dem Knöchelarteriendruck in Ruhe [17]. Diabetiker haben bei gleichen Druckwerten signifikant schlechtere Heilungschancen als Nichtdiabetiker.

Heilungswahrscheinlichkeit	Knöchelarteriendruck in Ruhe [mmHg]	
	Nichtdiabetiker	Diabetiker
Unwahrscheinlich	< 55	< 80
Möglich	55–65	80–90
Wahrscheinlich	> 65	> 90

von 45%. Dies ist wenig erstaunlich, da Diabetiker häufig auch distal des Knöchels signifikante Strombahnhindernisse zeigen und oft eine beginnende Gefäßinkompressibilität aufweisen. Raines et al. kamen zu ähnlichen Resultaten und schlagen die in Tabelle 1.2 zusammengestellten Kriterien zur Abschätzung der Heilungswahrscheinlichkeit ischämischer Zehen- und Fußläsionen vor [85].

Bei Gefäßinkompressibilität kann eine grobe Abschätzung des Schweregrades und der Prognose einer PAVK mit der Oszillographie erfolgen [17, 22, 49, 78, 85].

Therapie- und Verlaufskontrolle der PAVK

Poststenotische Druckmessung und Oszillographie eignen sich wenig, um medikamentöse Therapieeffekte zu verfolgen [8]. Auch die Wirkung des Gehtrainings wird besser mit anderen Parametern, z. B. mit der auf dem Laufband unter standardisierten Bedingungen geleisteten Gehstrecke, überprüft *(vgl. Kap. 1.3).* Der Therapieerfolg kathetertechnischer und gefäßchirurgischer Eingriffe dagegen läßt sich mit der Dopplerdruckmessung [49, 77, 89, 90] und der Oszillographie [49, 78] gut objektivieren.

Zur Therapiekontrolle wird in der Literatur in erster Linie der AKDG resp. der KAI empfohlen. Als *hämodynamisch erfolgreich* gilt ein Eingriff, wenn der AKDG signifikant, d. h. um ≥ 20 mmHg, abnimmt [11] resp. der KAI um ≥ 0,15 zunimmt [87, 89]. Umgekehrt liegt eine *signifikante Verschlechterung der Hämodynamik* vor, wenn der AKDG ≥ 20 mmHg zunimmt [11] bzw. der KAI um ≥ 0,15 abnimmt [87, 89]. Vorteil von AKDG und KAI ist, daß sie nicht nur qualitativ darüber orientieren, ob eine signifikante Verbesserung resp. Verschlechterung der Hämodynamik vorliegt, sondern das Ausmaß dieser Änderung quantitativ beurteilen lassen. Bei alleiniger Verwendung von AKDG oder KAI gilt es jedoch folgende Nachteile zu bedenken:

- Bei Pseudohypertonie versagt die Dopplerdruckmessung [90].
- Bleiben zwischen der distalen Bypass-Anastomose bzw. dem distalen Ende des kathetertechnisch rekanalisierten Gefäßsegments und der Knöchelregion signifikante Strombahnhindernisse bestehen, kann mit einer Knöcheldruckmessung allein nicht entschieden werden, ob der Eingriff voll oder nur partiell erfolgreich war.
- In den ersten Tagen nach Revaskularisation ist die Verläßlichkeit von Dopplerdruckmessungen aus verschiedenen Gründen (postischämisches Ödem, Wundödem, Mediaatrophie der Arteriolen nach chronischer Ischämie) eingeschränkt [77, 90].
- Bei der Verschlechterung der Dopplerdrücke im weiteren Verlauf kann nicht differenziert werden, ob diese Folge eines lokalen Rezidivs bzw. eines Bypass-Problems oder Ausdruck eines an anderer Stelle neu aufgetretenen signifikanten Strombahnhindernisses ist.

Zusammen mit anderen Autoren [87, 88, 90] sind wir deshalb der Meinung, daß wenigstens anläßlich der ersten Therapiekontrolle, bei welcher es um die Dokumentation des Primärerfolges und die Schaffung von Ausgangswerten für die weiteren Verlaufskontrollen geht, auch eine Segmentoszillographie durchgeführt werden sollte. Dies insbesondere aus folgenden Gründen:

- Die Oszillographie ist frühpostoperativ keinen relevanten methodischen Einschränkungen ausgesetzt; sie erlaubt bereits dann eine zuverlässige Objektivierung des Therapieerfolges [78, 88, 90].
- Die intraindividuelle Reproduzierbarkeit von Volumenpulskurven gilt als gut [88]; bei grenzwertigen Dopplerbefunden kann das Oszillogramm häufig Klarheit schaffen [78, 90].
- Bei Revaskularisationen bis zum Fuß ist die Knöcheldruckmessung unbrauchbar, weil sie nur über die Hämodynamik bis auf Höhe Knöchel orientiert und folglich über den Erfolg der Maßnahmen distal davon nichts auszusagen vermag. Das Großzehenoszillogramm dagegen liefert auch bei sehr distalen Revaskularisationen die gewünschte Information.

Was einer *signifikanten Verbesserung resp. Verschlechterung des Oszillogramms* entspricht, ist in der Literatur nicht einheitlich definiert; als Parameter werden Pulsvolumen und Kurvenamplitude [85] aber auch qualitative Kriterien der Kurvenmorphologie angegeben [90]. Wir verwenden rein qualitative Kriterien und stützen uns auf die bereits erwähnte, an Strandness [73] angelehnte Gradierung pathologischer Pulsvolumenkurven (Abb. 1.4). Ein hämodynamischer Erfolg des Eingriffes liegt vor, wenn das Oszillogramm ein Segment unterhalb des rekanalisierten Gefäßabschnittes normal ist (z. B. normales Oberschenkeloszillogramm nach durchgeführtem Eingriff illiakal) oder sich um mindestens eine Stufe, z. B. von schwer zu leicht pathologisch, verbessert hat. Umgekehrt muß von einer signifikanten Verschlechterung der Hämodynamik gesprochen werden, wenn die Volumenpulskurve um eine Stufe schlechter ist.

Als Alternative zur Segmentoszillographie kann auch hier die segmentale Dopplerdruckmessung diskutiert werden. Gegen letztere spricht neben den bereits angeführten Nachteilen (vgl. S. 21), daß die frühpostoperativ eingeschränkte Verläßlichkeit der Dopplerdruckwerte auch proximal des Knöchels eine Rolle spielt [90].

Während die erste Therapiekontrolle (in der Regel vor Spitalentlassung) durch den Angiologen bzw. Gefäßchirurgen erfolgen sollte, können die weiteren Kontrollen, inklusive der nichtinvasiv-apparativen Untersuchungen, auch an nicht angiologisch spezialisierte Praktiker delegiert werden. Dies ist dem Patienten gegenüber jedoch nur dann verantwortbar, wenn der entsprechende Kollege die notwendigen Untersuchungen korrekt ausführt, sie in Kenntnis der methodischen Grenzen präzise zu interpretieren weiß und den Patienten bei Verdacht auf ein Rezidiv dem Spezialisten sofort wieder zuweist. Letzteres, weil Rezidive im Frühstadium meist durch einen vergleichsweise kleinen Eingriff mit guter Erfolgsrate, im Spätstadium dagegen oft nur noch durch komplexe Eingriffe mit entsprechend schlechtem Erfolg angegangen werden können.

Aus ökonomischen Gründen kann bei diesen weiteren Verlaufskontrollen neben sorgfältiger Zwischenanamnese und klinischer Untersuchung an nichtinvasiven Untersuchungen vorerst nur eine Knöcheldruckmessung resp. bei Pseudohypertonie ein Großzehenoszillogramm durchgeführt werden. Um Rezidive möglichst frühzeitig zu erfassen, sind nicht nur Messungen in Ruhe, sondern auch nach Belastung durchzuführen [8, 11, 22, 91]. Erst wenn dieses Screening eine signifikante Verschlechterung der Hämodynamik ergibt und/oder aufgrund der Anamnese bzw. Klinik eine Verschlechterung der PAVK vermutet werden muß, ist wieder eine Segmentoszillographie nötig. Dies um Anhaltspunkte zu erhalten, ob ein Lokalrezidiv oder ein Strombahnhindernis an anderer, neuer Stelle vorliegt.

Literatur

1. Widmer LK, Staub H (1962) Blutdruck in stenosierten Arterien. Z Kreislaufforsch 51: 975
2. Gaskell P (1965)Laboratory tests of circulation in the limbs. Manitoba Med Rev 45: 540
3. Lewis JD, et al. (1972) Simultaneous flow and pressure measurements in intermittent claudication. Br J Surg 50: 418
4. Bollinger A, Barras JP, Mahler F (1976) Measurement of foot artery blood pressure by micromanometry in normal subjects and in patients with arterial occlusive disease. Circulation 53: 506
5. Nielsen PE, Barras JP, Holstein P (1974) Systolic pressure amplification in the arteries of normal subjects. Scand J Clin Lab Invest 33: 371
6. Stegall HF, Kardon MB, Kemmerer WT (1968) Indirect measurement of arterial blood pressure by Doppler ultrasonic sphygmomanometry. J Appl Physiol 25: 793
7. Thulesius O (1971) Beurteilung des Schweregrades arterieller Durchblutungsstörungen mit dem Ultraschall-Doppler-Gerät. In: Bollinger A, Brunner U (Hrsg) Meßmethoden bei arteriellen Durchblutungsstörungen. Huber Bern
8. Carter SA (1985) Role of pressure measurements in vascular disease. In Bernstein EF (ed) Noninvasive diagnostic techniques in vascular disease. Mosby St. Louis, pp 513–544
9. Fronek A, Coel M, Bernstein EF (1987)The importance of combined multisegmental pressure and Doppler flow velocity studies in the diagnosis of peripheral arterial occlusive disease. Surgery 84: 840
10. Carter SA (1968) Indirect systolic pressures and pulse waves in arterial occlusive disease of the lower extremities. Circulation 37: 624
11. Mahler F (1990) Systolische Druckmessung. In: Kriessmann A, Bollinger A, Keller HM (Hrsg) Praxis der Doppler-Sonographie. Thieme, Stuttgart, S 21–32

12. Jäger KA, Langlois Y, Roederer GO, Strandness DE (1984) Noninvasive assessment of lower extremity ischemia. In: Bergan JJ, Yao, JST (eds) Evaluation and treatment of upper and lower extremity cirulatory disorders, pp 97–121
13. Carter SA (1969) Clinical measurement of systolic pressures in limbs with arterial occlusive disease. JAMA 207: 1869
14. Kirkendall WM, et al. (1980) Recommendations for human blood pressure determination by sphygmomanometers. Subcommittee of the AHA Postgraduate Education Committee. Circulation 62/5: 1146 A
15. Bollinger A, Barras JP (1990) Physiologie und Pathophysiologie. In: Kriessmann A, Bollinger A, Keller HM (Hrsg) Praxis der Doppler-Sonographie. Thieme, Stuttgart, S 14–20
16. Ouriel K, Zarins CK (1982) Doppler ankle pressure: an evaluation of three methods of expression. Arch Surg 117: 1297–1300
17. Raines JK, Darling RC, Buth J, Brewster W, Austen G (1976) Vascular laboratory criteria for the management of peripheral vascular disease of the lower extremities. Surgery 79: 21
18. Sumner DS (1984) Measurement of segmental arterial pressure. In: Rutherford RB (eds) Vascular surgery. Saunders, Philadelphia, pp 109–135
19. Yao ST (1970) Heamodynamic studies in peripheral arterial disease. Br J Surg 57: 761
20. Bollinger A, Mahler F, Zehnder O (1970) Kombinierte Druck- und Durchflußmessungen in der Beurteilung arterieller Durchblutungsstörungen. Dtsch Med Wochenschr 95: 1039
21. Carter SA (1972) Response of ankle systolic pressure to leg exercise in mild or questionable arterial disease. N Engl J Med 287: 578
22. Bollinger A, Schlumpf M, Butti P, Grüntzig A (1973) Measurement of systolic ankle blood pressure with Doppler ultrasound at rest and after exercise in patients with leg artery occlusions. Scand J clin Lab Invest 31 Suppl: 123–128
23. Thulesius O (1978) Simultane Doppler-Sonographie von Arm- und Beingefäßen bei arteriellen Okklusionen. In: Kriessmann A, Bollinger A (Hrsg) Ultraschall-Doppler-Diagnostik in der Angiologie. Thieme, Stuttgart, S 48
24. Kriessmann A, Bollinger A, Keller HM (Hrsg) (1990) Praxis der Doppler-Sonographie. Thieme, Stuttgart, S 21–32
25. Wezler K, Standl R (1936) Die normalen Alterskurven der Pulswellengeschwindigkeit in elastischen und muskulären Arterien des Menschen. Zentrabl Biol 97: 265
26. Bell G, et al. (1973) Measurements of systolic pressure in the limbs of patients with arterial occlusive disease. Surg Gynecol Obstet 136: 177
27. Lomazzi F, Mahler F (1980) Wirkung verschiedener Belastungsarten auf den Knöchelarteriendruck bei Patienten mit arteriellen Durchblutungsstörungen. Schweiz Med Wochenschr 10: 1925–1927
28. Yao JST, Hobbs JT, Irvine WT (1969 Ankle systolic pressure measurements in arterial disease affecting the lower extremities. Br J Surg 56: 676
29. Strandness DE, Zierler RE (1985) Exercise ankle pressure measurements in arterial disease. In: Bernstein EF (ed) Noninvasive diagnostic techniques in vascular disease. Mosby, St. Louis, pp 575–583
30. Edmonds ME, et al. (1982) Medial arterial calcification and diabetic neuropathy. Br Med J 284: 928
31. Matesanz JM, Patwardhan N, Herrmann JB (1978) A simplified method for evaluating peripheral arterial occlusive disease in a clinical vascular laboratoy. Angiology 29: 791
32. Ibels LS, et al. (1979) Arterial calcification and pathology in uremic patients undergoing dialysis. Am J Med 66: 790
33. Hällgren R, et al. (1975) Arterial calcification and progressive peripheral gangrene after renal transplantation. Acta Med Scand 198: 331
34. Bone GE, Pompajzl MJ (1981) Toe blood pressure by photoplethysmography: an index of healing in forefoot amputation. Surgery 89: 569
35. Tønnesen KH, et al. (1980) Classification of peripheral occlusive arterial diseases based on symptoms, signs, and distal blood pressure measurements. Acta Chir Scand 146: 101
36. Nielsen SL, Lassen NA (1977) Measurements of digital blood pressure after local cooling. J Appl Physiol 43: 907–910

37. Reimann H, Bollinger A (1974) Pseudohypertonie bei Mediasklerose. Schweiz Med Wochenschr 104: 1813
38. Sprague DH, Kim DI (1978) Pseudohypertension due to Mönckeberg's arteriosclerosis. Anest Analg 57: 588
39. Taguchi JT, Suwangool P (1974) „Pipestem" brachial arteries. A cause of pseudohypertension. JAMA 228: 733
40. Thulesius O, Länne T (1983) The importance of arterial compliance and tone for the determination of ankle systolic pressure. Paper presented at the thirteenth World Congress of the International Union of Angiology, Rochester, Minn.
41. Reimann H, Bollinger A (1974) Pseudohypertonie bei Mediasklerose. Schweiz Med Wochenschr 104: 1813–1816
42. Thulesius A, Gjöres JE (1974) Use of Doppler shift detection for determining peripheral arterial blood pressure. Angiology 22: 594
43. Yao JST (1985) Noninvasive techniques of measuring lower limb arterial pressures. In: Bernstein EF (ed) Noninvasive diagnostic techniques in vascular disease. Mosby, St. Louis, pp 83–90
44. Nielsen PE, Bell G, Lassen NA (1972) The measurement of digital systolic blood pressure by strain-gauge technique. Scand J Clin Lab Invest 29: 371
45. Stegal HF, Dardon MB, Kemmerer WT (1968) Indirect measurement of arterial blood pressure by Doppler ultrasonic sphygmomanometry. J Appl Physiol 25: 793
46. Brecht K, Boucke H (1953) Die „Infraton-Oscillographie", eine neue Methode zur Kontrolle der peripheren Durchblutung. Klin Wochenschr 1/2: 1051
47. Kettner MG, Ferrero C, Duchosal PW (1955) Clinical investigation by the oscillogram of peripheral arteries. Am Heart J 49: 485
48. Fenton TR, Carter SA, Vashnav RN (1984) Collapse and viscoelasticity of diseased human arteries. J Biomech 6: 324–336
49. Bernstein EF, et al. (1985) Controversies in the noninvasive study of peripheral arterial disease. In: Bernstein EF (ed) Noninvasive diagnostic techniques in vascular diesease. Mosby, St. Louis, pp 708–711
50. Berkowitz HD (1985) Postoperative screening in peripheral arterial disease. In: Bernstein, EF (ed) Noninvasive diagnostic techniques in vascular disease. Mosby, St. Louis, pp 632–638
51. Winsor T (1950) Influence of arterial disease on the systolic blood pressure gradients of the extremity. Am J Med Sci 220: 117
52. Thulesius O (1985) Principles of pressure measurement. In: Bernstein EF (ed) Noninvasive diagnostic techniques in vascular disease. Mosby, St. Louis, pp 77–82
53. Bell G, et al. (1973) Indirect measurement of systolic blood pressure in the lower limb using a mercury-in-rubber strain gauge. Cardiovasc Res 7: 282
54. Cutaljar CL, Marston A, Newcombe JF (1973) Value of cuff occlusion pressures in assessment of peripheral vascular disease. Br Med J 2: 392
55. Fronek A, et al. (1973) Noninvasive physiologic tests in the diagnosis and characterization of peripheral arterial occlusive disease. Am J Surg 126: 205
56. Lorentsen E (1973) Calf blood pressure measurements. The applicability of a phlethysmographic method and the results of measurements during reactive hyperaemia. Scand J Clin Lab Invest 31: 69
57. Siggaard-Andersen J, et al. (1967) Blood pressure measurements of the lower limb. Arterial occlusions in the calf determined by plethysmogaphic blood pressure measurements in the thigh and at the ankle. Circulation 36: 15
58. Brener BJ, et al. (1974) Measurement of systolic femoral arterial pressure during reactive hyperemia: an estimate of aortoiliac disease. Circulation 50 [suppl]: 259
59. Castaneda-Zuniga W, et al. (1976) Hemodynamic assessment of obstructive aortoiliac disease. AMJ 127: 559
60. Bernstein EF, et al. (1981) Thigh pressure artifacts with noninvasive techniques in an experimental model. Surgery 89: 391
61. Flanigan DP, et al. (1982) Utility of wide and narrow blood pressure cuffs in the hemodynamic assessment of aortoiliac occlusive disease. Surgery 92: 16

63. Conrad MC, Green HD (1964) Hemodynamics of large and small vessels in peripheral vascular disease. Circulation 29: 847
64. Nielsen PE, et al. (1973) Reduction in distal blood pressure by sympathetic nerve block in patients with occlusive arterial disease. Cardiovasc Res 7: 577
65. McEwan AJ, Ledingham IM (1971) Blood flow characteristics and tissue nutrition in apparently ischaemic feet. Br Med J 3: 220
66. McEwan AJ, Stalker CG, Ledingham IM (1970) Foot skin ischaemia in atherosclerotic peripheral vascular disease. Br Med J 3: 612
67. Edmonds ME, Roberts VC, Watkins PJ (1982) Blood flow in the diabetic neuropathic foot. Diabetologia 22: 9
68. Gaskell P, Krisman AM (1958) An auscultatory technique for measuring the digital blood pressure. Can J Biochem Physiol 36: 883
69. Geddes LA, Tivey R (1976) The importance of cuff width in measurement of blood pressure indirectly. Cardiovasc Res Cent Bull 14: 69
70. Lezack JD, Carter SA (1970) Systolic pressures in the extremities of man with special reference to the toes. Can J Physiol Pharmacol 48: 469
71. Kappert A (1966) Die modernen Meßmethoden der arteriellen und venösen Extremitätendurchblutung. Praxis 29: 806
72. Parrish D, Bray RA, Strandness DE, Bell JW (1963) Evidence for the venous origin of plethysmographic information. J Lab Clin Med 63: 943
73. Strandness DE (1969) Peripheral arterial disease; a physiologic approach. Waveform analysis in the diagnosis of arteriosclerosis obliterans. Little Brown, Boston, pp 92–113
74. Sumner DS (1985) Volume plethysmography in vascular disease: an overview. In: Bernstein EF (ed) Noninvasive diagnostic techniques in vascular disease. Mosby, St. Louis, pp 97–118
75. Thulesius O (1985) Problems in the evaluation of hand ischemia. In: Bernstein EF (ed) Noninvasive diagnostic techniques in vascular disease. Mosby, St. Louis, pp 639–644
76. Kappert A (1987) Lehrbuch und Atlas der Angiologie. Huber, Bern, S 68–73
77. Bollinger A (1979) Funktionelle Angiologie. Thieme, Stuttgart
78. Raines JK (1985) Mechanics of air plethysmography in arterial disease: the pulse volume recorder. In: Bernstein EF (ed) Noninvasive diagnostic techniques in vascular disease. Mosby, St. Louis, pp 160–163
79. Ferrero C (1962) L'oscillogramma arterioso della gamba: valore diagnostico. Atti della società italiana di cardiologia 2: 372–374
80. Mathiesen FR, Larsen E, Wulff MR, Lindbjerg IF (1970) Follow-up study of patients with occlusive arterial disease. Acta Chir Scand 136: 591–598
81. Kappert A, Senn A, Grädel F, Lundsgaardhansen P (1959) Zur Diagnostik obliterierender Arterienerkrankungen. Cardiologia 35: 424–432
82. Simonson E, Koff S, Keys A, Minckler J (1989) Contour of the toe pulse, reactive hyperemia and pulse transmission velocity: group and repeat variability, effect of age, exercise and disease. Am Heart J 50: 260
83. Jäger K, Eichlisberger R, Widmer LK (1989) Diagnostik mittels Ultraschall bei peripherer arterieller Durchblutungsstörung. Möglichkeiten und Grenzen. Ther Umschau 46/3: 204
84. Seifert H, Jäger K, Jöhl H, Bollinger A (1988) Stellenwert der Duplexsonographie in der Diagnose peripherer arterieller Durchblutungsstörungen. Schweiz Med Wochenschr 188: 554
85. Raines JK (1985) The pulse volume recorder in peripheral arterial disease. In: Bernstein EF (ed) Noninvasive diagnostic techniques in vascular disease. Mosby, St. Louis, pp 563–574
86. Bollinger A, Grüntzig A (1975) Ergometrie und Ergotherapie bei arteriellen Durchblutungsstörungen. Huber, Bern
87. O'Mara CS, Neiman HL, Flinn WR, Herman RJ, Yao JST, Bergan JJ (1981) Hemodynamic assessment of transluminal angioplasty for lower extremity ischemia. Surgery 89/1: 106
88. Darling RC, et al. (1972) Quantitative segmental pulse volume recorder: a clinical tool. Surgery 72: 873
89. Yao JST (1985) Surgical use of pressure studies in peripheral arterial disease. In: Bernstein EF (ed) Noninvasive diagnostic techniques in vascular disease. Mosby, St. Louis, pp 545–553

90. Berkowitz HD (1985) Postoperative screening in peripheral arterial disease. In: Bernstein EF (ed) Noninvasive diagnostic techniques in vascular disease. Mosby, St. Louis, pp 632–638
91. Sladen JG, Gilmore JL (1981) Vein graft stenosis: characteristics and effect of treatment. Am J Surg 141: 549
92. Sumner DS (1985) Mercury strain-gauge plethysmography. In: Bernstein EF (ed) Noninvasive diagnostic techniques in vascular disease, Mosby, St. Louis, pp 133–150

1.3 Dopplerdruckmessung und Oszillographie: Zusatzinformation durch Belastungstests

D. Holtz und K.A. Jäger

1.3.1 Einleitung

Die Grundlage für die in diesem Kapitel dargestellten Belastungstests lieferten Leary und Allen [1]. Sie stellten 1941 fest, daß Patienten mit peripherer arterieller Verschlußkrankheit (PAVK), die in Ruhe palpable Fußpulse aufwiesen, nach Beinarbeit transient abgeschwächte oder gar völlig fehlende Fußpulse hatten. Sie interpretierten dieses Phänomen als Folge von hypoxisch bedingten peripheren Arterienspasmen. Andere Autoren meinten, das Phänomen sei Ausdruck einer Umverteilung von Blut in das Gefäßbett mit dem geringsten Widerstand, die Wadenmuskulatur. Die Richtigkeit der zweiten Theorie bestätigten Ejrup [2], Strandness und Bell [3] sowie Winsor et al. [4]. Diese Autoren konnten zeigen, daß signifikante Strombahnhindernisse proximal der Gefäße, welche die Wadenmuskulatur versorgen (Aa. surales), unter Beinarbeit immer zu passagerem Druckabfall im Bereich der Knöchelarterien führen, während Strombahnhindernisse distal des Abganges der Aa. surales dies nur ausnahmsweise verursachen. Zudem ergab sich aus diesen Arbeiten, daß der Abfall des Knöchelarteriendrucks als objektiver Parameter zur Beurteilung des Schweregrades und zur Verlaufsbeobachtung einer PAVK verwendet werden kann.

Ziel dieses Kapitels ist es, die Auswirkungen von Beinarbeit auf die Hämodynamik von Gefäßgesunden und Patienten mit PAVK zu erörtern. Weiter werden Technik, Interpretation und Einsatzmöglichkeiten der bewährtesten Belastungstests detailliert dargestellt. Die Ausführungen erfolgen unter spezieller Berücksichtigung der Möglichkeiten in der *nicht*angiologisch spezialisierten Praxis.

1.3.2 Effekte der Beinarbeit bei Gefäßgesunden und Patienten mit PAVK

Beim *Gefäßgesunden* verursacht Beinarbeit einen Anstieg der Herzfrequenz, des Herzschlagvolumens, des systemischen systolischen Blutdrucks sowie des Blutflusses und des Sauerstoffverbrauchs im Bein. Das Ausmaß dieser Veränderungen verhält sich direkt proportional zur Schwere der geleisteten Arbeit. Der Einstrom des Blutes erfolgt in den arbeitenden Muskel während der Muskeldiastole und -systole. Weil die Muskelkontraktion einen dem Blutdruck entgegengesetzten Druck erzeugt, ist der Blutfluß während der Systole jedoch deutlich geringer als während der Diastole [3, 5–7]. Unter maximaler isometrischer Kontraktion kann der Blutfluß sogar vollständig sistieren [8]. Dieses Phänomen ist bei Patienten mit PAVK von besonderer Bedeutung. Weil der Blutdruck distal eines signifikanten Strombahnhindernisses erniedrigt

1.3 Dopplerdruckmessung und Oszillographie: Zusatzinformation durch Belastungstests

ist, wird der Blutfluß während der Muskelkontraktion noch ausgeprägter kompromittiert als beim Gefäßgesunden. Wie Walder [9] zeigen konnte, ist dies einer der Hauptfaktoren, warum es bei PAVK schon unter leichter Arbeit zu Klaudikationsbeschwerden kommt.

Während der Blutfluß in die Muskulatur unter Arbeit und einigen Minuten danach ansteigt, um die Sauerstoffschuld zu begleichen, sinkt der Blutfluß in die Zehen auch beim Gefäßgesunden kurz unter den Ruhewert [4]. In dieser Phase ist der Gefäßwiderstand in der Wadenmuskulatur verglichen mit demjenigen in den Unterschenkelarterien deutlich erniedrigt. Dies, weil der arterioläre Widerstand in der arbeitenden Muskulatur gesenkt wird, in den anderen Geweben des Beines jedoch gleich bleibt oder gar erhöht (Haut) wird. Demzufolge wird der größte Teil des Minutenvolumens in die Wadenmuskulatur abgezweigt und nur ein geringer Teil in die Peripherie gepumpt. Ausmaß und Dauer des Blutflußabfalls in den Zehen sind folglich ein grober Maßstab für den Grad der Sauerstoffschuld resp. die Ischämie und die Dauer der belastungsinduzierten Hyperämie in der arbeitenden Muskulatur. Strandness und Bell untersuchten dieses Phänomen 1964 an 8 *Gefäßgesunden*, welche eine leichte Gehbandbelastung (Geschwindigkeit 3,2 km/h, Steigung 12%) über 5 min absolvieren mußten [10]. Bei allen 8 Probanden fand sich eine signifikante Abnahme der Amplitude des Volumenpulses an den Zehen. Die vollständige Erholung innert 2–3 min nach Abbruch der Belastung wurde von einem mehr oder weniger augeprägten Amplitudenanstieg über die Ruhegröße hinaus gefolgt. Im Vergleich zum Ruhewert war der systolische Knöchelarteriendruck 1 min nach Belastung bei 6 der 8 Probanden unverändert, bei den zwei anderen sogar höher. In einer späteren Arbeit ließen Stahler und Strandness [11] 15 *Gefäßgesunde* 3 unterschiedlich schwere Gehbandbelastungen absolvieren (Stufe I = Geschwindigkeit 3 km/h, Steigung 10%; Stufe II = Geschwindigkeit 6,1 km/h, Steigung 14%; Stufe III = Geschwindigkeit 9 km/h, Steigung 18%). Auch hier zeigte sich, daß leichte Belastung (Stufe I; 5 min) höchstens einen geringgradigen Abfall des Knöchelarteriendrucks bewirkte und die Ruhedruckwerte bereits 1 min nach Belastungsende wieder vollständig oder nahezu vollständig erreicht waren. Die mäßige Belastung (Stufe I + II; je 5 min, unmittelbar nacheinander) dagegen verursachte deutliche Abfälle des Knöchelarteriendrucks (maximaler Abfall bis auf 50 mmHg), welche auch 2 min nach Belastung noch signifikant erniedrigt waren.

Im Unterschied zu den Verhältnissen bei Gefäßgesunden kommt es *bei PAVK* bereits unter geringer Belastung zum signifikanten Absinken des systolischen Knöchelarteriendrucks und der Amplitude des Zehenvolumenpulses (Abb. 1.7). Diese Veränderungen erholen sich zudem nur protrahiert (Abb. 1.7). Strandness und Bell [10] zeigten an 86 *Patienten mit PAVK*, daß bereits eine Gehbandbelastung mit 3,2 km/h und einer Steigung von 12% genügt, um eine signifikante Verminderung des Knöchelarteriendrucks resp. der Amplitude des Zehenvolumenpulses zu erreichen. Der Abfall war um so ausgeprägter und erholte sich um so langsamer, je proximaler das signifikante Strombahnhindernis lag. Während sich der Knöcheldruck bei einer PAVK mit Einsegmentbefall innerhalb 2–6 min normalisierte, dauerte dies bei Patienten mit Mehrsegmentbefall 6–12 min und bei Patienten mit einer PAVK III sogar mehr als 15 min [12, 13].

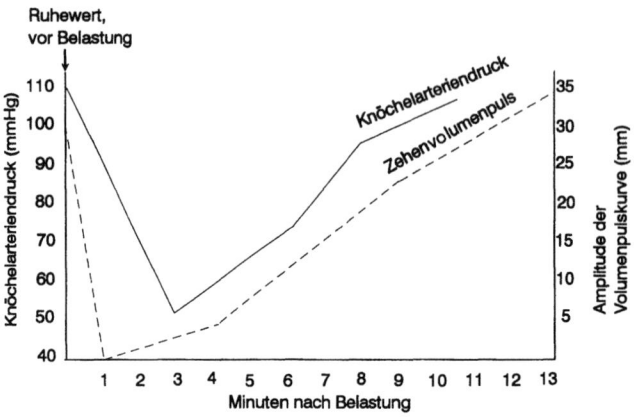

Abb. 1.7. Reaktion des systolischen Knöchelarteriendrucks und der Amplitude des Zehenvolumenpulses auf Belastung. Der hier dargestellte Fall stammt von einem Patienten mit Verschluß der A. femoralis superficialis, welcher auf dem Gehband (Geschwindigkeit 3,2 km/h; Steigung 12%) bis zur Erreichung der absoluten Klaudikationsdistanz belastet wurde. Bei Patienten mit Verschluß der A. femoralis superficialis sinkt der Knöcheldruck nach maximaler Belastung im Durchschnitt um 69% des Ruhedrucks, und die Amplitude des Zehenvolumenpulses sinkt für kurze Zeit auf Null. (Aus [8])

Bei *schwerer PAVK* vermindert sich nach Belastung der Perfusionsdruck in gewissen Arealen so stark, daß kein Blutdruck mehr gemessen werden kann. Während sich distal von Beinstammarterienverschlüssen im Wadenbereich noch eine begrenzte Hyperämie abspielen kann, sistiert der Fluß am Fuß. Dieses Verhalten wird als *Hämometakinesie oder Diversionsphänomen* bezeichnet. Sofern der Blutdruck distal eines Strombahnhindernisses nicht unter 50 mmHg absinkt, kann die reaktive Hyperämie an Wade und Fuß gleichzeitig ablaufen. Eine zeitliche Verschiebung ergibt sich, wenn der poststenotische Druck unter diesen Wert abfällt. Erst nach entsprechendem Wiederanstieg des Drucks wird erneut ein Blutfluß am Fuß meßbar [41]. Je schwerer die PAVK ist, um so ausgeprägter tritt dieses Phänomen der Hämometakinesie in Erscheinung [41].

Der Einfluß von Beinarbeit auf den Blutfluß wurde von Winsor et al. besonders eingehend untersucht. Bereits 1959 konnte diese Autorengruppe an 75 Probanden zeigen, daß sich von allen mit dem Blut*fluß* zusammenhängenden Parametern die Amplitude des Volumenpulses am besten eignet, um PAVK-Patienten von Gefäßgesunden zu differenzieren [4]. Nach Rollbewegungen der Füße gegen einen Widerstand von 5 kg über 4 min resp. bis zum Erreichen limitierender Schmerzen betrug die Amplitude des Knöchelvolumenpulses bei den PAVK-Patienten 1 min nach Belastung nur noch 20% des Ruhewertes, während sie bei den Gefäßgesunden gleich hoch blieb oder sogar zunahm. Alle anderen untersuchten Parameter (Fluß in Großzehe, Fluß im Fuß, Fluß in Wadenmuskulatur, Pulsvolumen der Wade) vermochten zwischen den PAVK-Patienten und Gefäßgesunden nicht hinreichend zu unterscheiden.

Die Reaktionen von Knöchelarteriendruck und Amplitude der Zehen- resp. Knöchelvolumenpulskurve auf Belastungen können folglich als einfaches Instrument zur Erfassung, Gradierung und Verlaufskontrolle der PAVK verwendet werden. Wegen ihres *Verstärkungseffektes* auf pathologische Knöcheldruckdifferenzen resp. Blutflußverhältnisse vermögen Belastungstests inbesondere *leichte Stadien der PAVK* zu *demaskieren* und entsprechend zuverlässiger zu erfassen als dies unter Ruhebedingungen gelingt [12, 14, 15].

1.3.3 Technik und Interpretation der gebräuchlichsten Belastungstests

Aus der Literatur sind verschiedene aktive und passive Formen der Belastung bekannt. Zu den *aktiven Belastungsformen* zählen Rollbewegungen des Fußes gegen den Widerstand der Untersucherhand, Zehenstandsübungen, Kniebeugen, Fußpedalbewegungen und die Laufbandergometrie [4, 8, 14, 16, 18]. An *passiven Belastungsformen*, welche keine Kooperation des Patienten voraussetzen, kennt man die Induktion einer reaktiven Hyperämie durch arterielle Drosselung [15, 19] und die pharmakologische Vasodilatation [20]. Nachfolgend werden nur jene Belastungstests dargestellt, welche sich im Routinebetrieb bewährt und durchgesetzt haben. Die einfacheren dieser Untersuchungen können auch in der *nicht*angiologisch spezialisierten Praxis durchgeführt werden.

Für sämtliche der nachfolgend diskutierten Belastungstests gilt:

- Sowohl die vor als auch die nach der Belastung durchzuführenden Druckmessungen resp. oszillographischen Aufzeichnungen haben am möglichst flach auf dem Rücken liegenden Patienten zu erfolgen *(vgl. Kap. 1.2)*.
- Die Messungen vor Belastung erfolgen unter Ruhebedingungen, d. h. nach einer Ruhephase von mindestens 10–15 min und unter Berücksichtigung aller zur korrekten Ruhemessung notwendigen Vorkehrungen *(vgl. Kap. 1.2)*.

Für jene Tests, welche als Parameter den systolischen Knöchelarteriendruck verwenden, gilt zudem:

- Armblutdruck und Knöchelarteriendruck sind möglichst gleichzeitig zu messen. Wenn beide Beine untersucht werden, sind zwei Untersucher nötig, es sei denn, zur Messung des Oberarmblutdrucks könne ein automatisches Blutdruckgerät eingesetzt werden [15]. Von den beiden Beinen soll zuerst am stärker symptomatischen gemessen werden, damit bezüglich diesem ein möglichst genaues Resultat vorliegt. Beschränkt man sich auf ein Bein, kann ein geübter Untersucher die Messungen an Arm und Knöchel nacheinander ausführen. Hierbei ist der Knöchelarteriendruck vor dem Systemdruck zu messen, denn ersterer ändert sich schneller als der Systemdruck.
- Bei den Ruhemessungen muß der Verschlußdruck der A. tibialis posterior, der A. dorsalis pedis und ggf. auch derjenige der A. fibularis bestimmt werden *(vgl. Kap. 1.2)*. Bei Belastungstests genügt es, den Druck nur noch über jener Knöchelarterie zu messen, welche unter Ruhebedingungen den höchsten Wert ergibt.
- Für den Vergleich von Belastungsdrücken bei ein und demselben Patienten gelten dieselben Kriterien wie bei Ruhedruckmessungen. Ein signifikanter Unterschied liegt vor, wenn sich der Arm-Knöchel-Druckgradient (AKDG) um ≥ 20 mmHg resp. der Knöchel-Arm-Index (KAI) um $\geq 0,15$ verändert hat *(vgl. Kap. 1.2)*.

Maximale Gehbandbelastung nach Strandness

Allgemeines. Die von Strandness et al. [10] vorgeschlagene standardisierte, maximale *Gehbandbelastung* entspricht insofern dem idealen Test, als sie die für den Patienten im Alltag entscheidende, physiologische Belastungsform, das Gehen, verwendet. Über den Verstärkereffekt hinaus, liefert die Gehbandbelastung folgende objektiven Informationen:

- Distanz bis zum Beginn von Klaudikationsbeschwerden (Schweregefühl, Ziehen, Schmerzen).
- Distanz, bis der Patient durch Klaudikationsbeschwerden (Schmerzen und/oder Muskelschwäche) zum Anhalten gezwungen ist.
- Ort, Art und Intensität der Beschwerden; Ausstrahlung derselben.
- Auftreten eines Walking-through-Phänomens.
- Gang.

Technik. Zuerst werden Arm- und Knöcheldruck gemessen. Dann wird der Patient folgendermaßen instruiert:

- Gehen so normal wie möglich (Haltung, Schrittlänge, Abrollen im OSG); Beine nicht außenrotieren.
- Am Haltegriff nur halten, nicht aufstützen.
- Fortwährend angeben, wann, wo, welcher Art Beschwerden resp. Schmerzen vorhanden sind; Ausstrahlung wohin? Walking through?
- Atemnot oder pektanginöse Beschwerden sofort angeben.
- Laufband kann mit Notstopknopf jederzeit zum Stillstand gebracht werden.

Für die anschließende Gehbandbelastung sind in der Literatur unterschiedliche Bandgeschwindigkeiten und -steigungen angegeben. Bewährt und durchgesetzt hat sich die von Strandness [10] empfohlene Belastung mit einer Steigung von 12% *(beachte: Prozent, nicht Grad!)* und einer Geschwindigkeit von 2 mph (= 3,2 km/h). Diese Einstellung erlaubt die Erfassung auch leichter Stadien der PAVK mit hinreichender Sicherheit (vgl. S. 35) und entspricht einer auch für ältere Patienten noch akzeptablen Belastung. Sie erzeugt in der Regel keine Angst und kann auch bei einer gewissen Gebrechlichkeit noch ausgeführt werden.

Während der Belastung beobachtet der Untersucher den Patienten bezüglich Gangart, Außenrotation der Beine und Abstützen auf den Haltegriff; Fehler werden korrigiert.

Die Dauer der Belastung richtet sich nach der Fragestellung. Will man nur hämodynamische Informationen (Knöchelarteriendrücke, Volumenpulskurven), genügt es, den Patienten bis zum Beginn der Klaudikationsbeschwerden (= relative oder initiale Klaudikationsdistanz = freie Gehstrecke = „onset of claudication") zu belasten [12, 21]. Eine Belastung über den Beschwerdebeginn hinaus beeinflußt die hämodynamischen Parameter nicht mehr signifikant [21]. Eine Belastung bis hin zu Symptomen, die zum Anhalten zwingen (= absolute Klaudikationsdistanz = maximale Gehstrecke = „maximal walking time") ist angezeigt, wenn man den Erfolg eines Gehtrainings beurteilen möchte (vgl. S. 42) oder wissen will, wie groß die Motivation

1.3 Dopplerdruckmessung und Oszillographie: Zusatzinformation durch Belastungstests

und Schmerztoleranz des Patienten ist. Eine Belastung bis zur absoluten Klaudikationsdistanz ist weiter nötig, wenn anamnestisch kardiale und/oder pulmonale Symptome bestehen. In diesen Fällen ist zu beurteilen, in welchem zeitlichen Bezug die kardiopulmonalen Symptome zu den Klaudikationssymptomen stehen. Weiter ist abzuschätzen, in welchem Maß der Patient durch diese Symptome limitiert ist resp. nach einer Therapie der PAVK limitiert sein wird [12]. Bollinger [16] empfiehlt, unabhängig von der Fragestellung, bis zum Erreichen der absoluten Klaudikationsdistanz zu belasten; dieses Abbruchkriterium sei besser reproduzierbar als der Beginn der Klaudikationsschmerzen.

Treten keine Symptome auf oder findet ein Walking-through-Pänomen statt, wird die Belastung nach 5 min resp. nach 250 m abgebrochen.

Arm-BD und Knöchelarteriendruck werden 1 min nach Belastungsende möglichst gleichzeitig gemessen. Die wiederholte Messung von Arm- und Knöcheldruck in 1-min-Intervallen bis der Knöcheldruck seinen Ruhewert wieder erreicht hat (= Bestimmung der Erholungszeit), hat ihre Bedeutung für die Routinediagnostik verloren. Sie ist nur noch in speziellen Fällen und bei wissenschaftlichen Fragestellungen angezeigt.

Auswertung und Interpretation. Die Blutdruckwerte, welche am sichersten zwischen normal und pathologisch trennen, werden 1 min nach Belastungsabbruch gemessen [14, 15, 17, 19, 22–24]. Unmittelbar nach Belastung befinden sich der systemische Blutdruck und der Knöchelarteriendruck in rascher Änderung. In Einzelfällen hat der Knöchelarteriendruck auch bei Gefäßgesunden 1 min nach Belastung sein Ausgangsniveau noch nicht ganz erreicht [10]. Weiter gelingt es im Routinebetrieb oft nicht, Arm- und Knöcheldrücke zeitsynchron zu messen. Dementsprechend ist das Kriterium, welches normale von pathologischen Verhältnissen trennt, etwas großzügiger anzusetzen als bei den Ruhewerten. Zudem empfiehlt es sich, den KAI zu verwenden [15, 25]. Dies, weil hypertone Blutdruckwerte, wie sie nach aktiven Belastungen nicht nur bei Hypertonikern vorkommen, den AKDG überhöhen.

Mahler [15] zeigte, daß Gefäßgesunde unabhängig von der Belastungsart (Gehband, Zehenstände, reaktive Hyperämie) 1 min nach Belastung durchwegs einen Knöchelarteriendruck von > 90% des gleichzeitig gemessenen Armblutdruckes zeigen (KAI > 0,9), während Patienten mit einer PAVK durchwegs einen solchen von < 90% (KAI < 0,9) aufweisen. Will man sich am AKDG orientieren, so gelten erst Druckgradienten ≥ +15 mmHg als sicher pathologisch; Druckgradienten von +10 bis +15 mmHg sind als Grenzwertbefunde (verdächtig auf PAVK) zu interpretieren [14, 39].

Für die tägliche Routine genügt es, den 1-min-Wert nach Belastung zu ermitteln. Die Bestimmung der Erholungszeit des Knöchelarteriendrucks, welche ein grobes Abschätzen des Schweregrades der PAVK erlaubt [12, 13], hat ihre Bedeutung für die Routinediagnostik verloren. Aus dem Knöchelarteriendruck in Ruhe kann diese Information schneller und zuverlässiger ermittelt werden *(vgl. Kap. 1.2).*

Fehlerquellen. Wenn sich der Patient auf den Haltegriff aufstützt, wird ein Teil des Körpergewichts von den Beinen auf die Arme verlagert, was die Beinarbeit reduziert und zu einem falsch-guten Resultat des Tests führt [12]. Durch Außenrotation des Beines vermeidet der Patient ein Abrollen des Fußes im Sprunggelenk und damit Arbeit der Wadenmuskulatur, was ebenfalls falsch-gute Ergebnisse ergibt [12]. Schließlich ist es möglich, daß der Patient sich selber und/oder den Arzt über das Ausmaß der PAVK täuschen will und falsche Angaben macht. Besteht entsprechender Verdacht, empfiehlt sich ein submaximaler Belastungstest (siehe unten).

Werden System- und Knöchelarteriendruck nicht zeitsynchron gemessen, muß je nach zeitlichem Bezug der beiden Messungen zueinander mit falsch-hohen resp. falsch-tiefen AKDG gerechnet werden. Verzichtet man gar auf eine Wiederholung der Armdruckmessung nach Belastung und verwendet den in Ruhe gemessenen Wert, kann insbesondere bei Hypertonikern, die unter aktiver Belastung zu deutlichem Anstieg des Systemdrucks neigen, der AKDG resp. der KAI erheblich verfälscht werden [15]. Dadurch können selbst eindeutig signifikante Abfälle des Knöcheldrucks verschleiert werden.

Bezüglich der Fehlermöglichkeiten bei der Blutdruckmessung nach Riva-Rocci am Oberarm und der dopplersonographischen Knöchelarteriendruckmessung sei auf das *Kap. 1.2* verwiesen.

Submaximale Gehbandbelastung

Allgemeines. In den letzten Jahren konnten verschiedene Autoren [14, 15, 17, 19, 16, 31] belegen, daß schon wesentlich geringere Belastungen einen ausreichenden Verstärkereffekt zur Folge haben, um als Belastungstests zu dienen. So haben Lomazzi und Mahler [17] gezeigt, daß bei einer standardisierten *Gehbandbelastung von 100 m* der Arm-Knöchel-Druckgradient um durchschnittlich 53% des Ruhewertes (Steigung der Regressionsgeraden = 1,53) zuzüglich einen Wert von ca. 25 mmHg (Interzept der Regressionsgeraden = +24,8 mmHg) zunimmt (Abb. 1.8). Dies entspricht einem Verstärkereffekt, der nur wenig unter demjenigen einer maximalen Laufbandergometrie liegt (Abb. 1.8).

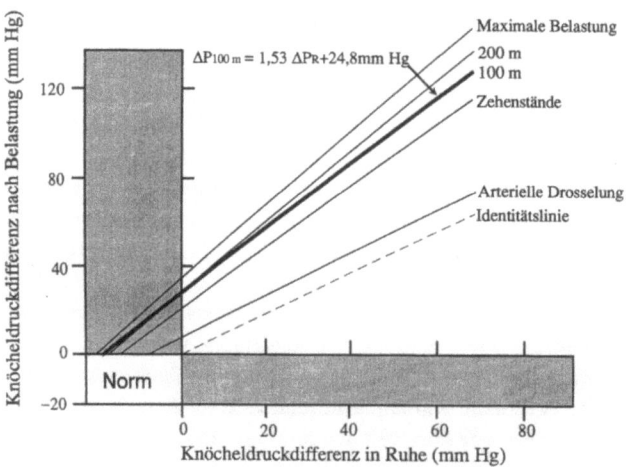

Abb. 1.8. Verstärkereffekt von verschiedenen Belastungsarten auf den Arm-Knöchel-Druckgradienten. Wäre die Differenz nach Belastung gleich groß wie in Ruhe, so fielen die Werte auf die Identitätslinie *(gestrichelt)*. Der Abstand der Regressionsgeraden zur Identitätslinie zeigt somit das Ausmaß der Verstärkerwirkung einer Belastung auf die Ruhedruckdifferenz. Beispielsweise steigt ein Druckunterschied in Ruhe (ΔP_R) von 20 mmHg nach arterieller Stauung im Durchschnitt auf 30 mmHg, nach 30 Zehenständen auf 46 mmHg und nach 100 m Laufband (ΔP_{100m}) sogar auf 51 mmHg. (Aus [17])

1.3 Dopplerdruckmessung und Oszillographie: Zusatzinformation durch Belastungstests   37

Technik. Abgesehen davon, daß die Gehbandbelastung bereits nach 100 m abgebrochen wird, ist die Technik dieselbe, wie bei der maximalen Gehbandbelastung (vgl. S. 34).

Auswertung und Interpretation. Die Auswertung und Interpretation des Tests erfolgt nach denselben Kriterien wie bei der maximalen Gehbandbelastung (vgl. S. 35).

Fehlermöglichkeiten. Die Fehlermöglichkeiten entsprechen den bei der maximalen Gehbandbelastung angeführten (vgl. S. 35).

Belastung mit Zehenstandsübungen
Allgemeines. Zehenstände werden von vielen Patienten noch ausgeführt, die aus verschiedenen Gründen nicht fähig sind, auf dem Laufband zu gehen. Diese Belastungsart ist zudem die einfachste und billigste. Sie erfordert wenig Zeit und praktisch keinen apparativen Aufwand. Mit einfachen Mitteln läßt sich auch dieser Test standardisieren [15, 17]. 30 Zehenstände mit einer Hubhöhe von 5 cm ergeben bereits eine Verstärkung der Arm-Knöchel-Druckdifferenz, die nur wenig unter demjenigen nach Laufbandbelastung liegt (Abb. 1.8).

Technik. Der Patient führt 30 standardisierte Zehenstände/min aus (= auf/ab im 1-s-Takt). Die Frequenz wird mit einem Metronom oder durch den Untersucher diktiert. Die Standardisierung der Hubhöhe wird erreicht, indem ein Stab 5 cm über der Scheitelhöhe des Patienten angebracht wird. Dieser muß bei jedem Zehenstand mit dem Kopf berührt werden. Die Drücke an Arm und Knöchel werden vor und 1 min nach den Zehenstandsübungen gemessen.

Auswertung und Interpretation. Beim Gefäßgesunden beträgt der Knöchelarteriendruck 1 min nach Belastungsende mehr als 90% des Armblutdruckes (KAI > 90%); bei pathologischen Verhältnissen liegt er regelmäßig darunter [15].

Fehlermöglichkeiten. Bei nicht konsequenter Standardisierung der Zehenstandsübungen können Abweichungen des Testresultats nach oben und nach unten auftreten. Die Resultate können dann nur bedingt miteinander verglichen werden.
Die Fehlermöglichkeiten bei der Arm- und Knöcheldruckmessung sind im *Kap. 1.2* detailliert dargestellt.

Reaktive Hyperämie
Allgemeines. Am geringsten, aber doch noch signifikant, fällt der Verstärkereffekt auf pathologische Knöcheldruckgradienten während der reaktiven Hyperämie nach arterieller Drosselung aus (Abb. 1.8). Dieser Test erfordert keine Kooperation. Er eignet sich deshalb besonders für Patienten, die wegen Geh- oder Stehunfähigkeit, Immobilität, Bettruhe, koronarer Gefährdung oder aus psychischen Gründen keinen aktiven Belastungstest absolvieren können [15, 17, 19, 29].

Technik. Für die Untersuchung sollte der Patient möglichst flach auf dem Rücken liegen. Oberhalb des Knies wird eine genügend breite und lange Blutdruckmanschette *(vgl. Kap. 1.2)* straff angelegt und für 3 min auf übersystolischen Druck aufgepumpt [15, 17]. Die Drücke an Arm und Knöchel werden vor der Stauung und 1 min nach Lösen derselben gemessen.

Auswertung und Interpretation. Beim Gefäßgesunden beträgt der Knöchelarteriendruck 1 min nach Lösen der Stauung mehr als 90% des Armblutdruckes (KAI > 90%); bei pathologischen Verhältnissen liegt er regelmäßig darunter [15, 25].

Fehlermöglichkeiten. Abgesehen von Fehlern bei der Blutdruck- resp. Dopplerdruckmessung *(vgl. Kap. 1.2)* sind bei diesem Test kaum Fehler zu machen.

Quantitative Oszillographie nach maximaler Gehbandbelastung
Allgemeines. Bis hierher wurden Tests diskutiert, die als Parameter den Knöchelarteriendruck verwenden. Da Belastungstests bei PAVK-Patienten insbesondere auch die gestörte Anpassungsfähigkeit des Blutflusses an den Mehrbedarf unter Arbeit demaskieren, wurden verschiedene Belastungstests vorgeschlagen, die als Parameter das arterielle Stromvolumen (arterieller Einstrom in ml/100 ml Gewebe/min), das Pulsvolumen pro Herzschlag, die Amplitudenhöhe des Volumenpulses (mm) resp. das Amplitudenverhältnis zwischen Knöchel und Handgelenk verwenden [4, 18, 32, 33].

Insbesondere das arterielle Stromvolumen ist auch nach Belastung kein hinreichend zuverlässiger Parameter, um eine PAVK diagnostizieren zu können [32]. Die Sensitivität ist eingeschränkt, weil sich bei gut entwickeltem Kollateralnetz, welches einen Verschluß gut kompensiert, eine praktisch normale reaktive Hyperämie ergeben kann [32, 34–36]. Dies erreicht der Körper durch Absenken des poststenotischen Widerstandes, was im Rahmen einer reinen Flußmessung nicht erfaßt werden kann.

Dieses Problem entfällt, wenn als Parameter die Amplitude der Volumenpulskurve verwendet wird. So, wie poststenotisch der systolische Blutdruck abnimmt, bevor der diastolische und der mittlere Druck sinken *(vgl. Kap. 1.2)*, verändert sich distal eines signifikanten Strombahnhindernisses die Amplitude und die Form der Volumenpulskurve, lange bevor es zu einer Abnahme des Blutflusses kommt [4, 18, 33].

Die hier dargestellte, von Raines et al. vorgeschlagene Methode [18, 33, 40] verwendet als Parameter die Amplitude der Volumenpulskurve (mm) in Kombination mit der Kurvenform resp. das Pulsvolumen (mm^3). Die Untersuchung bedarf eines großen instrumentellen Aufwandes, weil zur ihrer Durchführung ein *quantitativer* Plethysmograph notwendig ist. Raines empfiehlt das von seiner Gruppe mitentwickelte computerassistierte PVR/APL-System der Firma Life Sciences, Inc., Greenwich, Conn. [18, 33]. Dieses umfaßt eine Registrier- und eine Auswertungseinheit. Letztere besteht aus einem Computer und einem Drucker.

Technik. Der Patient wird auf einem Laufband bis zum Erreichen der absoluten Klaudikationsdistanz belastet. Die Laufbandgeschwindigkeit beträgt 3,2 km/h, die Steigerung 12% *(Beachte: Prozent, nicht Grad!)*. Vor und *so schnell als möglich nach Belastung* wird am liegenden Patienten der Volumenpuls *an den Knöcheln* registriert. Hierzu wird eine Druckmanschette (Breite 12 cm; Länge 24cm) auf Knöchelhöhe so satt angelegt, daß durch Inflation von 75 ± 10 cm^3 Luft ein Druck in der Manschette von 65 mmHg erreicht wird. Kann mit diesem Luftvolumen vorerwähnter Manschet-

1.3 Dopplerdruckmessung und Oszillographie: Zusatzinformation durch Belastungstests   39

tendruck nicht realisiert werden, ist die Manschette – entsprechend straffer oder lockerer – neu anzulegen. Anschließend wird die Registriereinheit geeicht und die Volumenpulskurve registriert. Die Berechnung des Pulsvolumens und der Volumenpulsamplitude erfolgt durch den Computer.

Auswertung und Interpretation. Die vor und nach Belastung registrierten Pulsvolumenkurven werden nach denselben Kriterien ausgewertet. Die Befunde werden gemäß Tabelle 1.3 in fünf Kategorien eingeteilt. Kategorie 1 entspricht dem Normalbefund. Befunde der Kategorie 2 und 3 finden sich bei leichter PAVK (55–80 mmHg) und solche der Kategorie 4 und 5 bei bedrohlicher PAVK (< 55 mmHg) [18, 33].

Tabelle 1.3. Einteilung pathologischer Pulsvolumenkurven nach Raines [18]. Verwendet man als Parameter die Amplitude, so erfolgt die Unterscheidung von Kurven der Kategorie 1 und 2 auch wegen der Kurvenform. Fehlt bei noch normal hoher Amplitude die Dikrotie des abfallenden Schenkels, fällt die Kurve in Kategorie 2. Die Kurven der Kategorie 3–5 definieren sich aus der Amplitudenhöhe allein. Die Einteilung der Kurven aufgrund des Pulsvolumens erfolgt für alle 5 Kategorien durch das Pulsvolumen allein

Kategorie Nr.	Amplitude [mm]			Pulsvolumen [mm^3]	
	Oberschenkel und Knöchel	Wade	Knöchel	Wade	Oberschenkel
1	>15[a]	>20[a]	>160	>213	>715
2	>15[b]	>20[b]	>160	>213	>715
3	5–15	5–20	54–160	54–213	240–715
4	<5	<5	<54	<54	<240
5	Nullinie	Nullinie	0	0	0

[a] Kurve mit dikrot abfallendem Schenkel.
[b] Kurve ohne Dikrotie.

Die intraindividuelle Reproduzierbarkeit der Befunde gilt als sehr gut und ist einwandfrei dokumentiert [37]. Aufgrund seiner persönlichen Erfahrung an über 7000 Patienten *schätzt* Raines auch die Treffsicherheit der Methode bei der Diagnose der PAVK als sehr gut ein [18, 33]. Genaue Zahlen hierzu liegen leider keine vor.

Fehlermöglichkeiten. Um Volumenpulskurven zu registrieren, die reproduzierbare und damit vergleichbare Absolutwerte liefern, müssen Manschettendruck und -volumen standardisiert sein [33]. Es ist folglich strikte darauf zu achten, daß die Manschetten so angelegt werden, daß der geforderte Druck von 65 mmHg mit der vorgeschriebenen Luftmenge (75±10 cm^3) erreicht wird.

Oszillographie bei reaktiver Hyperämie nach arterieller Drosselung
Allgemeines. Im Vergleich zur Belastungsoszillographie nach Raines ist diese von Fronek et al. [43] vorgeschlagene Methode wenig aufwendig. Nach 4 min arterieller Drosselung wird beurteilt, wie lange es geht, bis die Amplitude des Zehenoszillogramms die Hälfte ihres Ruhewertes wieder erreicht hat. Ein Nachteil der Methode

dürfte sein, daß nur submaximal belastet wird. Wie sich das auf die Sensitivität der Methode auswirkt, geht aus der Literatur nicht klar hervor; insbesondere fehlen Vergleiche mit dem Belastungsdoppler.

Technik. Die Untersuchung erfolgt am liegenden Patienten. Zuerst wird ein *Großzehenoszillogramm* in Ruhe geschrieben *(vgl. Kap. 1.2)*. Die Art des Pulsabnehmers spielt keine Rolle, solange es sich um ein elektronisch verstärktes System handelt [43]. Da es um die Amplitudenhöhe und nicht um die Form der Kurve geht, genügt eine langsame Papierlaufgeschwindigkeit. Dann wird oberhalb des Knies eine genügend breite und lange Butdruckmanschette *(vgl. Kap. 1.2)* straff angelegt und für 4 min auf übersystolischen Druck aufgepumpt. Kurz vor dem schlagartigen Ablassen des Manschettendrucks wird der Oszillograph wieder eingestellt. Die Oszillationen werden so lange aufgezeichnet, bis die Amplitudenhöhe wieder mehr als die Hälfte des Ruhewertes beträgt.

Auswertung und Interpretation. Man errechnet, wieviele Sekunden nach dem Lösen des Manschettendrucks verstreichen, bis die Amplitudenhöhe die Hälfte ihres Ruhewertes wieder erreicht hat. Bei Gefäßgesunden ist die halbe Amplitudenhöhe in ≤ 6 s wieder erreicht [43]. Ist dies erst nach > 10 s der Fall, liegt mit Sicherheit eine signifikante PAVK vor. [43]. Liegen die Zeitwerte dazwischen, ist eine PAVK möglich (Grenzbereich). Bei Mehr-Etagen-Verschlüssen dauert es 71±5,5 s bis die halbe Amplitudenhöhe wieder erreicht ist, bei Ein-Etagen-Verschlüssen ca. 25 s [43]. Zu ähnlichen Resultaten gelangten Guttierez et al. [44].

Fehlermöglichkeiten. Periphere Vasokonstriktion führt nicht nur bei Gefäßgesunden, sondern auch bei PAVK-Patienten zu Ruheoszillogrammen mit erheblich erniedrigter Amplitude *(vgl. Kap. 1.2)*. Dementsprechend können Patienten mit leichter PAVK schon kurz nach dem Lösen der Staumanschette Pulsamplituden aufweisen, die über dem Ruhewert liegen. Die Folge sind falsch-negative Testergebnisse. Es empfiehlt sich deshalb, die Untersuchung in einem gut geheizten Raum vorzunehmen und die Füße des Patienten vor der Untersuchung mit einer Wolldecke zuzudecken.

Sofern sich der Pulsabnehmer zwischen der Messung in Ruhe und nach Belastung verschiebt, resultieren nicht vergleichbare Kurven. Dasselbe gilt, wenn die Pulskurven in Ruhe und nach Belastung nicht mit identischer elektronischer Verstärkung aufgezeichnet werden.

1.3.4 Einsatzgebiete der verschiedenen Formen von Belastungstests

Eine Übersicht über den in Abhängigkeit von der Fragestellung am besten zu verwendenden Belastungstest gibt Tabelle 1.4.

1.3 Dopplerdruckmessung und Oszillographie: Zusatzinformation durch Belastungstests

Tabelle 1.4. Differentialindikation für die verschiedenen Belastungstests. Die Tabelle orientiert über die in Abhängigkeit von der Fragestellung und der Ausgangssituation des Patienten am besten zu verwendenden Belastungstests.

Problem/Fragestellung	Ausgangssituation	Belastungstest der Wahl	Bemerkungen
Diagnose der PAVK	Mobiler, aktiv belastbarer Patient	30 Zehenstände oder 100 m Gehband	Falls Resultate des gewählten submaximalen Belastungstests normal, anamnestisch-klinisch jedoch V. a. PAVK → *maximaler* Belastungstest!
	Nicht aktiv belastbarer Patient	Reaktive Hyperämie	
	Inkompressible Gefäße	Belastungsoszillographie	
Differenzierung vaskuläre Klaudikation/ nichtvaskuläre Pseudoklaudikation	Kompressible Gefäße	Maximale Gehbandbelastung	Submaximale Belastung genügt nicht
	Inkompressible Gefäße	Belastungsoszillographie nach Raines	
Spontanverlauf der PAVK	Mobiler, aktiv belastbarer Patient	30 Zehenstände oder 100 m Gehband	
	Nicht aktiv belastbarer Patient	Reaktive Hyperämie	
	Inkompressible Gefäße	Belastungsoszillographie	
Verlaufskontrolle bei Gehtraining	Kompressible Gefäße	Maximale Gehbandbelastung	Falls V. a. Täuschung durch den Patienten → *maximaler* Belastungstest!
	Inkompressible Gefäße	Belastungsoszillographie nach Raines	
Verlaufskontrolle bei kathetertechnischen oder gefäßchirurgischen Eingriffen	Mobiler, aktiv belastbarer Patient	30 Zehenstände oder 100 m Gehband	
	Nicht aktiv belastbarer Patient	Reaktive Hyperämie	
	Inkompressible Gefäße	Belastungsoszillographie	

Diagnose und Dokumentation des Spontanverlaufs der PAVK

Zurecht wird heute bei diesen Fragestellungn auf die zeitaufwendige maximale Laufbandergometrie nach Strandness verzichtet und nur noch eine submaximale Belastung durchgeführt (vgl. S. 36). Abgesehen von der Zeitersparnis für das Labor sprechen folgende Vorteile für eine standardisierte, submaximale Belastung [17]:

- Bei Patienten mit Walking-through-Phänomen ist ohnehin eine willkürliche Beschränkung der Gehstrecke nötig.
- Bei Patienten mit limiterender kardialer Situation kann diese u. U. der Kreislauf vor der PAVK limitieren.
- Die Belastung mit einer standardisierten Gehstrecke erlaubt den Vergleich der Meßwerte im zeitlichen Verlauf (jeder Patient ist seine eigene Kontrolle).

Insbesondere in der nichtspezialisierten Praxis, wo meistens kein Laufband zur Verfügung steht, empfiehlt sich die *Belastung mit 30 Zehenständen* [15, 17]. Diese Methode ist die einfachste, billigste und liefert den annähernd gleichen Verstärkungseffekt wie die Gehbandbelastung über 100 m (Abb. 1.8). Sie erfordert wenig Zeit und praktisch keinen Aufwand. Zehenstände werden zudem von vielen Patienten noch ausgeführt, die aus verschiedenen Gründen nicht mehr fähig sind, auf dem Laufband zu gehen.

Bei Patienten, die weder eine Laufbandergometrie noch Zehenstände ausführen können, empfiehlt sich die Induktion einer *reaktiven Hyperämie durch arterielle Drosselung* [12, 15, 17, 19].

Ergibt der gewählte submaximale Belastungstest ein negatives Resultat und besteht im Widerspruch dazu anamnestisch und/oder klinisch V. a. eine signifikante PAVK, ist eine maximale Belastung indiziert resp. zu überlegen, ob nicht eine Gefäßinkompressibilität vorliegt. Wird letzteres vermutet, empfiehlt sich eine Belastungsoszillographie (vgl. S. 38).

Differenzierung zwischen vaskulärer Klaudikation und nichtvaskulärer Pseudoklaudikation
Eine weitere Indikation für Belastungstests besteht, wenn es zu differenzieren gilt, ob ein Patient durch eine vaskuläre Klaudikation bei PAVK (= echte Klaudikation) oder eine nichtvaskuläre Pseudoklaudikation (DD: Claudicatio spinalis oder andere neurologische Erkrankung; orthopädisches Leiden; venöses Problem) limitiert wird. Bei dieser Fragestellung ist eine Gehbandbelastung bis zur Erreichung der maximalen Klaudikationsdistanz nötig. Damit erübrigt sich jede Diskussion, ob der Patient im Hinblick auf eine ischämie-verursachende PAVK wirklich ausreichend belastet wurde. Bei der hier diskutierten Fragestellung gilt es nicht nur einen pathologischen Druckgradienten nachzuweisen, sondern einen absoluten Knöchelarteriendruck zu belegen, welcher die ischämische Genese der beklagten Beschwerden erklärt ($\leq$ 50 mmHg). Deshalb muß die Knöcheldruckmessung so schnell wie möglich nach Abbruch der Belastung erfolgen. In praxi ist dies aber frühestens 20-30 s nach Belastung möglich; ein Zeitintervall, in welchem der Knöcheldruck bei Patienten mit nur knapp signifikanter PAVK bereits wieder leicht angestiegen ist. Bollinger [25] empfiehlt deshalb, die Messung erst 30 s nach Belastung durchzuführen und dafür das Kriterium etwas höher anzusetzen: Ist der Knöcheldruck 1/2 min nach Belastung $\leq$ 60 mmHg, limitiert die vaskuläre Situation, ist er > 60 mmHg, limitiert eine Pseudoklaudikation nichtvaskulärer Genese.

Bei Patienten mit inkompressiblen Gefäßen kann die Untersuchung zwischen vaskulärer Klaudikation und nichtvaskulärer Pseudoklaudikation auch mit der Belastungsoszillographie nach Raines et al. erfolgen [18, 33]. Fällt die Volumenpulskurve in die Kategorie 5 (vgl. Tabelle 1.3), darf eine echte Klaudikation als *gesichert* angenommen werden, fällt sie in die Kategorie 4, ist eine solche *wahrscheinlich*. Fallen die Kurven jedoch in die Kategorie 2 oder 3, ist eine echte Klaudikation *unwahrscheinlich*; die Limitierung des Patienten ist in diesem Fall nichtvaskulärer Genese.

Erfolgskontrolle des Gehtrainings
Geht es um die Beurteilung des Erfolgs eines Gehtrainings, empfiehlt sich für die tägliche Praxis eine maximale Gehbandbelastung mit Bestimmung der relativen und absoluten Klaudikationsdistanz [8, 16]. Erfahrungsgemäß interessiert sich der Patient

mehr für die Verbesserung der Gehstrecke als für die Verbesserung jedes anderen, für ihn letztlich doch abstrakten, hämodynamischen Parameter. Die relative und absolute Klaudikationsdistanz repräsentiert für ihn das im Alltag Entscheidende: die Zunahme der schmerzfreien und der maximalen Gehstrecke.

Wie aufgrund theoretischer Überlegungen zu erwarten, treten Klaudikationsbeschwerden nach einer Trainingsperiode in derselben hämodynamischen Grenzsituation auf wie vor Beginn des Trainings [8]. Diese hämodynamischen Verhältnisse werden jedoch um das später erreicht, was die Leistungsfähigkeit des Kollateralkreislaufes zugenommen hat. Will man also den Effekt eines Gehtrainings auf Knöcheldruck und Volumenpuls beurteilen, ist es falsch, den Patienten maximal zu belasten. Diese Fragestellung bedarf einer submaximalen Belastung. Strandness [8] empfiehlt, den Patienten bei der Kontrolle gleich weit gehen zu lassen, wie dieser vor dem Training zu gehen vermochte (Testdistanz = maximale Klaudikationsstrecke vor Beginn des Gehtrainings). Findet sich dann eine signifikante Verbesserung des AKDG resp. des KAI, so ist der positive Effekt des Gehtrainings bewiesen. Einfacher und ähnlich sensitiv ist es, eine Gehbandbelastung von 100 oder 200 m durchzuführen.

Wie auf S. 36 erörtert, kann der Patient bei maximaler Laufbandbelastung den Arzt und sich selbst erheblich täuschen. Bei Verdacht auf eine solche Situation und für wissenschaftliche Arbeiten genügt es deshalb nicht, die schmerzfreie und/oder die maximale Gehstrecke zu evaluieren. Auch in diesen Fällen empfiehlt es sich, den Patienten submaximal zu belasten und den Effekt des Gehtrainings anhand der Dopplerdrücke zu beurteilen [8].

Therapiekontrolle bei kathetertechnischen und gefäßchirurgischen Eingriffen
Den Verstärkereffekt von Belastungstests macht man sich auch bei der peri- und postinterventionellen Therapiekontrolle kathetertechnischer und gefäßchirurgischer Eingriffe zunutze [12, 15]. Insbesondere wenn sich distal des rekanalisierten Segments noch signifikante Strombahnhindernisse befinden, kann der Primärerfolg eines Eingriffes mit Belastungstests präziser beurteilt werden als mit Tests unter Ruhebedingungen allein [12]. Mittels Belastungstests können Rezidive und Strombahnhindernisse neuer Lokalisation erkannt werden, bevor Ruhemessungen darauf hinweisen [15]. Die Veränderungen können so meist zu einem Zeitpunkt erfaßt werden, in welchem sie noch mit wenig Aufwand behebbar sind. Zu allen Fragestellungen rund um die Therapiekontrolle empfiehlt sich primär eine submaximale Belastung. Welcher Test sich in welcher Situation am besten eignet, geht aus Tabelle 1.4 hervor. Als signifikante Veränderung des Druckgradienten gelten dieselben Kriterien wie für Dopplerdruckmessungen in Ruhe: Abnahme des AKDG um $\geq$ 20 mmHg resp. Zunahme des KAI um $\geq$ 0,15 *(vgl. Kap. 1.2)*. Eine signifikante Veränderungen der Volumenpulskurve liegt vor, wenn sich die Kurvenkriterien um eine Kategorie verändert haben (vgl. S. 16 und S. 18). Nicht zu vergessen ist, daß auch der Erfolg einer Revaskularisation *dem Patienten* am besten mit einer Bestimmung der schmerzfreien und absoluten Gehstrecke demonstriert werden kann.

1.3.5 Besonderes

Bedeutung der Belastungsoszillographie im Vergleich zum Belastungsdoppler
Die oszillographischen Belastungstests haben gegenüber solchen, welche als Parameter den Knöchelarteriendruck verwenden, keine prinzipiellen Vorteile und sind letzteren bezüglich Sensitivität unterlegen [38]. Zusammen mit anderen Autoren [38] sind wir deshalb der Auffassung, eine Belastungsoszillographie sei nur dort zu erwägen, wo wegen inkompressibler Gefäße ein Belastungsdoppler nicht möglich ist. In diesen Fällen empfiehlt sich bei Vorhandensein der entsprechenden Apparatur eine Belastungsoszillographie nach Raines [18, 33, 40], sonst eine solche gemäß der von Fronek et al. [42, 43] vorgeschlagenen Technik.

EKG-Monitoring bei Belastungstests
Immer wieder hat sich in der Literatur die Frage nach der Notwendigkeit eines EKG-Monitorings während Belastungstests gestellt. Strandness kommt 1985 in einer Übersichtsarbeit zum Schluß, dies sei aufgrund der bisherigen Erkenntnisse nicht nötig [12]. Selbst die Leistung bei maximaler Gehbandbelastung liege weit unter derjenigen, welche zur Aufdeckung von Myokardischämien angewendet werde resp. nötig sei. Zudem zeige die langjährige Erfahrung, daß bei PAVK-Patienten, die nach den üblichen Kriterien belastet werden, nicht mit relevanten kardial-ischämischen Komplikationen zu rechnen ist. Betont wird jedoch auch von diesem Autor, daß die Belastung bei Auftreten von Dyspnoe und/oder Angina pectoris sofort abgebrochen werden muß [12]. Trotz des geringen Risikos für relevante kardial-ischämische Komplikationen, ist es u. E. aus forensischen Gründen jedoch unerläßlich, bei der Durchführung von Belastungstests eine funktionstüchtige Reanimationsausrüstung zur Verfügung zu haben, um jederzeit eine kardiopulmonale Reanimation einleiten zu können.

Literatur

1. Leary WV, Allen EV (1941) Intermittent claudication as a result of arteriel spasm induced by walking. Am Heart J 22: 719
2. Ejrup B (1948) Tonoscillography after exercise. Acta Med Scand 130 [suppl 211]
3. Humphreys PW, Lind AR (1963) Blood flow through active and inactive muscles of the forearm during sustained hand-grip contractions. J Physiol (Lond) 166: 120
4. Winsor T, Hyman C, Payne JH (1959) Exercise and limb circulation in health and disease. Arch Surg 78: 184
5. Barcroft H, Greenwood B, Whelan RF (1963) Blood flow and venous oxygen saturation during sustained contraction of the forearm muscle. J Physiol (Lond) 168: 848
6. Barcroft H, Millen JLE (1939) The blood flow through muscle during sustained contraction. J Physiol (Lond) 97: 17
7. Grant RT (1938) Observations on the blood circulation in voluntary muscle in man. Clin Sci 3: 157
8. Strandness DE (1969) Peripheral arterial disease; a physiologic approach. The effect of arterial obstruction on the physiology of exercise. Little, Brown, Boston, pp 61–91
9. Walder DN (1961) Muscle blood flow during exercise in patients with intermittent claudication. J Physiol (Lond) 159: 70
10. Strandness DE Jr, Bell JW (1964) An evaluation of the hemodynamic response of the claudicating extremity to exercise. Surg Gynec Obstet 1991: 1237

11. Stahler C, Strandness DE Jr (1967) Ankle blood pressure response to graded treadmill exercise. Angiology 18: 237
12. Strandness DE, Zierler, RE (1985) Exercise ankle pressure measurements in arterial disease. In: Bernstein EF (Hrsg): Noninvasive diagnostic techniques in vascular disease. Mosby, St. Louis: 575–583
13. Summer DS, Strandness DE Jr (1969) The relationship between calf blood flow and ankle blood pressure in patients with intermittent claudication. Surgery 65: 763
14. Carter SA (1972) Response of ankle systolic pressure to leg exercise in mild or questionable arterial disease. N Engl J Med 287: 578
15. Mahler F (1990) Systolische Druckmessung. In: Kriessmann A, Bollinger A, Keller HM (eds) Praxis der Doppler-Sonographie. Thieme, Stuttgart, S 21–32
16. Bollinger A (1979) Funktionelle Angiologie. Thieme, Stuttgart
17. Lomazzi F, Mahler F (1980) Wirkung verschiedener Belastungsarten auf den Knöchelarteriendruck bei Patienten mit arteriellen Durchblutungsstörungen. Schweiz Med Wochenschr 110: 1925–1927
18. Raines JK, Darling RC, Buth J, Brewster W, Austen G (1976) Vascular laboratory criteria for the management of peripheral vascular disease of the lower extremities. Surgery 79: 21
19. Mahler F, et al. (1975) Der Knöchelarteriendruck während reaktiver Hyperaemie bei Gefäßgesunden und Patienten mit arterieller Verschlußkrankheit. Schweiz Med Wochenschr 105: 1786
20. Castaneda-Zuniga W, et al. (1976) Hemodynamic assessment of obstructive aortoiliac disease. AJR 127: 559
21. Mahler DK, et al. (1982) Treadmill testing in peripheral arterial disease – what can be learned from extended testing? Bruit 6: 21
22. Bollinger A, Mahler F, Zehnder O (1970) Kombinierte Druck- und Durchflußmessungen in der Beurteilung arterieller Durchblutungsstörungen. Dtsch Med Wochenschr 95: 1039
23. Mahler F, et al. (1976) Postocclusion and postexercise flow velocity and ankle pressures in normals and marathon runners. Angiology 27: 721
24. Johnson WC (1975) Doppler ankle pressure and reactive hyperaemia in the diagnosis of arterial insufficiency. J Surg Res 18: 177
25. Bollinger A, Kriessmann A (1990) Praktische Empfehlungen. In: Kriessmann A, Bollinger A, Keller HM (Hrsg) Praxis der Doppler-Sonographie. Thieme, Stuttgart, S 21–32
26. Fabry R, et al. (1990) Comparison of standard one-minute treadmill exercise and Strandness test (absolute walking distance) in relation to site of lesion, walking distance and diastolic blood flow velocitiy (doppler curves). Angiology 869
27. Aukland A, Hurlow RA (1981) Evaluation of a standard one minute walking test in patients with intermittent claudication. In: Puech P et al. (eds) Hemodynamics of the limbs, 2nd ed GEPSEC, Toulouse, pp 91–97
28. Laing SP, Greenhalgh RM (1980) Standard exercise test to assess peripheral arterial disease. Br Med J 2: 13
29. Mahler F, Schlumpf M, Bollinger A (1978) Knöchelarteriendruck nach standardisierter Gehbelastung bei Gesunden und bei Patienten mit arterieller Verschlußkrankheit. In: Kriessmann A, Bollinger (Hrsg) Ultraschall-Dopplerdiagnostik in der Angiologie. Thieme, Stuttgart, S 24
30. Hummel BW, et al. (1978) Reactive hyperemia vs treadmill exercise testing in arterial disease. Arch Surg 113: 95
31. Keagy BA, et al. (1981) Comparison of reactive hyperemia and treadmill tests in the evaluation of peripheral vascular disease. Am J Surg 142: 158
32. Kappert A (1987) Lehrbuch und Atlas der Angiologie. Huber, Bern, S 68–73
33. Raines JK (1985) The pulse volume recorder in peripheral arterial disease. In: Bernstein EF (ed) Noninvasive diagnostic techniques in vascular disease. Mosby, St. Louis, pp 563–574
34. Kappert A (1966) Die modernen Meßmethoden der arteriellen und venösen Extremitätendurchblutung. Praxis 29: 806
35. Kappert A (1963) Die akrale Oszillographie als angiologische Triagemethode. In: Widmer LK, Schelling J-L (Hrsg) Morbidität an koronaren, peripheren und cerebralen Arterienverschlüssen. Karger, Basel, S 91

36. Bollinger A (1965) Bedeutung der Venenverschlußplethysmographie in der angiologischen Diagnostik. Schweiz Med Wochenschr 95: 1357
37. Darlin RC, et al. (1972) Quantitative segmental pulse volume recorder: a clinical tool. Surgery 73: 873
38. Bernstein EF, et al. (1985) Controversies in the noninvasive study of peripheral arterial disease. In: Bernstein EF (ed): Noninvasive diagnostic techniques in vascular disease. Mosby, St. Louis, pp 708–711
39. Bollinger A, Barras JP (1990) Physiologie und Pathophysiologie. In: Kriessmann A, Bollinger A, Keller HM (Hrsg) Praxis der Doppler-Sonographie. Thieme, Stuttgart, S 14–20
40. Raines JK (1985) Mechanics of air plethysmography in arterial disease: the pulse volume recorder. In: Bernstein EF (ed): Noninvasive diagnostic techniques in vascular disease. Mosby, St. Louis, pp 106–163
41. Bollinger P, Barras P, Mahler F (1976) Measurement of foot artery blood pressure by micromanometry in normal subjects and in patients with arterial occlusion disease. Circulation 53: 506
42. Fronek A, Bernstein E (1985) Postocclusive hyperemia in the testing of the peripheral arterial system: pressure, velocity, and pulse reappearance time. In: Bernstein EF (ed) Noninvasive diagnostic techniques in vascular disease. Mosby, St. Louis, pp 584–590
43. Fronek A, Coel M, Bernstein EF (1977) The pulse reappearance time: an index of over-all blood flow impairment in the ischemic extremity. Surgery 81: 376
44. Guttierez JZ, Gage AA (1979) Toe pulse study (using the photopulse photoplethysmograph) in the diagnosis and evaluation of the severity of ischemic arterial disease of the lower extremities. Paper presented at symposium on noninvasive diagnostic techniques in vascular disease. San Diego, Sept. 10–14, 1979

2 Spezielle apparative Diagnostik

2.1 Duplexsonographie: Neuer diagnostischer Goldstandard?

K. A. Jäger, B. Frauchiger, R. Eichlisberger und M. Tschöpl

2.1.1 Duplexsonographie

Ultraschalltechniken werden in der vaskulären Diagnostik bereits seit vielen Jahren eingesetzt. Besonders bewährt hat sich die konventionelle Dopplersonographie, welche zur Beurteilung arterieller und venöser Durchblutungsstörungen inzwischen weltweit zur Routinediagnostik gehört [57]. Sie hat entscheidend zur Verbesserung der angiologischen Diagnostik beigetragen und war damit gleichzeitig auch wegbereitend für die in den letzten Jahre erzielten therapeutischen Fortschritte auf dem Gebiet der interventionellen Angioradiologie und Gefäßchirurgie. Die Anwendung der CW-Dopplersysteme ist wenig anspruchsvoll, da die Gefäße leicht auffindbar sind, für die Schallwelle die Eindringtiefe kaum begrenzt ist, und auch die hohen Flußgeschwindigkeiten artefaktfrei aufgezeichnet werden können. Diesen Vorteilen stehen aber eindeutige Nachteile gegenüber, indem ohne zusätzliche Bildinformation die genaue Lokalisation des Meßpunktes meistens schwierig und somit die feine Analyse der Dopplersignale nicht möglich ist. Schwerwiegende Veränderungen der Hämodynamik können mit der CW-Dopplertechnik in der täglichen Routine befriedigend gut dokumentiert und weitgehend quantifiziert werden, das dazugehörende morphologische Korrelat konnte jedoch bisher einzig arteriographisch erfaßt werden. Die Arteriographie war bislang der „goldene" Standard der Diagnostik und unabdingbare Voraussetzung für die Planung einer Kathetertherapie oder Gefäßoperation [60]. Der Aufwand und die möglichen Komplikationen, gegeben durch arterielle Punktion, Katheterisierung, Kontrastmittelinjektion und die Strahlenbelastung, haben die Suche nach weniger belastenden Untersuchungsmethoden stimuliert [55].

Die bildliche Darstellung (B-Bild) der Gefäße mit der nach bisheriger Kenntnis unschädlichen Ultraschalltechnik konnte aus technischen Gründen lange den klinischen Anforderungen nicht genügen [39]. Ihr Anwendungsbereich blieb nahezu auf die Diagnostik des Aortenaneurysmas beschränkt. Erst die Einführung der Duplexsonographie und hier vor allem die zusätzliche Farbkodierung der Dopplersignale hat dieser neuen Technik zum Durchbruch verholfen [32, 47, 53, 62]. Die Duplextechnik vereinigt in sich die beiden vorausgehend genannten Techniken der Dopplersonographie und der B-Bild-Sonographie. Durch diese Kombination konnten die jeweiligen Nachteile des getrennten Einsatzes umgangen, gleichzeitig aber deren Vorteile kumuliert werden. Die morphologische Veränderung wird im Echtzeit-B-Bild dargestellt und die daraus resultierende Veränderung der Hämodynamik gleichzeitig erfaßt.

Nachdem die Duplexsonographie vorerst nur in der Diagnostik der extrakraniellen Karotiden eingesetzt wurde, hat sie sich inzwischen auch bei peripheren arteriellen

[25, 26] und venösen sowie bei mesenterialen [24] und renalen [19] Durchblutungsstörungen erfolgreich bestätigt. Nahezu in allen medizinischen Disziplinen bietet sich die Farbduplexsonographie zur Überprüfung der Perfusion der Organe an [32, 38, 41, 59]. Die folgenden Ausführungen beschreiben die wichtigsten technischen Grundlagen und den klinischen Einsatz bei peripheren arteriellen Durchblutungsstörungen.

2.1.2 Methodische Grundlagen

Ultraschallwellen sind charakterisiert durch ihre Amplitude und ihre Frequenz (Abb. 2.1). Bildgebende Ultraschalltechniken analysieren vorwiegend die Amplitude, Dopplergeräte hingegen die Frequenz der reflektierten Schallwellen. Allen Schallwellen gemeinsam ist, daß sie an Stellen unterschiedlicher akustischer Impedanz, z. B. an Grenzflächen von Organen, teilweise reflektiert und abgelenkt und damit gedämpft werden. Der kleine Anteil reflektierter Wellen enthält die diagnostische Information. Die Dämpfung, welche die Eindringtiefe der Schallwellen bestimmt, ist in den verschiedenen Geweben unterschiedlich. Im Muskelgewebe trägt sie 1,5 dB/cm/MHz. Im Blut ist der Dämpfungsfaktor 10mal weniger ausgeprägt als im Muskel. Höher frequente Schallwellen werden stärker gedämpft und haben somit eine verminderte Eindringtiefe.

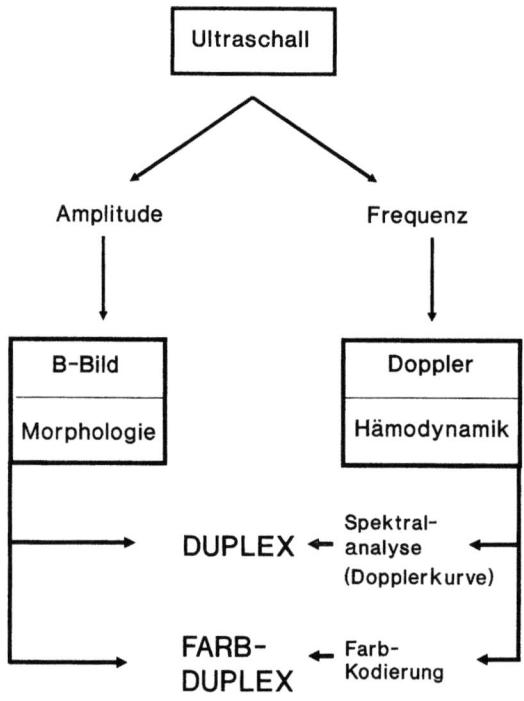

Abb. 2.1. Das B-Bild entsteht durch Evaluation der Amplitude der reflektierten Schallwellen. Die Spektralanalyse der Dopplersignale und die Farbkodierung der Dopplersignale basiert auf der Frequenzverschiebung

B-Mode Imaging

Bei der Echtzeit-B-Bild-Technik wird die Amplitude der reflektierten Wellen durch ihre Helligkeit („brightness" = **B**-Mode) auf dem Bildschirm wiedergegeben. Stark reflektierende Strukturen werden als helle Punkte, entsprechend schwächer reflektierende als dunkle Punkte wiedergegeben. Die technischen Fortschritte der letzten Jahre haben entscheidend zur Verbesserung der Bildqualität und damit zur diagnostischen Aussagekraft beigetragen. Impedanzunterschiede können in feineren Graustufen (265 statt früher 16) wiedergegeben werden. Verzerrungen durch Streuung und Ablenkung sind viel besser korrigierbar, das Verhältnis von erwünschtem Signal und störendem Rauschen (Signal-to-noise-Ratio) ist günstiger geworden.

Im B-Bild erscheint das Gefäß als echoarmes Band (Abb. 2.2). Dies ermöglicht, im Gegensatz zur CW-Dopplersonographie, die zuverlässige Identifikation des zu untersuchenden Gefäßes. Auch Verzweigungen und Seitenäste im Verlauf des Gefäßes werden abgebildet und die umgebenden Strukturen mitbeurteilt. In den Anfängen der Duplexsonographie diente das B-Bild vor allem als Leitschiene für die korrekte Plazierung des Meßvolumens und zur Bestimmung des Dopplerwinkels. Die moderne Technik ermöglicht nicht nur eine präzise Bestimmung des Durchmessers, sondern auch eine feinere Beurteilung allfälliger Wandveränderungen (Abb. 2.2). Hochauflösende Ultraschallgeräte erlauben die Differenzierung zwischen echoarmen und echoreichen Wandveränderungen. Entlang der Schallachse wird das Auflösungsvermögen durch die Wellenlänge bestimmt. Mit zunehmender Frequenz nimmt die Wel-

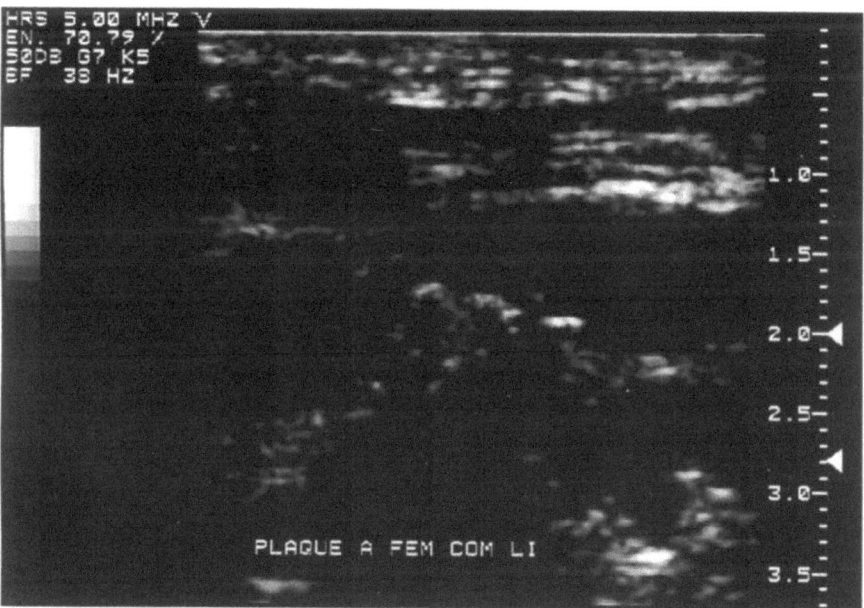

Abb. 2.2. B-Bild der A. femoralis communis. Die dorsale Wand ist nicht glatt begrenzt, eine stenosierende Plaque ragt in das Lumen *(schwarzes Band)* hinein. Eine Arterienpunktion zur Angiographie ist hier nicht zu empfehlen.

lenlänge ab und das Auflösungsvermögen wird besser. Bei einer Sendefrequenz von 3 MHz beträgt die Wellenlänge 0,51 mm, bei 10 MHz nur noch 0,15 mm. Das bessere Auflösungsvermögen höherer Sendefrequenzen muß durch eine geringere Eindringtiefe erkauft werden.

Vom Untersucher wird ein gutes räumliches Vorstellungsvermögen verlangt, da dreidimensionale Strukturen in einem zweidimensionalen Bild dargestellt werden. Vor Überinterpretation, besonders bei nicht korrekter Schnittführung, muß gewarnt werden. Es ist daher entscheidend, daß dem morphologischen Befund auch die hämodynamische Korrelation der Doppleranalyse gegenübergestellt wird.

Spektralanalyse der Dopplersignale
Trifft die vom Schallkopf ausgeschickte Welle auf ein bewegtes Element, z. B. fließendes Blut, so wird sie nicht nur reflektiert, sondern ihre Frequenz wird geringfügig verändert. Bei Fluß in Richtung auf die Schallsonde wird die Frequenz höher, bei Fluß weg von der Schallsonde wird sie tiefer. Diese kleine Frequenzverschiebung (Dopplershift) stellt die eigentliche, von den Dopplergeräten verarbeitete Information dar. Reflektiert wird jedoch nicht nur eine einheitliche Frequenz, sondern üblicherweise ein ganzes Bündel, welches durch die Spektralanalyse (FFT: Fast Fourier Transform) aufgeschlüsselt wird. Die meisten Duplexgeräte analysieren 200 mal/s das jeweilige Spektralband, so daß auch rasche und kurzzeitige Veränderungen während der systolischen Akzelerations- und Dezelerationsphase erfaßt werden. Turbulenzen und Wirbelbildungen bei Abweichung von der laminaren Strömung werden als Verbreiterung des Spektralbandes wiedergegeben.

Mit Hilfe des B-Bildes kann der Einfallswinkel zwischen Dopplerstrahl und Gefäßachse zuverlässig bestimmt werden. Gemäß Dopplergleichung kann somit aus der Frequenzverschiebung die jeweilige Blutflußgeschwindigkeit berechnet werden. Die

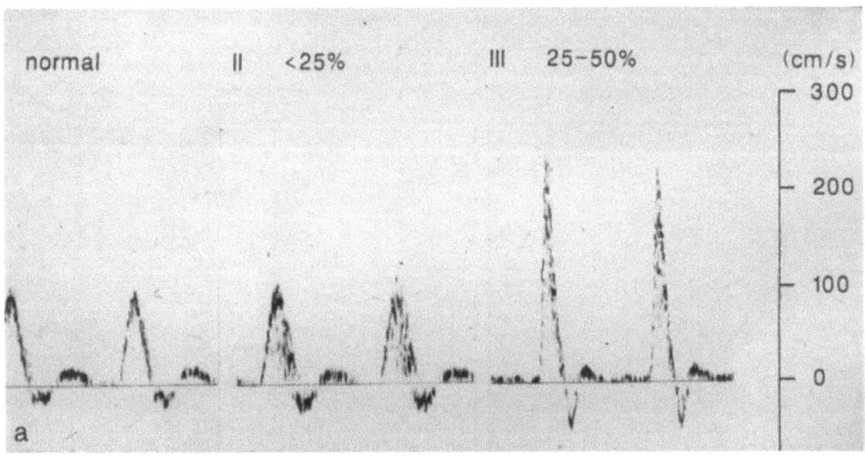

Abb. 2.3 a, b. Dopplerspektren unterschiedlicher Stenosegrade. Die Beurteilung erfolgt aufgrund der Veränderung der Flußgeschwindigkeit, der Kurvenform und der Spektralbreite.
a. Normalbefund und hämodynamisch nicht signifikante Stenosen (Einzelheiten s. Text).

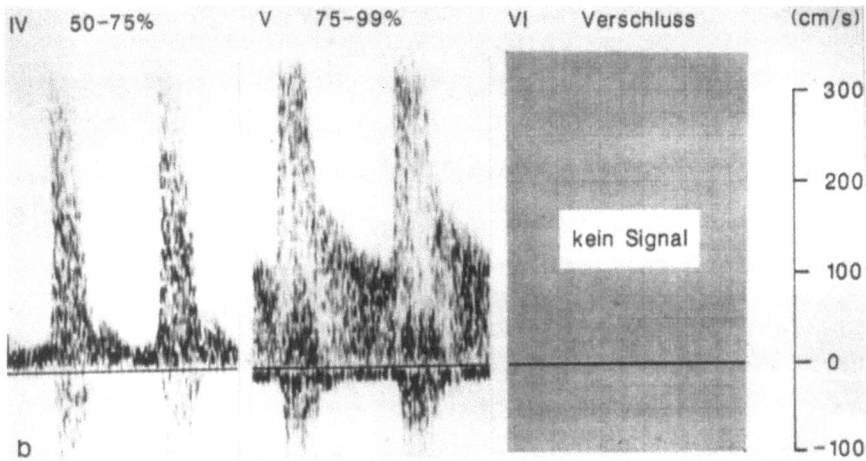

Abb. 2.3 b. Hämodynamisch signifikante Stenosen und Totalverschluß (Einzelheiten s. Text)

Strömungsgeschwindigkeit wird in Kurvenform aufgezeichnet. Bei dieser graphischen Darstellung wird auf der vertikalen Achse die Flußgeschwindigkeit (cm/s) und auf der horizontalen Achse die Zeit wiedergegeben (Abb. 2.3).

Die Zunahme der Flußgeschwindigkeit in einer Stenose ist der zuverlässigste Parameter bei der Erfassung hämodynamischer Veränderungen. Voraussetzung ist die bereits erwähnte korrekte Bestimmung des Dopplerwinkels. Je größer dieser Winkel gewählt wird, desto wahrscheinlicher wird eine Fehlbeurteilung. Beträgt der Schallwinkel 50° statt der vermuteten 45°, so wird die Schallgeschwindigkeit um nahezu 10% unterschätzt; wird demgegenüber mit 65° statt mit den vermuteten 60° beschallt, so beträgt die Unterschätzung bereits mehr als 15%. Zur korrekten Registrierung der Flußgeschwindigkeit muß auch die jeweilige Pulsrepetitionsfrequenz beachtet werden [32]. Diese muß, zur Verminderung eines Aliasing-Artefakts, doppelt so hoch sein als die höchste zu messende Frequenz (Nyquist-Frequenz). Durch Wechseln auf eine tiefere Sendefrequenz und größeren Einfallswinkel, was beides einem tieferen Dopplershift entspricht, kann gelegentlich ein Aliasing umgangen werden.

Neben der allgemeinen Aussage, daß Blut fließt, ermöglicht die Duplexsonographie die Bestimmung der Flußrichtung, der Flußturbulenzen und der Flußgeschwindigkeit. Wird überdies die aus dem B-Bild bestimmte Querschnittsfläche mit der mittleren Flußgeschwindigkeit multipliziert, ergibt das Produkt das Flußvolumen (ml/s) [29, 37]. Indirekt aus dem Dopplerspektren abgeleitet werden auch der Stenosegrad, die Verhältnisse des In-flow und Out-flow sowie der periphere Widerstand [1, 32, 56]. Die Spektralanalyse ist, auch nach Einführung der Farbduplexsonographie, immer noch das Kernstück der duplexsonographischen Untersuchung [22].

Farbkodierung der Dopplersignale
Eine bedeutende technische Verbesserung der letzten Jahre betrifft die farbliche Kodierung der Dopplersignale. Entscheidend dabei ist, daß die Dopplerspektren nicht mehr als getrennte Kurve ausgedruckt werden, sondern direkt farblich kodiert

dem morphologischen Korrelat des B-Bildes zugeordnet werden (Abb. 2.4). Über dem gewählten Meßfenster wird für jedes einzelne Meßvolumen zwar weiterhin die Amplitude zur Erstellung des Bildes analysiert, hinzu kommt aber gleichzeitig die Analyse der reflektierten Frequenzen. Tritt eine Frequenzverschiebung (Dopplershift) auf, wird eine farbliche Kodierung vorgenommen. Die Flußrichtung in bezug zur einfallenden Ultraschallwelle bestimmt die Farbe, wobei nach allgemeiner Definition Fluß in Richtung zur Schallsonde rot, resp. Fluß weg von der Schallsonde blau kodiert wird. Die Flußgeschwindigkeit wird durch Helligkeitsunterschiede wiedergegeben. Zu beachten ist, daß im Vergleich zur relativ präzisen hämodynamischen Information des gepulsten Dopplerspektrums die Farbkodierung nur qualitative oder höchstens semiquantitative Aussagen erlaubt. Wichtigste limitierende Faktoren dabei sind – wiederum im Gegensatz zur PW-Dopplerspektralanalyse – der nicht für jeden Farbpunkt bekannte Dopplerwinkel, die zu langsame Bildfrequenz und die tiefe Aliasing-Limite.

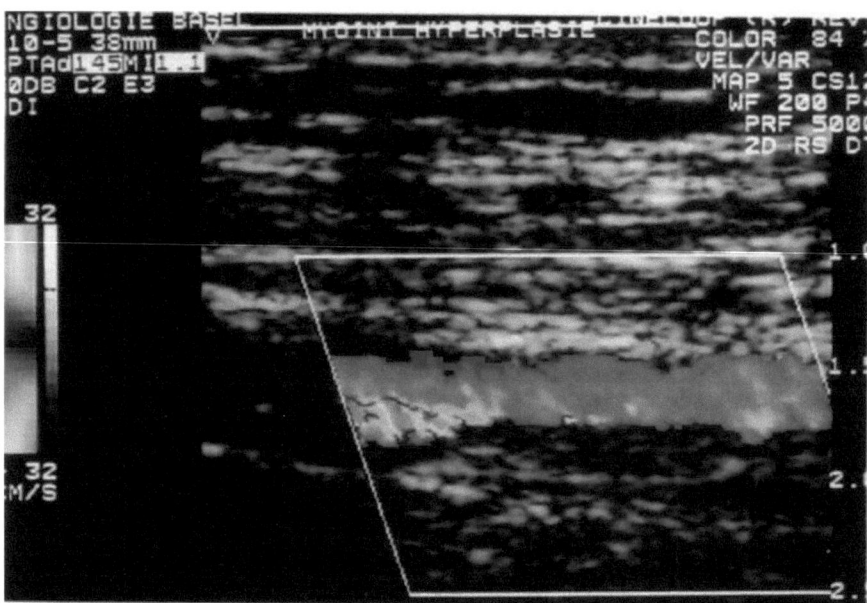

Abb. 2.4. Farbkodierte Darstellung des Blutflusses in der A. femoralis superficialis. Die hämodynamische Dopplerinformation ist in Farbe dem morphologischen B-Bild direkt zugeordnet. Die Stenose an der dorsalen Gefäßwand ist damit leichter erkennbar. Es handelt sich um eine myointimale Proliferation 3 Monate nach PTA.

Transducer

Elektronisch gesteuerte Schallköpfe bieten im allgemeinen die bessere Bildinformation als mechanisch angetriebene Kristalle, umgekehrt ist aber die Qualität der Dopplersignale beim mechanischen Schallkopf unvergleichlich besser. Echtzeitsonographiegeräte und die meisten farbkodierten Duplexgeräte arbeiten zur Zeit mit elektronischen Schallköpfen.

Linear angeordnete Kristalle eignen sich am ehesten für oberflächlich gelegene Gefäße; für die übersichtliche Darstellung längerer Gefäßsegmente, wie z. B. die Oberschenkelstrombahn, bevorzugen wir jedoch Curved-array-Schallköpfe. Für die Untersuchung der Gefäße des Beckens oder der Wade eignet sich auch ein Phased Array oder das Sektorbild des mechanischen Schallkopfes.

2.1.3 Ultraschalluntersuchung der peripheren Arterien

Bevor die Indikation zur duplexsonographischen Untersuchung der peripheren Arterien gestellt wird, sollte man sich jeweils erneut vor Augen führen, daß die vorausgehende gezielte Befragung und klinische Untersuchung immer noch den Eckpfeiler jeder angiologischen Diagnostik darstellt. Zudem sollten auch die bewährten nichtinvasiven Untersuchungsmethoden wie Oszillographie und periphere arterielle Druckmessung (Knöchel-Arm-Index) berücksichtigt werden, da sie bei vielen Patienten bereits die Wahl des Therapieprocederes ermöglichen [51]. Die Duplexsonographie stellt ein Bindeglied zwischen der leider nicht immer ganz konklusiven konventionellen Untersuchungstechnik sowie der invasiven Arteriographie dar. Vor jeder arteriographischen Untersuchung ist somit abzuklären, ob die Fragestellung nicht auch durch die nichtinvasive Duplexsonographie geklärt werden kann.

Untersuchungsablauf

Vor der Untersuchung wird zur Stabilisierung des Kreislaufs eine ausreichend lange Ruhepause eingeschaltet, da die Belastungshyperämie zu Überschätzungen des Stenosegrades führen kann. In der Regel beginnen wir die Untersuchung am liegenden Patienten in der Leistenbeuge. Mit dem mechanischen Sektorscanner oder dem linearen Breitbandschallkopf (ATL L 10–5) beurteilen wir die Femoralisbifurkation. Je nach Fragestellung wird dann in proximaler oder distaler Richtung der Schallkopf weiterbewegt. Bei distaler Problematik verzichten wir auf eine weitere Exploration der Beckenachse, sofern das Flußmuster in der A. femoralis communis und der distalen Externa normal ist. Ein Seitenvergleich ist immer indiziert. In kurzen Schritten von 2–3 cm wird der Schallkopf kontinuierlich nach distal geführt. Beurteilt werden dabei die Echodichte des Lumens, der Gefäßdurchmesser und allfällige Wandauflagerungen.

Die Farbkodierung gilt als Leitschiene, welche den Verlauf des Gefäßes aufzeigt und Hinweise auf Flußveränderungen, bedingt durch Stenosen, angibt. Die eigentliche Beurteilung der Hämodynamik erfolgt dann an den verdächtigen Stellen gezielt durch die Spektralanalyse der PW-Dopplersignale. Das Meßvolumen des PW-Dopplers wird klein gewählt und in die Gefäßachse plaziert. Das Farbfenster ist demgegenüber wesentlich größer und umspannt ein größeres Segment der Gefäßachse. Auch hier ist darauf zu achten, daß Länge und Breite des Fensters klein gewählt werden, um die Repetitionsfrequenz hoch zu halten und die tiefe Aliasing-Limite zu umgehen. Das Verhältnis von Bild- zu Farbinformation wird deutlich auf die Seite der Farbe verlegt, die Farbintensität („color gain") wird hochgestellt und die Fokusebene in die Gefäßachse gelegt. Die Bildqualität ist am besten bei rechtwinkliger Beschallung des Gefäßes, für den Farbdoppler und den PW-Doppler sollte jedoch ein möglichst spitzer Winkel benutzt werden.

Längere Gefäßsegmente lassen sich mit einem Curved Array (2, 25 oder 5 MHz) übersichtlicher darstellen, weshalb wir diese Schallköpfe vor allem für die distale Femoralis superficialis, besonders im Adduktorenkanal, am Unterschenkel und auch in der Beckenachse einsetzen. Wegen der kleinen Aufsatzfläche ist gelegentlich der Wechsel auf einen Phased-array-(2,25 oder 3 MHz-)Schallkop empfehlenswert. Die Poplitealregion untersuchen wir üblicherweise in Bauchlage mit angehobenem Fußende. Die Trifurkation läßt sich von posteromedial bei nach außenrotiertem Bein darstellen. Die Untersuchung der Unterschenkelarterien beginnen wir häufig im Knöchelbereich und verfolgen das Gefäß nach proximal. Die Aufzweigung der Beckenarterien und die Aorta abdominalis lassen sich gelegentlich leichter in Seitenlage durch Zugang von der Flanke abbilden. Registrierungen von Dopplerkurven und von B-Bildern erfolgen an den definierten Schlüsselstellen und zusätzlich an spezifischen Stellen mit pathologischen Veränderungen.

Beurteilungskriterien

Basierend auf der Analyse der Dopplerspektren teilen wir die Befunde in 6 Kategorien ein (Tabelle 2.1). Dabei entspricht I dem Normalbefund, II und III der hämodynamisch nichtsignifikanten Stenose, IV und V der signifikanten Stenose und VI dem Totalverschluß. Mit den bisherigen nichtinvasiven Untersuchungsmethoden wurden die Stadien I–III als normal bezeichnet, während die Stadien IV–VI nicht näher aufgeschlüsselt werden konnten. Wichtigste Kriterien sind:

- Veränderung der Flußgeschwindigkeit,
- Kurvenform und
- Spektralbreite [26].

Tabelle 2.1. Grad der Stenose (%)

I	Normal	0
II	Plaque	1–25
III	Leicht	26–50
IV	Schwer	51–75
V	Sehr schwer	76–99
VI	Verschluß	100

Tabelle 2.2 zeigt eine Übersicht über die Beurteilungskriterien.

Grad I: Normalbefund. Das Gefäßlumen ist homogen und echoarm mit glattbegrenzter Gefäßwand. Im Gegensatz zu den Karotiden kann peripher oft die typische „Intimalayer" nicht eindeutig abgebildet werden.

Wegen des hohen peripheren Widerstandes ist das charakteristische Flußmuster dreiphasisch mit systolischem Vorwärtsfluß, frühdiastolischem Rückwärtsfluß und diastolischem Vorwärtsfluß (s. Abb. 2.3a). Beim mehr als 60jährigen Patienten kann auch unter normalen Bedingungen, wegen der zunehmenden Rigidität der Arterienwand, die dritte Komponenten fehlen. Tabelle 2.3 zeigt die normalen Flußgeschwindigkeiten, wie sie an einem Kollektiv von 66 gesunden Probanden im Alter von 20–74 Jahren erhoben wurden.

Tabelle 2.2. Kriterien der Stadieneinteilung (n normal, ↑ erhöht, ↓vermindert, + pathologisch)

	Stenosegrad [%]				
	<25	25–50	50–75	75–99	100
$V_{sys.}$	n	↑	↑↑	↑↑↑	–
$V_{dia.}$	n	n	↑	↑↑	–
Form	n	n	+	++	–
Spektrum	+	++	+++	+++	–
Proximal	n	n	↓	↓↓	↓↓↓
Distal	n	n	↓↓	↓↓↓	↓↓↓

Tabelle 2.3. Systolische Geschwindigkeit (V_{sys}), Rückflußgeschwindigkeit (V_{rev}) und diastolische Geschwindigkeit (V_{dia}) der femoropoplitealen Arterien

Segment	$V_{sys} \pm SD$ [cm/s]	$V_{rev} \pm SD$ [cm/s]	$V_{dia} \pm SD$ [cm/s]
Femoralis communis	110,9±24,0	40,7±8,6	16,8±7,8
Femoralis superficialis proximal	89,3±14,6	36,5±7,4	15,3±6,8
Femoralis superficialis distal	94,3±13,2	36,3±8,7	15,3±6,5
Poplitea	68,0±12,3	28,5±6,9	10,9±5,7

Grad II: Weniger als 25% Stenose. Im B-Bild können gelegentlich Wandunregelmäßigkeiten und Plaques gesehen werden.

Als einzige Veränderung des Flußmusters an der Meßstelle findet sich eine Verbreiterung des Frequenzspektrums (s. Tabelle 2.2). Die Flußgeschwindigkeit ist sowohl am Meßort als auch promaximal und distal davon nicht beeinflußt. Abbildung 2.3a illustriert das entsprechende Dopplerspektrum.

Grad III. 25–50% Stenose. Wandveränderungen können gelegentlich gesehen werden, die eigentliche Beurteilung basiert aber auf der Veränderung der Dopplerspektren.

Die systolische Flußgeschwindigkeit ist um mehr als 30% erhöht (s. Tabelle 2.2, s. Abb. 2.3a), das entscheidende Kriterium ist die weiterhin bestehende Rückflußkomponente mit normaler Kurvenform. Das Flußmuster an der proximal und distal abgeleiteten Meßstelle ist bei der hämodynamisch nichtsignifikanten Stenose nicht verändert.

Grad IV: 50–75% Stenose. Neben der noch stärkeren Zunahme der Flußgeschwindigkeit ist das entscheidende Kriterium der Verlust der Rückflußkomponente (s. Tabelle 2.2, s. Abb. 2.3b). Die Zunahme der systolischen Spitzengeschwindigkeit, bezogen auf die prästenotisch abgeleitete Spitzengeschwindigkeit, beträgt mindestens 100%, entsprechend einem Faktor 2. Üblicherweise wird jedoch eine weit ausgeprägtere Flußbeschleunigung gesehen. Das Flußmuster an der Ableitungsstelle proximal der Stenose ist leicht verändert, distal der Stenose jedoch eindeutig verändert mit verminderter Flußgeschwindigkeit und monophasischem Kurvenverlauf. Liegt die Stenose jedoch in der iliakalen Achse, findet man oft bei peripher offener Strombahn im distalen Segment wiederum eine angedeutete Rückflußkomponente. Verschiedentlich diskutiert wurde das Verhältnis Flußgeschwindigkeit in der Stenose zur Flußgeschwindigkeit an der proximalen Meßstelle [13, 21, 35, 48]. Ohne die Auswirkung auf die Kurvenform zu berücksichtigen, wurde von verschiedenen Autoren ein Faktor 2 (Zunahme um mehr als 100%) als Diagnosekriterium für eine mehr als 50%ige Stenose angenommen [10, 30, 33, 34, 42, 44, 46]. Diese Vereinfachung ist u. E. nicht zulässig, da bereits bei der hämodynamisch nicht signifikanten Stenose eine Zunahme um mehr als 200% gefunden werden kann. Die hämodynamisch signifikante Stenose verursacht in den meisten Fällen eine weit ausgeprägtere Geschwindigkeitszunahme. Die Bewertung des Stenosegrades entspricht der Durchmesserreduktion und nicht der Reduktion der Querschnittsfläche des Gefäßes. Die Beurteilung des arteriographischen Bildes und auch jene des B-Bildes stützt sich zwar auf die Durchmesserreduktion, für die Hämodynamik relevant ist jedoch einzig die Reduktion der Querschnittsfläche, deren Auswirkung dopplersonographisch erfaßt wird. Die Morphologie der Stenose ist entscheidend für die Flächenreduktion. Bei vergleichbarem Durchmesser ist diese bei konzentrischen Stenosen wesentlich ausgeprägter als bei exzentrischen Stenosen (Tabelle 2.4). Nur unter der Voraussetzung einer exzentrischen Stenosierung kann somit die Beschleunigung der *mittleren* Flußgeschwindigkeit um einen Faktor 2 als Kriterium angenommen werden, da hier die Halbierung der Querschnittsfläche der 50%igen Stenosen entspricht. Ranke fand in einem Kollektiv von 62 Patienten eine optimale Trennung zwischen mehr resp. weniger als 50%iger Stenose bei einem Faktor von 2,4 [48]. Die von ihm beschriebene Sensitivität betrug 87%, die Spezifität 94%.

Tabelle 2.4. Beziehung zwischen Diameterreduktion und Flächenreduktion bei verschiedenen Stenosegraden

Konzentrische Stenosen		Exzentrische Stenosen	
Diameterreduktion [%]	Flächenreduktion [%]	Diameterreduktion [%]	Flächenreduktion [%]
0	0	0	0
25	44	25	20
50	75	50	50
75	94	75	80
90	99	90	95

Grad V: 75–99% Stenose. B-Bild und Colordoppler geben Hinweise auf eine signifikante Veränderung (Abb. 2.5), die zuverlässige Bestimmung des Stenosegrades erfolgt jedoch wiederum basierend auf den Veränderungen des Dopplerspektrums (s. Abb. 2.3b, s. Tabelle 2.2). Die Kurvenform ist monophasisch mit Vorwärtsfluß während Systole und Diastole. Die systolische Spitzengeschwindigkeit übersteigt meistens die Aliasing-Grenze, die enddiastolische Geschwindigkeit ist höher als die normale systolische resp. die prästenotisch gemessene systolische Spitzengeschwindigkeit [36]. Sowohl das prästenotisch als auch das poststenotisch abgeleitete Flußsignal ist stark pathologisch.

2.1 Duplexsonographie: Neuer diagnostischer Goldstandard? 57

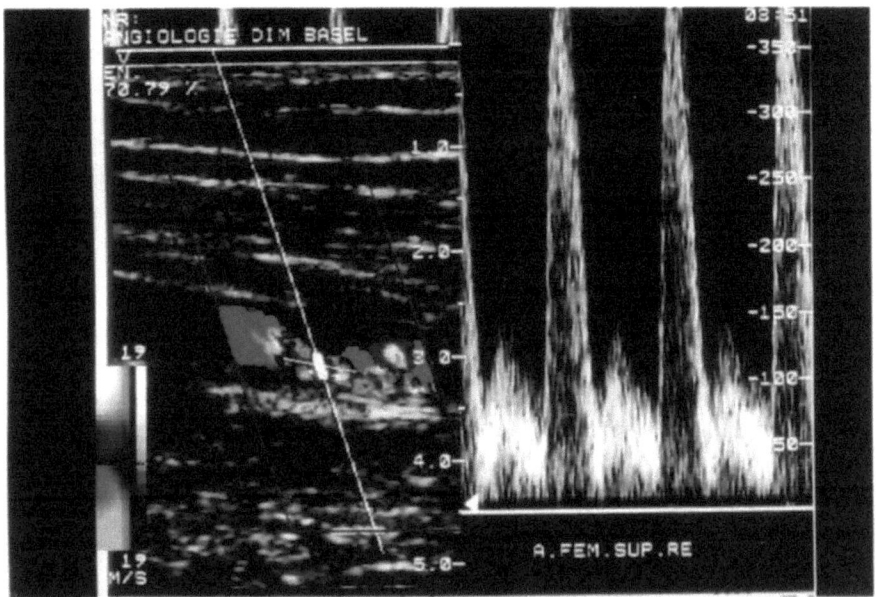

Abb. 2.5. Hochgradige Stenose der A. femoralis superficialis. B-Bild und Farbduplex geben Hinweise auf eine Stenose, die korrekte Klassifizierung des Stenosegrades ist aber nur durch die Spektralanalyse möglich.

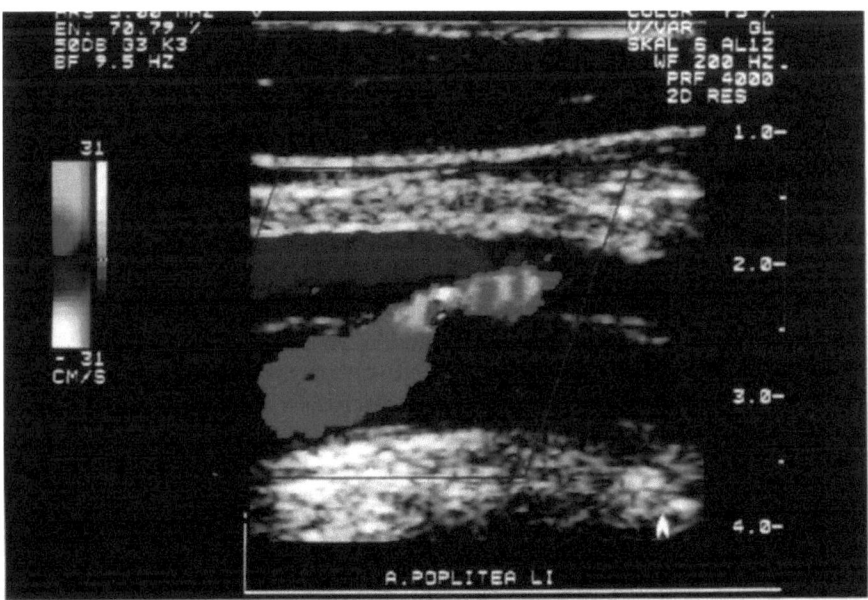

Abb. 2.6. Verschluß der A. poplitea. Das proximale Verschlußende kann genau bestimmt werden. Oberhalb des Verschlusses geht eine kräftige Kollaterale ab. Das Lumen der normalen Poplitealvene ist blau angefärbt.

Grad VI: Verschluß. Bei guter Bildqualität können echodichte Strukturen im Lumen nachgewiesen werden. Im Colordoppler läßt sich die Flußgrenze eindeutig und schneller als mit dem PW-Doppler bestimmen; abgehende Kollateralen sind nachweisbar (Abb. 2.6). Auch mit dem PW-Doppler sind aus dem Verschlußsegment keine Signale ableitbar. Proximal findet man Anschlagsignale mit steiler systolischer Akzeleration und niedriger Spitzengeschwindigkeit ohne diastolischen Fluß. Distal des Verschlusses ist bei niedriger systolischer Geschwindigkeit die Akzeleration vermindert (s. Tabelle 2.2).

Diagnostische Treffsicherheit
Obwohl die Methoden nicht vergleichbar sind, muß die diagnostische Aussagekraft der Duplexsonographie am Goldstandard Arteriographie gemessen werden. Wir haben in einer prospektiven Studie an insgesamt 338 definierten Arteriensegmenten (30 Patienten) die Zuverlässigkeit der Beurteilungskriterien validiert [26]. Eine perfekte Übereinstimmung zwischen Duplexsonographie und arteriographischem Befund fanden wir dabei in insgesamt 76,3% der Fälle. Die Sensitivität betrug 96%, die Spezifität 81% mit einem positiven Voraussagewert von 92% und einem negativen Voraussagewert von 91%. Klinisch bedeutsamer ist die Trennung zwischen der hämodynamisch noch nicht signifikanten Stenose von weniger als 50% und der signifikanten Stenose von mehr als 50% Durchmesserreduktion. Im Durchschnitt aller Segmente betrug hierbei die Sensitivität 77%, die Spezifität 98%, der positive Voraussagewert 94% und der negative Voraussagewert 92%. Bedeutsam schien uns die Feststellung, daß beim Vergleich der Befunde, die von zwei unabhängigen Radiologen an denselben Röntgenbildern erhoben wurden, die statistischen Parameter (Sensitivität etc.) nicht günstiger ausfielen als beim Vergleich mit der Duplexsonographie. Dies erlaubt die Aussage, daß die Duplexsonographie in der Beurteilung des Stenosegrades eine mit der Arteriographie vergleichbare Treffsicherheit aufweist. Andererseits belegen diese Daten aber auch erneut, daß der arteriographischen Diagnostik größere Mängel anhaften [55].

In der Literatur fanden wir zwischen 1985 und 1992 insgesamt 13 Publikationen, [10, 13, 26, 30, 31, 33–36, 42, 44, 46, 48] in denen systematisch die Duplexsonographie diagnostisch eingesetzt und die Resultate an der Arteriographie gemessen wurden. Moneta [42] berichtet über 150 Patienten, im allgemeinen werden aber kleine Kollektive mit einem Durchschnitt von 49 Patienten beschrieben. Für die Trennung zwischen < 50% und > 50% Stenosen wird über eine Sensitivität von 71–98% und eine Spezifität von 91–100% berichtet. Neuere, computerunterstützte Analysemethoden werden wahrscheinlich in der Zukunft die Treffsicherheit verbessern [4, 113].

Die bisherigen Erfahrungen zeigen, daß mit Hilfe der Duplexsonographie Stenosen im arteriellen System zuverlässig geortet und deren hämodynamische Auswirkung erfaßt werden kann. Ebenso läßt sich die Verschlußhöhe lokalisieren und die Verschlußlänge ausmessen. In unserem frühen Kollektiv fanden wir eine Korrelationskoeffizient $r = 0,87$ für die Gegenüberstellung von duplexsonographisch und arteriographisch gemessener Verschlußlänge. Die Farbduplexsonographie verbessert hier die Aussagekraft.

Da der Stellenwert einer diagnostischen Methode nicht nur durch die statistischen Parameter wie Sensitivität, Spezifität, positiver und negativer Voraussagewert, sondern auch durch die Akzeptanz bei den zuweisenden Ärzten bestimmt wird, haben wir bei unseren ersten 620 konsekutiven Untersuchungen das anschließende diagnostische und therapeutische Procedere ausgewertet [49]. In 85% der Fälle waren die duplexsonographischen Befunde die entscheidende Grundlage für die Planung der weiteren Therapie. In 14% der Fälle wurde das therapeutische Procedere durch eine zusätzliche Arteriographie mitbestimmt und nur in 1% wurde der duplexsonographische Befund nicht berücksichtigt und das Procedere allein aufgrund anderer Befunde geplant. Die große Anzahl dabei eingesparter Arteriographien bestätigt den kostengünstigen Einsatz der Duplextechnik.

Klinische Anwendung
Die zuverlässige Beurteilung von Stenosen und Verschlüssen war bisher nur arteriographisch möglich. Es ist somit naheliegend, die Arteriographie zumindest teilweise bei der Therapiewahl und bei der Therapiekontrolle durch die Duplexsonographie zu ersetzen.

Spezifische Fragestellungen. Aus der klinischen Untersuchung ergibt sich gelegentlich eine Fragestellung, die duplexsonographisch beantwortet werden kann, ohne daß auf die diagnostische Arteriographie zurückgegriffen werden muß. Andererseits erleichtert die Duplexsonographie die Planung einer notwendigen Arteriographie. Strömungsgeräusche in der A. femoralis communis an der Punktionsstelle lassen auf Stenosen schließen, welche die Katheterisierung erschweren und zu Komplikationen führen können (s. Abb. 2.2).

Gelegentlich ist es schwierig, bei ausgeprägten atherosklerotischen Veränderungen der Beckenachse zwischen hochgradiger Stenose und totalem Verschluß zu differenzieren. Bei Verschluß wäre die retrograde Arteriographie ipsilateral nicht durchführbar, bei Stenose würde man in der gleichen Sitzung auch die therapeutische Katheterdilatation durchführen. Andererseits ist aufgrund der angiographischen Befunde nicht immer eindeutig beurteilbar, ob die abgebildete Stenose hämodynamisch signifikant ist [56]. Iliakal ist diese Fragestellung besonders wichtig, da im Therapieplan zuerst die proximale Stenose angegangen wird. (Abb. 2.7).

Die Profundastenose, angiographisch durch Projektion der A. femoralis superficialis gelegentlich überlagert, beeinträchtigt beim Femoralisverschluß die Kollateralisierung und wird daher bei der duplexsonographischen Untersuchung gezielt gesucht [53]. In den früheren Studien wurden die Unterschenkelarterien nicht beurteilt, da sie im B-Bild mit der zur Verfügung stehenden Technik schlecht auffindbar waren. Die Farbduplexsonographie ist hier eine echte Bereicherung. Bei Patienten mit schwerer peripherer Ischämie und angiographisch nicht mehr dokumentierbaren Unterschenkelarterien können der peripheren Bypas-Chirurgie noch zugängliche Anschlußsegmente nachgewiesen werden. Moneta [41] hat systematisch den Stellenwert der Duplexsonographie bei der Untersuchung der Unterschenkelarterien evaluiert. Die Untersuchung gelang an der A. fibularis in 85%, an der A. tibialis anterior in 94% und an der A. tibialis posterior in 96%. Sensitivität und Spezifität der erhobenen Befunde, gemessen an der Arteriographie, waren für die A. fibularis 82% resp. 74%, für die A. tibialis anterior 90% resp. 93% und für die A. tibialis posterior 90% resp. 92%.

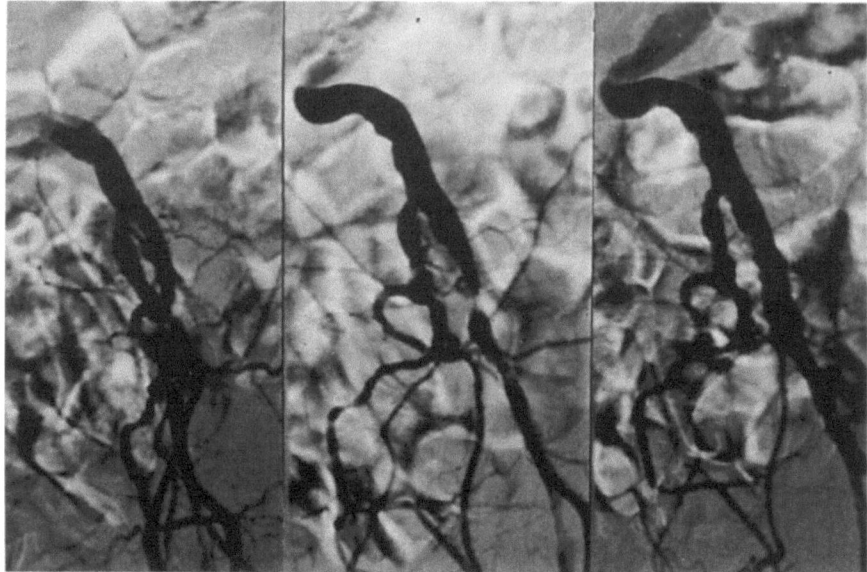

Abb. 2.7. Digitale Subtraktionsarteriographie der Beckenarterie links. Bei bekanntem Verschluß der A. femoralis superficialis zeigt die Übersichtsarteriographie *(Bild links)* keine eindeutige Pathologie der Beckenachse. Duplexsonographisch wurde jedoch eine hochgradige Stenose diagnostiziert. Nach Freiprojektion *(Bildmitte)* kam die Stenose zur Darstellung. Das *Bild rechts* zeigt das Resultat nach erfolgreicher PTA.

Kathetertherapie. In unserem Krankengut stellt sich vor allem die Frage, ob bereits wegen der nichtinvasiven Untersuchung die konservative Therapie eingeleitet werden kann oder ob der Patient ein Kandidat für die Kathetertherapie ist. Diese Frage beantworten wir seit Einführung der Duplexsonographie bei mehr als 85% der Patienten ohne diagnostische Arteriographie [28, 48].

Für die *ilikale PTA* geeignet sind Patienten mit umschriebener signifikanter Stenose der A. ilica communis oder A. ilica externa ohne relevante Veränderung an der Punktionsstelle und normalem aortalem Einstrom. Den Verschluß der Beckenachse behandeln wir nur in Ausnahmefällen kathetertechnisch.

- *Beckenarterien*
  - Keine Stenose im Punktionsbereich,
  - aortaler Einstrom normal,
  - umschriebene, signifikante Stenose(n).

- *Beinarterien*
  - Keine Stenose im Punktionsbereich,
  - aortailiakaler Einstrom normal,
  - Abgang A. femoralis superficialis normal,
  - chronische PAVK,
  - lokalisierte signifikante Stenose(n),

- Verschluß: fem.-pop. < 10 cm, US-Arterien < 3,
- akute PAVK,
- distales Ende darstellbar.

Bei der chronischen Verschlußkrankheit der *Beinarterien* ist die duplexsonographische Selektion angezeigt, wenn keine Stenose im aortoilikalen Einstrom und an der Punktionsstelle nachweisbar ist und gleichzeitig der Abgang der A. femoralis superficialis nicht betroffen ist (s. Auflistung oben). Dilatiert werden umschriebene signifikante Stenosen, rekanalisiert werden femoropopliteale Verschlüsse von weniger als 10 cm und Unterschenkelarterienverschlüsse von weniger als 3 cm. Beim akuten arteriellen Verschluß der Beinarterien gelten bezüglich Einstrom und Punktionsstelle die gleichen Kriterien, der Verschlußlänge ist jedoch für die lokale Lyse kaum eine Grenze gesetzt.

In einem Kollektiv von 111 Patienten haben wir die Zuverlässigkeit der duplexsonographischen Selektion überprüft [6]. Die Patienten wurden aufgrund der duplexsonographischen Befunde ohne vorausgehende diagnostische Arteriographie zur Kathetertherapie einbestellt. Zu Beginn der Intervention wurden die morphologischen Verhältnisse angiographisch dokumentiert und mit dem Duplexbefund verglichen. Die Sensitivität betrug dabei 93%, die Spezifität 95%. Nur bei einem (der ersten) Patienten konnte die geplante Intervention wegen einer Fehlbeurteilung (Beckenarterienverschluß und nicht -stenose) nicht durchgeführt werden, in den übrigen Fällen haben die Abweichungen und zusätzlichen Befunde das Procedere nicht beeinflußt. Bei keinem der Patienten kam es wegen der nichtinvasiven Selektion zu einer Komplikation.

Nach Kathetertherapie eignet sich die Duplexsonographie zur Kontrolle sowohl des lokalen Befundes am Ort der Dilatation als auch der Punktionsstelle. Farbduplexsonographisch sind Gefäßverletzungen im Sinne der Dissektion und des Aneurysma spurium leicht nachweisbar (Abb. 2.8) [12,18]. Ein Aneurysma spurium findet man in durchschnittlich 1% der arteriellen Katheterisierungen. Beim Vorliegen eines größeren Hämatoms lohnt sich die duplexsonographische Kontrolle. Aneurysmen mit einem Durchmesser von weniger als 3 cm werden durch gezielte Kompression von der Perfusion ausgeschaltet. Im Gegensatz zu anderen Autoren komprimieren wir den Verbindungskanal manuell und nicht mit dem (empfindlichen, teuren) Schallkopf. Die Kontrolle der korrekten Druckausübung und des Therapieerfolges geschieht jedoch duplexsonographisch. Restenosen, am häufigsten bedingt durch myointimale Proliferation (s. Abb. 2.4), sind früher und zuverlässiger als mit den bisherigen Techniken faßbar.

Chirurgie. Da die Chirurgie einen wesentlich größeren Aufwand und eine höhere Komplikationsrate aufweist als die Kathetertherapie, sind wir präoperativ mit der Indikation zur diagnostischen Arteriographie wesentlich großzügiger. Ohne diagnostische Arteriographie werden bei uns nur kleine vaskuläre Eingriffe vorgenommen, wie z. B. die lokale Revision eines Bypasses. Die auf S. 59 erwähnten speziellen Fragestellungen können vor oder nach der Arteriographie die Information ergänzen. Zunehmender Beliebtheit erfreut sich das präoperative „mapping" der für den Bypass zu entnehmenden Venen [7, 45, 50]. Die Qualität des Graft-Materials wird verbessert

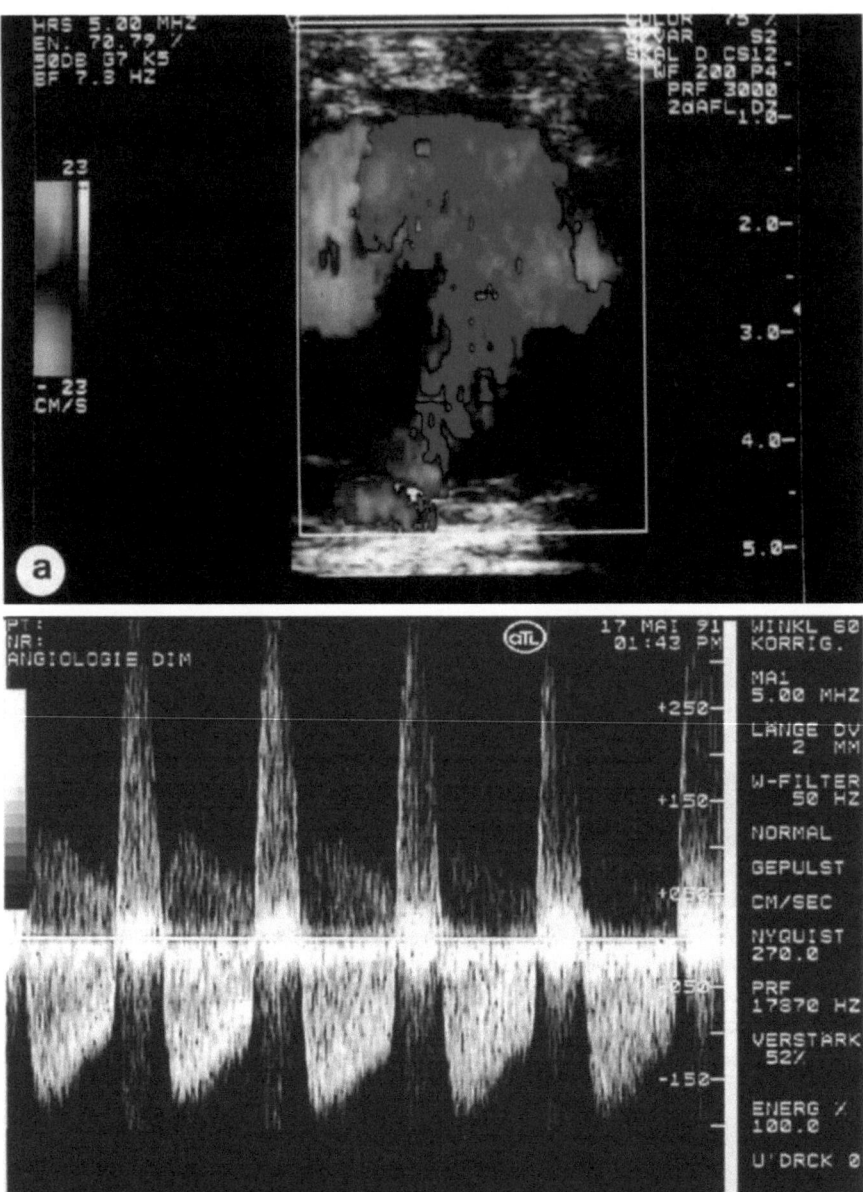

Abb. 2.8 a, b. Aneurysma spurium nach Kathetertherapie. **a.** Das Farbbild zeigt den aus der Arterie **(links unten)** in das perfundierte Lumen des Aneurysmas einströmenden Jet. **b.** Dopplersignal abgeleitet vom Verbindungskanal. Typisches sägezahnförmiges Dopplerspektrum des ein- und ausströmenden Blutes

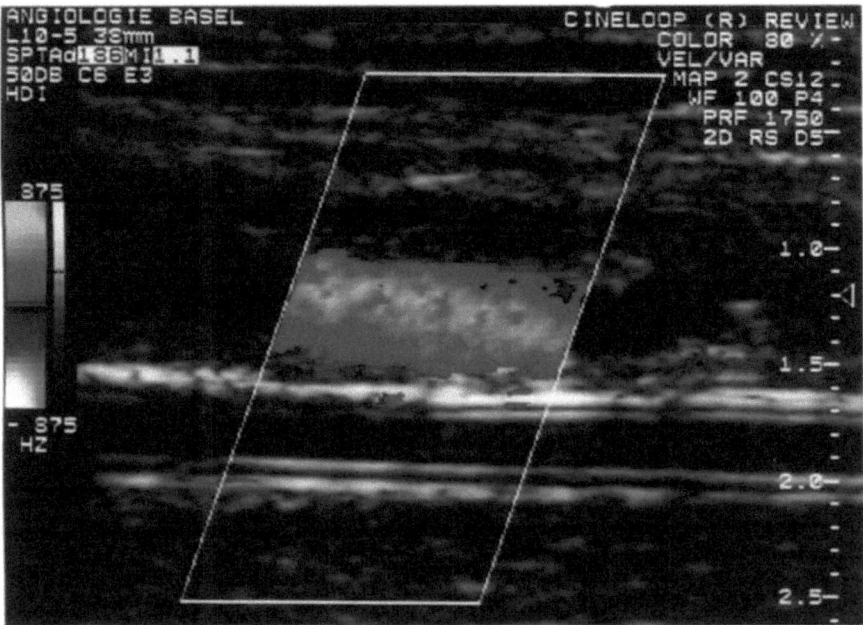

Abb. 2.9. Charakteristisches Echomuster (Doppelkontur) eines PTFE-Bypass, welcher nicht perfundiert ist

und der Chirurg kann sich vor unliebsamen Überraschungen durch qualitativ ungenügende Venensegmente wappnen [8, 17, 45].

Beim akuten Verschluß ist die diagnostische Aussagekraft der Duplexsonographie ausreichend, um eine Fogarty-Embolektomie oder eine Thrombektomie durchzuführen. War vor dem akuten Ereignis eine arterielle Verschlußkrankheit (Klaudikation) bekannt, wird durch die Thrombektomie meistens der vorbestehende Zustand wieder erreicht und der Patient bereits vom Ruheschmerz befreit. Gegebenenfalls wird anschließend gezielt duplexsonographisch oder arteriographisch der zur akuten Verschlechterung führende Befund dokumentiert und der Patient der entsprechenden weiteren Behandlung zugeführt.

Ein hoher Stellenwert kommt der Duplexsonographie bei den postoperativen Kontrollen zu (Abb. 2.9) [20, 21, 39, 54, 61]. Die bisherigen Erfahrungen der peripheren Gefäßchirurgie zeigen eindeutig auf, daß bei früher Revision von Stenosen die Bypass-Durchgängigkeit drastisch erhöht und damit auch die Gehfähigkeit erhalten und die Extremität vor der Amputation bewahrt werden kann [10]. Die Symptome und klinischen Befunde, einschließlich der Dopplersonographie, sind schlechte Indikatoren einer Bypass-Stenose.

In einer prospektiven Studie fand Mills [40] nur in 29% der stenosierten Bypasses einen signifikanten Abfall des Knöchel/Arm-Index (> 0,15). Die für die native Arterie angegebenen Beurteilungskriterien können im wesentlichen übernommen werden [2, 21, 40]. Im gut perfundierten Bypass wird dabei eine systolische Spitzengeschwindigkeit von mehr als 45 cm/s angenommen [2, 10, 6]. In einem prospektiv kontrollierten Kollektiv von 379 Venen-Grafts fand Mills [40] bei 280 eine systolische Geschwindigkeit von mehr als 45 cm/s. Bei diesem kam es in nur 2,1% der Fälle zum Verschluß, was 1,2% des Gesamtkollektivs betrifft. Bei einer Geschwindigkeit von < 45 cm/s fand er demgegenüber in 48,5% eine signifikante Stenose. Eine beachtliche Zahl korrekt durchgeführter Studien belegen diese Aussagen und damit die Bedeutung der Duplexsonographie in der postoperativen Nachsorge. Wir untersuchen postoperativ routinemäßig unsere Patienten vor der Spitalentlassung sowie nach 6 Wochen, 3, 6, 9 und 12 Monaten.

Aneurysma. Das Aneurysma der Aorta abdominalis wird primär duplexsonographisch untersucht. Die Bestimmung des maximalen Durchmessers ventral und lateral bereitet kaum Schwierigkeiten (Abb. 2.10). Anspruchsvoller und zudem bedeutsamer ist die Aussage über die Ausdehnung nach proximal (infrarenal?) und distal (iliakaler Befall?). Die Ausdehnung bestimmt das therapeutische Procedere bezüglich Graft-Material („single tube" oder Y) und des Zuganges, welcher entsprechend der distalen Anastomose (Aorten-, Iliakal- oder Femoralisbifurkation) zu wählen ist. Die duplexsonographische Aussage wird ergänzt durch die Angabe über die Breite des wandständigen Thrombensaums (Abb. 2.10), allfällige Stenosierung der Beckenachse und die Perfusion aorta-iliakal. Ebenso werden die umgebenden Strukturen (Periaortitis, Lymphome) mit untersucht. Da die dilatative Arteriopathie häufig gene-

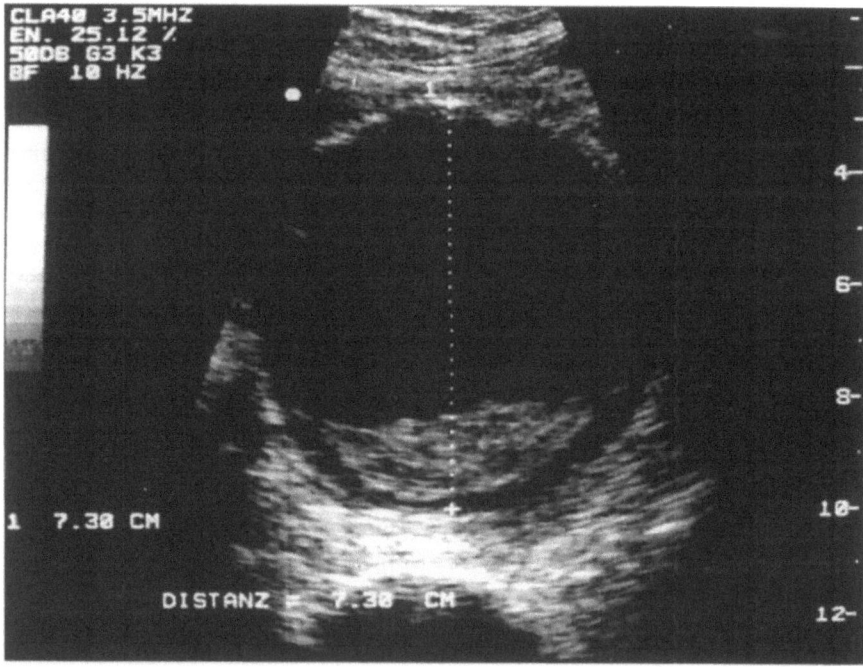

Abb. 2.10. Querschnitt durch ein Aneurysma der Aorta abdominalis von 7,3 cm (a. p.). Der wandständige Thrombensaum ist dorsal gut sichtbar.

ralisiert vorkommt, empfiehlt sich zusätzlich die Überprüfung des Arteriendurchmessers inguinal und popliteal. Bei eindeutigem Befund kann die Operation ohne zusätzliche Arteriographie, die nur das perfundierte Innenlumen darstellen würde, und ohne Computertomographie durchgeführt werden. Bei Verlaufskontrollen ist auf die Größenzunahme (< 10% pro Jahr) und auf evtl. Dissektionszeichen zu achten.

Literatur

1. Allard L, Langlois YE, Durand L-G et al. (1991) Computer Analysis and pattern recognition of doppler blood flow spectra for disease classification in the lower limb arteries. Ultrasound Med Biol 17: 211–223
2. Bandyk DF (1990) Postoperative surveillance of infrainguinal bypass. Surg Clin North Am 70: 71–85
3. Bandyk DF, Bergamini TM, Towne JB, Schmitt DD, Seabrook GR (1991) Durability of vein graft revision: the outcome of secondary procedures. J Vasc Surg 13: 200 210
4. Beard JD, Scott DJA, Skidmore R, Baird RN, Horrocks M (1989) Operative assessment of femorodistal bypass grafts using a new doppler flowmeter. Br J Surg 76: 925–928
5. Becker DM, Philbrick JT, Abbitt PL (1989) Real-time ultrasonography for the diagnosis of lower extremity deep venous thrombosis. The wave of the future? Arch Intern Med 149: 1731–1734
6. Buth J, Disselhoff B, Sommeling C, Stam L (1991) Color-flow duplex criteria for grading stenosis in infrainguinal vein grafts. J Vasc Surg 14: 716–728
7. Chang BB, Leopold PW, Kupinski AM, Kaufmann JL, Leather RP, Shah DM (1989) In situ bypass hemodynamics. J Cardiovasc Surg 30: 843–847
8. Chang BB, Paty PSK, Shah DM, Leather RO (1992) The lesser saphenous vein: An underappreciated source of autogenous vein. J Vasc Surg 15: 152–157
9. Comerota AJ, Katz ML, Greenwald LL, Leefmans E, Czeredarczuk M, White JV (1990) Venous duplex imaging: Should it replace hemodynamic test for deep venous thrombosis? J Vasc Surg 11: 53–61
10. Cossmann DV, Ellison JE, Wagner WH et al. (1989) Comparison of contrast arteriography to arterial mapping with color-flow duplex imaging in the lower extremities. J Vasc Surg 10: 522–529
11. Dardik H, Berry SM, Dardik A et al. (1991) Infrapopliteal prosthetic graft patency by use of the distal adjunctive arteriovenous fistula. J Vasc Surg 13: 685–691
12. Dawson DL, Zierler BK, Strandness DE (1991) Duplex scan diagnosis of arterial injury from angioplasty: unusual and specific findings. J Vasc Technol 15: 260–263
13. de Smet AAEA, Kitslaar PJEHM (1990) A Duplex Criterion for aorto-iliac stenosis. Eur J Vasc Surg 4: 275–278
14. Edwards JM, Coldwell DM, Goldman ML, Strandness DE (1991) The role of duplex scanning in the selection of patients for transluminal angioplasty. J Vasc Surg 13: 69–74
15. Eichlisberger R, Huber P, Jäger K (1991) Quelques apports particuliers de l'examen duplex veineux. J Mal Vasc 16: 123–128
16. Eichlisberger R, Frauchiger B, Jäger K (1991) Abklärung der Beinvenen mit Duplexultraschall. Ther Umsch 48: 697–707
17. Elias A, le Corff G, Bouvier JL, Benichoue M, Serradimigni A (1987) Value of real time B-mode ultrasound imaging in the diagnosis of deep vein thrombosis of the lower limbs. Int Angio 6: 175–182
18. Fellmeth BD, Roberts AC, Bookstein JJ, Freischlag JA, Forsythe JR, Buckner NK, Hye RJ (1991) Postangiographic femoral artery injuries: Nonsurgical repair with US-guided compression. Radiology 178: 671–675
19. Frauchiger B, Spöndlin M, Bock A (1994) Early renal transplant dysfunction due to arterial kinking stenosis. Nephrology, Dialysis, Transplantation 9: 76–79

20. Gooding GAW, Perez S, Rapp JH, Krupski WC (1991) Lower-extremity vascular grafts placed for peripheral vascular disease: Prospective Evalution with duplex doppler sonography. Radiology 180: 379–386
21. Grigg MJ, Nicolaides AN, Wolfe JHN (1988) Detection and grading of femorodistal vein graft stenoses: duplex velocity measurements compared with angiography. J Vasc Surg 8: 661–666
22. Hatsukami TS, Primozich J, Zierler RE, Strandness E (1992) Color doppler characteristics in normal lower extremity arteries. Ultrasound Med Biol 18: 167–171
23. Huber P, Zuber M, Schmitt HE, Pfisterer M, Stulz P, Jäger K (1989) Funktionskontrolle von Vena-Cava-Filtern mittels Duplexsonographie. VASA [Suppl] 27: 135–136
24. Jäger K, Fortner GA, Thiele BL, Strandness DE Jr (1984) Noninvasive diagnosis of intestinal angina. J Clin Ultrasound 12: 588–590
25. Jäger KA, Ricketts HJ, Strandness E (1985) Duplex scanning for the evaluation of lower limb arterial disease. In: Bernstein (ed) Noninvasive diagnostic techniques in vascular disease. Mosby, St. Louis, p 619
26. Jäger KA, Phillips DJ, Martin RL et al. (1985) Noninvasive mapping of lower limb arterial lesions. Ultrasound Med Biol 11: 515–521
27. Jäger K (1987) Apparative Untersuchungen zur Diagnose der tiefen Venenthrombose. Internist 28: 299–307
28. Jäger K, Bollinger A (1990) Duplexsonographie der Extremitätsvenen und der Beckenvenen. In: Kriessmann A, Bollinger A, Keller H (Hrsg) Praxis der Dopplersonographie. Thieme, Stuttgart
29. Jünger M, Jäger K, Bollinger A (1985) Nachweis des erhöhten Blutflusses in der A. femoralis communis bei kongenialer Angiodysplasie. In: Häring R (Hrsg) Kontroverse Standpunkte in Diagnostik und Therapie von Gefäßerkrankungen. Demeter, Gräfelfing, S 450
30. Koennecke HC, Fobbe G, Hamed MM, Wolf KJ (1989) Diagnostik arterieller Gefäßerkrankungen der unteren Extremitäten mit der farbkodierten Duplexsonographie. RÖFO 151: 42–46
31. Kohler TR, Nance DR, Cramer MM, Vandenberghe N, Strandness DE (1987) Duplex scanning for diagnosis of aortoiliac and femoropopliteal disease: a prospective study. Circulation 5: 1074–1080
32. Labs KH, Jäger KA, FritzGerald DE, Woodcock JP, Neuerburg-Heusler D (1992) Diagnostic vascular ultrasound. Arnold, London
33. Landwehr P, Lackner K (1990) Farbkodierte Duplexsonographie vor und nach PTA der Arterien der unteren Extremität. ROFO 152: 35–41
34. Langsfeld M, Nepute J, Hershey FB et al. (1988) The use of deep duplex scanning to predict hemodynamically significant aortoiliac stenoses. J Vasc Surg 7: 395–399
35. Legemate DA, Teeuwen C, Hoeneveld H, Ackerstaff RGA, Eikelboom BC (1991) Spectral analysis criteria in duplex scanning of aortoiliac and femoropopliteal arterial disease. Ultrasound Med Biol 17: 769–776
36. Legemate DA, Teeuwen C, Hoeneveld H, Ackerstaff RGA, Eikelboom BC (1989) The potential of duplex scanning to replace aorto-iliac and femoro-popliteal angiography. J Vasc Surg 3: 49–54
37. Lewis P, Psaila JV, Davies WT, McCarty K, Woodcock JP (1986) Measurement of volume flow in the human common femoral artery using a duplex ultrasound system. Ultrasound Med Biol 12: 777–784
38. di Marzo L, Cavallora A, Sciacca V, Lepidi S, Marmorale A, Tamburelli A, Stipa S (1991) Diagnosis of popliteal artery entrapment syndrome: the role of duplex scanning. J Vasc Surg 13: 434–438
39. Mergelsberg M, Brecht T, Christ F (1986) Sonographische Diagnose der arteriellen Verschlußkrankheit. Dtsch Med Wochenschr 111: 1055–1098
40. Mills JL, Harris JE, Taylor LM, Beckett WC, Porter JM (1990) The importance of routine surveillance of distal bypass grafts with duplex scanning: a study of 379 reversed vein grafts. J Vasc Surg 12: 379–389
41. Moneta GL, Yaeger RA, Antonovic R, Hall LD, Caster JD, Cummings CA, Porter JM (1992) Accuracy of lower extremity arterial duplex mapping. J Vasc Surg 15: 275–284

2.1 Duplexsonographie: Neuer diagnostischer Goldstandard?

42. Moneta GL, Strandness DE (1987) Peripheral arterial duplex scanning. J Clin Ultrasound 15: 645–651
43. Moneta GL, Strandness DE (1987) Peripheral arterial duplex scanning. J Clin Ultrasound 15: 645–651
44. Mulligan SA, Matsuda T, Lanzer P et al. (1991) Peripheral arterial occlusive disease: Prospective Comparison of MR angiography and color duplex us with conventional angiography. Radiology 178. 695–700
45. Panetta TF, Marin ML, Veith FJ et al. (1992) Unsuspected preexisting saphenous vein disease: An unrecognized cause of vein bypass failure. J Vasc Surg 15: 102–112
46. Polak JF, Karmel MI, Mannick JA, O'Leary DH, Donaldson MC, Whittemore AD (1990) Determination of the extent of lower-extremity peripheral arterial disease with color-assisted duplex sonography. AJR 155: 1085–1089
47. Polak JF (1992) Peripheral vascular sonographie, a practical guide. William & Wilkins, Baltimore MA
48. Ranke C, Creutzig A, Alexander K (1992) Duplex Scanning of the peripheral arteries: correlation of the peak velocity ratio with angiographic diameter reduction. Ultrasound Med Biol 18: 433–440
49. Seifert H, Jäger K, Jöhl H, Bollinger A (1988) Stellenwert der Duplexsonographie in der Diagnose peripherer arterieller Durchblutungsstörungen. Schweiz Med Wochenschr 118: 554–557
50. Salles-Cunha SX, Andros G (1990) Preoperative duplex scanning prior to infrainguinal revascularization. Surg Clin North Am 70: 41–59
51. Strandness DE (1988) Duplex scanning for diagnosis of peripheral arterial disease. Herz 13. 372–377
52. Strandness DE (1990) Duplex scanning in vascular disorders. Raven, New York
53. Strauss AL, Schäberle W, Rieger H, Neuerburg-Heusler D, Roth FJ, Schoop W (1989) Duplexsonographische Untersuchungen der A. profunda femoris. Z Kardiol 78: 567–572
54. Taylor PR, Tyrrell MR, Crofton M et al. (1992) Colour flow imaging in the detection of femoro-distal graft and native artery stenosis: Improved criteria. Eur J Vasc Surg 6: 232–236
55. Thiele BC, Strandness DE Jr (1983) Accuracy of angiographic quantification of peripheral atherosclerosis. Prog Cardiovasc Dis 26: 233–236
56. Van Asten WNJC, Beijneveld WJ, Van Lier HJJ, Wijn PFF, Skotinicki SH (1991) Effect of distal occlusions on the assessment of aorto-iliac pathology by analysis of doppler spectra. Ultrasound Med Biol 17: 849–855
57. Von Hennerici M, Neuerburg-Heusler D (1988) Gefäßdiagnostik mit Ultraschall. Thieme, Stuttgart
59. Walsch DB, Gilbertson JJ, Zwolak RM, Besso S, Edelman GC, Schneider JR, Cronenewett JL (1991) The natural history of superficial femoral artery stenoses. J Vasc Surg 14: 299–304
60. Wilson NM, Chan O, Thomas ML, Browse NL (1991) Intravenous digital subtraction angiography in the management of peripheral vascular disease. J Cardiovasc Surg 32: 747–752
61. Wyatt GM, Muir RM, Tennant WG, Scott DJA, Baird RN, Horrocks M (1991) Impedance analysis to identify the at risk femorodistal graft. J Vasc Surg 13: 284–293
62. Zierler RE (1990) Duplex and color-flow imaging of the lower extremity arterial circulation. Semin Ultrasound MR 11: 168–179

2.2 Radiologische Dokumentation bei der peripheren arteriellen Verschlußkrankheit – konventionelle Arteriographie, digitale Subtraktionsangiographie oder Magnetresonanzangiographie?

W. STEINBRICH und C. GÜCKEL

2.2.1 Einleitung

Obwohl die erste Arteriographie bereits ein Jahr nach der Entdeckung der Röntgenstrahlen im Jahre 1896 von Haschke und Lindenthal an der Hand einer Leiche durchgeführt wurde, hat sich die Angiographie im klinischen Bereich erst in den 30er Jahren des 20. Jahrhunderts durchgesetzt. Notwendig hierfür waren die Entwicklung von intravasal verträglichen Kontrastmitteln, von Druckinjektoren (Dos Santos 1931) und von Blattfilmwechslern (Kaldos 1931). In der Folge wurde die Angiographie sowohl geräte- als auch kathetertechnisch ständig verbessert. Kathetertechnisch sind die Entwicklung einer neuen Einführtechnik durch Seldinger 1953 und die Bemühungen um immer dünnere Katheter zur Risikoverminderung der Nebenwirkungen hervorzuheben. Gerätetechnisch hat sich die 1980 eingeführte digitale Subtraktionsangiographie zwischenzeitlich weitgehend durchgesetzt. Hier wird insbesondere an einer Verbesserung des räumlichen Auflösungsvermögens gearbeitet. Insgesamt blickt die Angiographie mit ihrer langen Geschichte auf eine große Erfahrung an Hunderttausenden von Untersuchungen zurück und ist damit in Vor- und Nachteilen bestens bekannt [1].

Auch wenn inzwischen andere Diagnosetechniken wie die Duplexsonographie bei der lokalen Beurteilung von Gefäßproblemen eine hohe diagnostische Sicherheit erreicht habe, so ist zweifellos auch heute noch die Angiographie das Verfahren, mit dem am übersichtlichsten große Gefäßabschnitte mit hoher diagnostischer Aussagekraft untersucht werden können. Entsprechend gelingt mit der Angiographie am ehesten eine vollständige Dokumentation eines gesamten Gefäßstromgebietes vom Ursprung bis zur Peripherie, mit der zusätzlichen Möglichkeit selektiver Gefäßdarstellungen. Hierdurch werden anatomische Varianten ebenso sicher wie Kollateralkreisläufe erfaßt. Als weiterer Vorteil ist die Unabhängigkeit der Darstellbarkeit eines Gefäßes von seiner Lokalisation zu nennen – Überlagerungen z. B. durch Darmgase wie bei der Duplexsonographie führen nur selten zu diagnostischen Problemen und können meist durch Spezialprojektionen überwunden werden. Weiterhin sind die Möglichkeiten zur intraarteriellen Druckmessung und ggf. die anschließende Kathetertherapie in gleicher Sitzung zu erwähnen.

Die arterielle Gefäßdarstellung galt wegen ihrer diagnostischen Zuverlässigkeit und mangels alternativer direkter Diagnoseverfahren lange Zeit als Goldstandard der Gefäßdiagnostik. Selbstverständlich müssen sich auch heute alternative Verfahren an diesem Goldstandard messen lassen. Dennoch wurden die Nachteile der angiographischen Technik nicht übersehen. Als größter Nachteil ist sicher die Invasivität des Verfahrens anzusehen. In einer kürzlich von J. R. Waugh et al. vorgelegten Auswertung an 2475 arteriellen DSA-Untersuchungen wird über eine Inzidenz von Komplikationen in 9,4% der Fälle berichtet [4]. Hiervon betrafen 7,3% lokale, 1,8% systemische und 0,3% neurologische Komplikationen. Die Mehrzahl lokaler Komplikationen entfiel mit 6,2% auf Hämatome an der Einstichstelle, von denen allerdings nur 3,3% (entsprechend 0,2% des Gesamtkollektivs) transfusionspflichtig wurden. Immerhin lag aber doch die Inzidenz von Gefäßdissektionen bei 0,44%, von lokalen Thrombosen bei 0,4% und von Embolien bei 0,04%. Unter den systemischen Komplikationen waren leichtere wie Übelkeit und Erbrechen mit 0,69% und allergische Reaktionen mit 0,4% am häufigsten. Die restlichen 0,72% entfallen annähernd gleichmäßig auf das Auftreten von Angina-pectoris-Anfällen, Fällen von akutem Nierenversagen und andere. Die Mortalität innerhalb von 24 h nach der Angiographie lag im untersuchten Kollektiv bei 0,16%. Bleibende neurologische Komplikationen wurden nur bei selektiven Darstellungen der Kopf-Hals-Gefäße mit einer Inzidenz von 0,03% beobachtet.

Als weiterer Nachteil der Angiographie seien Probleme bei der genaueren Quantifizierung von Stenosen, bei der Flußquantifizierung und bei der Beurteilung der effektiven Durchblutungsverhältnisse am Endorgan erwähnt. Zudem bestehen nur eingeschränkte Möglichkeiten der Untersuchung unter Belastung.

2.2.2 Konventionelle Blattfilmangiographie versus digitale Subtraktionsangiographie (DSA)

Die Möglichkeit der verbesserten Abgrenzung von angiographisch dargestellten Gefäßen durch die Anwendung von Subtraktionstechniken wurde bereits 1935 von Ziedses des Plantes beschrieben. Er ließ bei angiographischen Serien zunächst ein sog. Maskenbild vor der Anfertigung der Kontrastmittelserien aufnehmen und fertigte hiervon eine Negativkopie an, die gegen die Füllungsbilder subtrahiert wurde. Auf diese Weise ließen sich Überlagerungen durch Knochenstrukturen (Abb. 2.11) und z. T. auch durch Darmgase eliminieren, sofern diese nicht zu einem vollständigen Kontrastverlust geführt hatten. Weiterentwickelt wurde diese Technik in der digitalen Subtraktionsangiographie (DSA), wobei hier allerdings die Bilder primär digital aufgenommen werden. Dies hat den Vorteil, daß der Subtraktionsvorgang on line während der Anfertigung der Serie durchgeführt und damit interaktiv die erforderliche Länge der Serie gesteuert werden kann. Erhalten geblieben sind allerdings auch die Nachteile der filmischen Subtraktion, wobei besonders Bewegungsartefakte das Bildergebnis beeinträchtigen können. Die Möglichkeiten der Bildnachbearbeitung wie Verschiebung des Maskenbildes auf der Zeitachse („remasking") und räumlich in X- oder Y-Richtung („pixel shift") lassen den bildbearbeitenden Röntgenassistentinnen eine hohe Verantwortung für das Bildergebnis zukommen [1]. Trotz sorgfältiger Ausführung dieser Techniken können Artefakte nicht immer eliminiert werden, besonders wenn es sich um Aufhärtungsartefakte bei unzureichender Homogenisierung des Bildverstärkereingangsbildes handelt.

Will man die Vor- und Nachteile der digitalen Subtraktionsangiographie gegen die Blattfilmangiographie abwägen, ist die Beachtung einiger physikalischer Zusammenhänge erforderlich. Zweifellos weisen Film-Folien-Kombinationen auch heute noch die beste räumliche Auflösung mit einer örtlichen Diskrimination von 0,08–0,1 mm

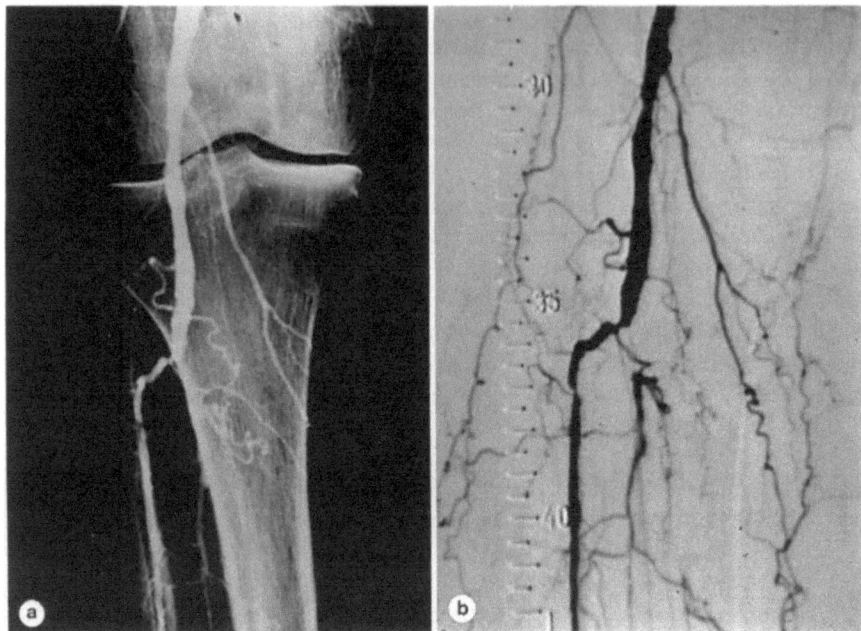

Abb. 2.11 a, b. PAVK IIb rechts mit mäßiggradiger Popliteastenose, höhergradiger Tibialisabgangsstenose, weiterer höhergradiger Stenose der proximalen A. tibialis anterior und Verschluß des Truncus tibiofibularis.
Darstellung in Blattfilmangiographie (**a**) und retrograder IA-DSA (**b**). Eindeutige Abgrenzbarkeit des Verschlusses des Truncus tibiofibularis nur in Subtraktionstechnik (**b**) bei Knochenüberlagerung (**a**)

(5–6 Lp/mm) auf. Demgegenüber erreichen DSA-Systeme, je nach Größe des Bildverstärkers, Zeilenzahl der Fernsehkette und Bildmatrix Ortsauflösungen zwischen 0,24–0,45 mm (1,1–2,1 Lp/mm). Da die Wahrnehmbarkeit eines Objektes im Röntgenbild aber auch vom Kontrast abhängt, ergibt sich eine komplexere Beziehung, wie

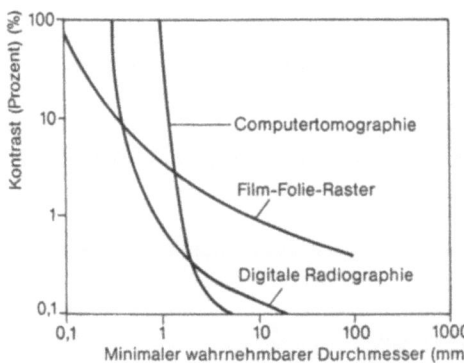

Abb. 2.12. Minimaler wahrnehmbarer Durchmesser (mm) abhängig vom Kontrast (% des Maximalkontrastes) für verschiedene bildgebende Systeme (Aus [1])

Abb. 2.12 zeigt. So hat beispielsweise die Computertomographie mit einer Ortsauflösung von ca. 1 mm primär eine relative schlechte Ortsauflösung, hält diese aber bis in den Bereich minimaler Kontraste. Im Vergleich zwischen Film-Folien-Kombination und der digitalen Bildverstärkerradiographie, die ja der DSA zugrunde liegt, zeigt sich die Auswirkung der höheren Kontrastauflösung der digitalen Verfahren im Hinblick auf die Wahrnehmbarkeit kleinster Objekte. Bereits ab einer Reduktion des Kontrastes auf 10% des Maximalkontrastes ist die DSA der Blattfilmangiographie überlegen. Damit verbessert die DSA trotz ihrer primär schlechteren räumlichen Auflösung die Abgrenzbarkeit kleiner Gefäße mit wenigen Millimetern Durchmesser, besonders dann, wenn sich diese nur schlecht kontrastieren. Diese Überlegenheit ist vor allem von den Unterschenkelarterien bei Patienten mit vorgeschalteten Stenosen bekannt [1].

Mit dem Nachweis der Durchströmung eines Gefäßes sind allerdings Pathologien wie Stenosen noch nicht erfaßt. Abbildung 2.13 gibt den Zusammenhang zwischen minimal notwendigem Gefäßdurchmesser für den Nachweis einer 50%igen Gefäßstenose und der im Gefäß erreichten Jodkonzentration für die DSA wieder. Getrennt sind dabei die Betrachtung der Stenose en face und seitlich aufgeführt. Wie sich zeigt, sind für die Unterschenkelarterien (Ø 2–3 mm) Jodkonzentration von 10 und mehr mg Jod/ml mit steilem Anstieg für dünnere Gefäße erforderlich [1]. Dies erklärt, warum bei Zustromproblemen Unterschenkelarterienstenosen leicht übersehen werden, besonders wenn bei Übersichtsangiographien der Katheter in die Aorta eingelegt wird. Man kann diesem Problem allerdings leicht durch Erhöhung der Jodkonzentration begegnen, indem selektive Darstellungen angefertigt werden. Der höhere Aufwand einer selektiven Darstellung, z. B. in Cross-over-Technik mit etwas erhöhtem Komplikationsrisiko aus der selektiven Katheterisierung, ist allerdings gegen den diagnostisch/therapeutischen Nutzen abzuwägen. Daraus folgt, daß dem Angiographeur in jedem Falle die Fragestellung und das geplante therapeutische Vorgehen bekannt sein müssen. Dies spielt besonders bei präoperativen Abklärungen eine Rolle, wenn periphere Bypasse geplant sind, für die die Anastomosierungsmöglichkeiten am Unterschenkel eruiert werden müssen. Bei antegraden Kathetertherapien läßt sich die exakte Darstellung der peripheren Gefäße leicht im Rahmen der antegraden Katheterisierung realisieren und muß im Rahmen einer vorgängigen Angiographie nur soweit erzwungen werden, wie es für die Therapieentscheidung erforderlich ist.

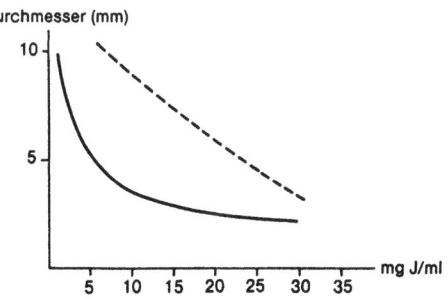

Abb. 2.13. Relation von Gefäßdurchmesser und Jodkonzentration bei der Darstellung 50%iger exzentrischer Stenosen en face *(gestrichelte Kurve)* und im Profil *(durchgezogene Kurve)* am Phantom ermittelt (Aus [1])

Da sich Stärken und Schwächen verschiedener angiographischer Techniken am ehesten an den peripheren Arterien zeigen lassen, haben wir in einer kleinen eigenen Studie Blattfilmangiographie und DSA miteinander verglichen. In beiden Fällen wurde ein Pigtailkatheter in die infrarenale Aorta abdominalis eingelegt und das Bildergebnis mit einer intraarteriellen DSA in antegrader Kathetertechnik verglichen. Wie Tabelle 2.5 zeigt, gelang der Nachweis von Stenosen an der A. poplitea mit beiden Methoden zuverlässig, während an den Unterschenkelarterien die Treffsicherheit zwischen 84 und 100% variierte mit geringer Überlegenheit der DSA. Die diagnostischen Fehler waren nur z. T. kontrastmittelbedingt, z. T. aber auch Folge von Knochenkantenüberlagerungen.

Tabelle 2.5. Vergleich von Blattfilmangiographie und retrograder arterieller DSA beim Nachweis von Stenosen und Verschlüssen an der A. poplitea und den Unterschenkelarterien (Untersuchung an 50 Extremitäten, rechts = 24, links = 26; Korrelation beider Methoden mit der antegraden arteriellen DSA im Rahmen einer Gefäßintervention; klinische Stadien nach Fontaine)

		Stadium II	III	IV
Blattfilm	n = 11	10	1	0
Blattfilm + retrograde DSA	n = 23	17	3	3
Retrograde DSA	n = 16	8	3	5

Ergebnisse	Sensitivität[a]		Spezifität[a]		Treffsicherheit[a]	
	DSA	BF	DSA	BF	DSA	BF
A. poplitea	100	100	100	100	100	100
Truncus tibiofib.	93	87	94	100	93	93
A. tib. anterior	72	91	100	87	84	90
A. fibularis	88	77	95	90	92	84
A. tib. posterior	100	92	100	100	100	93

[a] Angaben in % hinsichtlich der richtigen Zuordnung Stenose/Verschluß unter Berücksichtigung der jeweils höchstgradigen Läsion eines Segments

Sowohl die theoretischen Überlegungen als auch die eigenen Untersuchungen zeigen, daß eine prinzipielle Überlegenheit von DSA oder Blattfilmtechnik nicht besteht. Beide Verfahren bieten allerdings jeweils noch logistische Vor- und Nachteile, die in die Überlegung zur Auswahl einer geeigneten Diagnosestrategie eingehen können. Der Vorteil der Blattfilmangiografie in einer Verschiebeserie im Aorten-Becken-Bein-Bereich mit einer Kontrastmittelinjektion das gesamte Stromgebiet darzustellen, relativiert sich wegen der dafür erforderlichen hohen Kontrastmittelmenge von 90–100 ml. Die DSA kommt zwar aufgrund ihrer höheren Kontrastempfindlichkeit mit deutlich geringeren Kontrastmittelmengen pro Injektion (20–30 ml) aus, benötigt für die gesamte Darstellung aber viele Einzelschritte, so daß sich die gesamte Kontrastmittelmenge etwa gleichbleibt. Immerhin entfällt bei der DSA meist eine unangenehme Wärmeempfindung im Stromgebiet. Als weiterer Vorteil der DSA ist die interaktive Steuerung der Serien zu erwähnen, so daß Durchströmungsverzögerungen nicht zu einem fehlerhaften „timing" führen. Weiterhin ist auch der Zeitbedarf für DSA-Angiographien in der Regel geringer.

Diesem Vorteil der DSA steht die etwas höhere Strahlenbelastung gegenüber. Erwähnt sei noch, daß selbstverständlich eine Verschiebeangiographie in Blattfilmtechnik auch mit der DSA kombiniert werden kann. Eine alleinige Darstellung mittels Blattfilmtechnik erscheint besonders im Bereich der Becken-Bein-Gefäße, aber auch der Kopf-Hals-Gefäße nicht mehr zeitgemäß. Die Anzahl der erforderlichen Serien ist selbst bei Anwendung der Verschiebetechnik zu hoch. Eine sorgfältige Dokumentation im Becken-Bein-Bereich setzt beispielsweise die regelmäßige Anfertigung von Beckenschrägaufnahmen in LAO- und RAO-Projektionen voraus und ergänzende Serien an den Unterschenkelarterien und zur Darstellung der Füße werden ebenfalls häufig erforderlich. Sicher überlegen ist die Blattfilmangiographie noch bei ganz peripheren Darstellungen, z. B. der Hand- und Fingerarterien, besonders in Kombination mit der intraarteriellen Injektion von Vasodilatatoren (Pharmakoangiographie). Daß allerdings selbst feinste Arterien im Bereich der Endphalangen mittels DSA dargestellt werden können, zeigt Abb. 2.14.

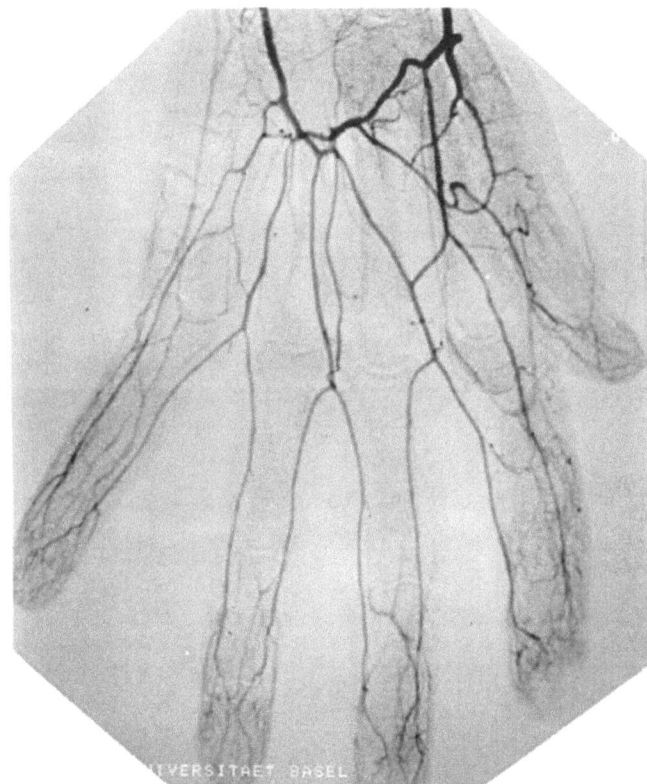

Abb. 2.14. Pharmakoangiographie der rechten Hand in IA-DSA-Technik ohne pathologischen Befund

2.2.3 Magnetresonanzangiographie (MRA)

Die magnetische Resonanztomographie (MRT) hat von Anfang an eine gute Gefäßdarstellung gezeigt infolge der konstant signalfreien Abbildung arterieller Gefäße. Dieses Phänomen ist Folge der schichtselektiven Anregung und Signalauslese, wobei die angeregten Wasserstoffatome des Blutes zwischen Anregung und Auslese die Schichtebene verlassen („flow void") und so nicht zum Signalaufbau beitragen. Dies gilt allerdings nur für rasch fließendes Blut (Arterien). Je nach Meßsequenz können entsprechend Venen ein niedriges bis hohes Signal aufweisen. Da die abzubildenden Gefäße aber selten in der Schichtebene des MR-tomographischen Bildes verlaufen, hat sich diese Form der schichtaufgelösten „negativen MR-Angiographie" nicht zur Gefäßdiagnostik durchgesetzt. Lediglich Gefäßaneurysmen im Bereich der gut in einer Schichtebene liegenden basalen Hirnarterien, AV-Malformationen zerebral und peripher und gefäßreiche Tumore profitierten von der hohen Flußsensitivität MR-tomographischer Aufnahmen.

Die Magnetresonanzangiographie (MRA) als eigenständige Untersuchung wurde erst durch die Kombination aus signalreicher Gefäßdarstellung auf dem Hintergrund

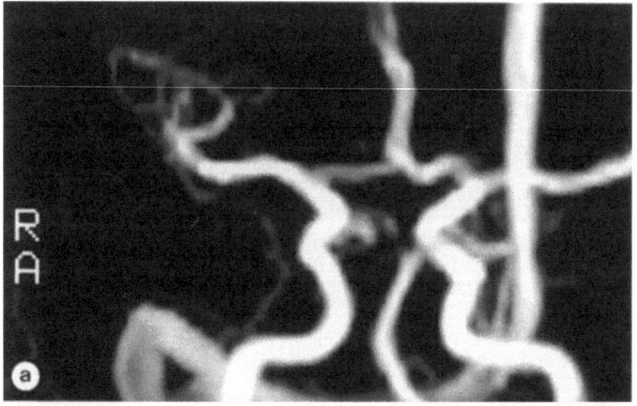
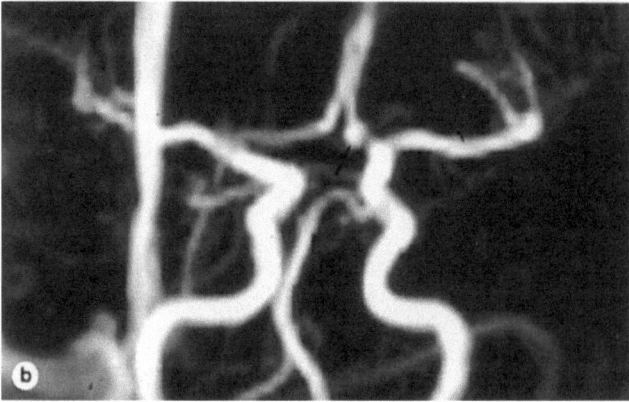

Abb. 2.15 a, b. MR-Angiogramm in 2-D-Inflowtechnik der Schädelbasisarterien. Normalbefund. Darstellung in RAO- **(a)** und LAO-Projektion **(b)** aus demselben Datensatz durch MIP aus unterschiedlichen Richtungen. In LAO-Projektion **(b)** durch Schleifbildung vorgetäuschtes Aneurysma am A1-Abschnitt der A. cerebri anterior links *(Pfeil)*

signalarmen Weichteilgewebes unter Aufhebung des Schichtprinzips möglich. Die signalreiche Gefäßdarstellung gelingt dabei durch die Anwendung sehr schneller Meßsequenzen, bei denen das Signalauslöschphänomen der Arterien nicht auftreten kann. Das Signal wird zusätzlich noch mittels Gradientenrefokussierung der Phasenverluste infolge des Flusses erhöht. Die signalarme Darstellung des Hintergrundes kann durch Sättigungsphänomene mittels kurzer Repetitionszeit (TR) erreicht werden. Die auch bei diesem Verfahren schichtweise Untersuchung der interessierenden Region wird nachträglich durch Erstellung eines dreidimensionalen Datensatzes rückgängig gemacht. Dieser dreidimensionale Datensatz kann schließlich vom Computer aus unterschiedlichen Richtungen angesehen werden, je nach gewünschter Projektion (Abb. 2.15). Erneute Messungen bei Gefäßüberlagerungen – wie bei der Angiographie – sind nicht erforderlich. Das Bildergebnis wird bei dieser sekundären Bildbearbeitung noch dadurch verbessert, daß ein Schwellenwert eingestellt wird, der die Signale des Weichteilgewebes aus dem dreidimensionalen Datensatz unterdrückt (Abb. 2.16). Dieses Verfahren in Kombination mit der projektionsbezogenen Auswertung wird als „Maximum Intensity Projection" (MIP) bezeichnet.

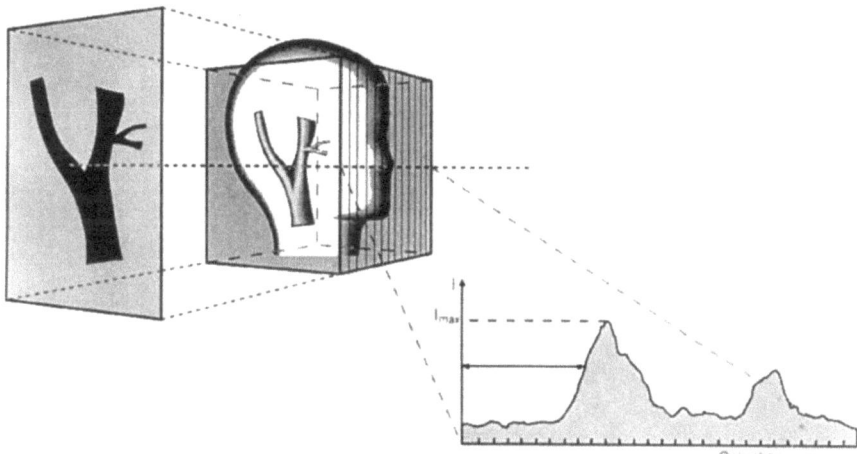

Abb. 2.16. Prinzip der MR-Angiographie: Bearbeitung eines dreidimensionalen Datensatzes *(oben rechts)* durch die „maximum intensity projection" (MIP). Das Hintergrundsignal wird durch Einstellung eines geeigneten Schwellenwertes, der aus den Intensitätsprofilen *(rechts unten)* ermittelt wird, unterdrückt. So verbleibt eine zweidimensionale Ansicht des Gefäßbaumes aus dem Gesamtvolumen *(oben links)* aus einer Richtung.

Neben der geschilderten Inflow-Angiographie (ungesättigte Wasserstoffatome fließen in die Schichtebene ein und erzeugen das hohe Signal), die auch als Time-of-flight-Angiographie bezeichnet wird, ist noch die sog. Phasenkontrastangiographie entwickelt worden. Dabei wird primär mit sehr dicken Schichten gearbeitet, die das gesamte Gefäßvolumen einhüllen. Das eigentliche angiographische Bild kommt, ähnlich der DSA, durch Subtraktion je eines Bildes mit hoher und niedriger Signalintensität der Gefäße zustande. Vorteil dieses Verfahrens ist die Möglichkeit, die Sensitivität auf die

Flußgeschwindigkeit abzustellen, der Nachteil das insgesamt schlechtere Kontrast-zu-Rausch-Verhältnis.

Die MR-Angiographie kann nur abschnittweise durchgeführt werden, wobei durch intravaskuläre Sättigungsphänomene den in einem Meßvolumen abgebildeten Abschnitten gewisse Grenzen gesetzt sind. Allerdings gelingt es, die gesamte abdominelle Aorta (Abb. 2.17), die Beckenarterien, die Oberschenkelarterien, die Unterschenkelarterien (Abb. 2.18) und die Füße jeweils in einem Volumen zu erfassen. Pro Segment muß mit Meßzeiten um 10 min (B. Krug, Prospektive Studie zum diagnostischen Wert der MR-Angiographie. Persönliche Mitteilung) und mit zusätzlichen Rüstzeiten von 10–15 min gerechnet werden. Bei Becken-Bein-Angiographien können so leicht Untersuchunszeiten von bis zu 2 h entstehen. Bei zerebralen MR-Untersuchungen verlängert eine angiographische Darstellung der Schädelbasisarterien allerdings in der Regel die Untersuchung um nicht mehr als 15 min.

Störende Überlagerungen durch nichtinteressierende Gefäße, z. B. Venen, lassen sich leicht durch sog. Sättigungspulse unterdrücken, die zu einer Signalauslöschung

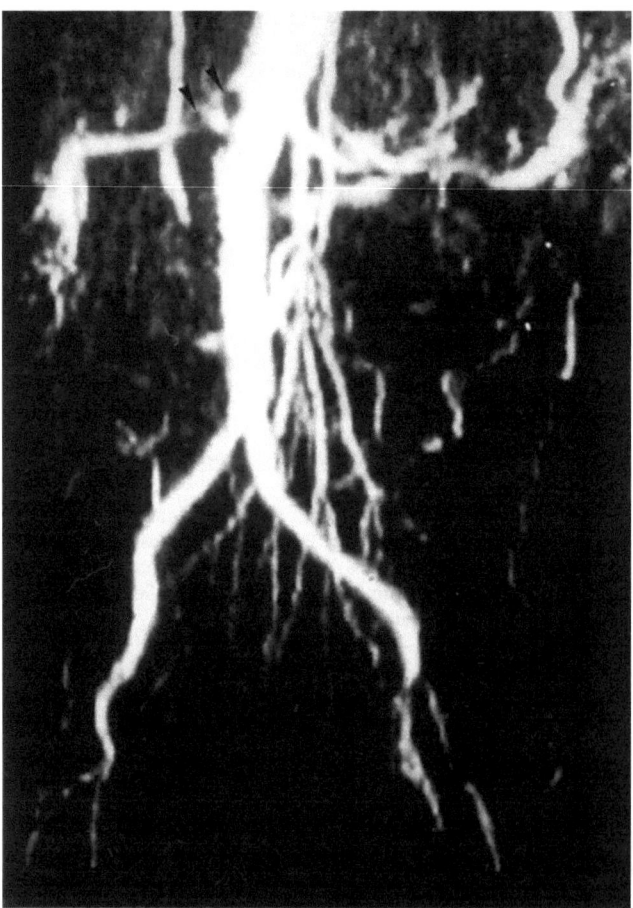

Abb. 2.17. MR-Angiogramm der abdominellen Aorta und Beckenarterien in 2-D-Inflowtechnik. Nachweis einer hochgradigen Stenose an der A. renalis rechts *(Pfeile)*. Weiterhin Verschluß der A. iliaca externa bds. (Für die Überlassung der Aufnahme danken wir Frau Dr. med. B. Krug, Institut für Radiologische Diagnostik der Universität zu Köln, Direktor: Prof. Dr. K. Lackner)

2.2 Radiologische Dokumentation bei der peripheren arteriellen Verschlußkrankheit 77

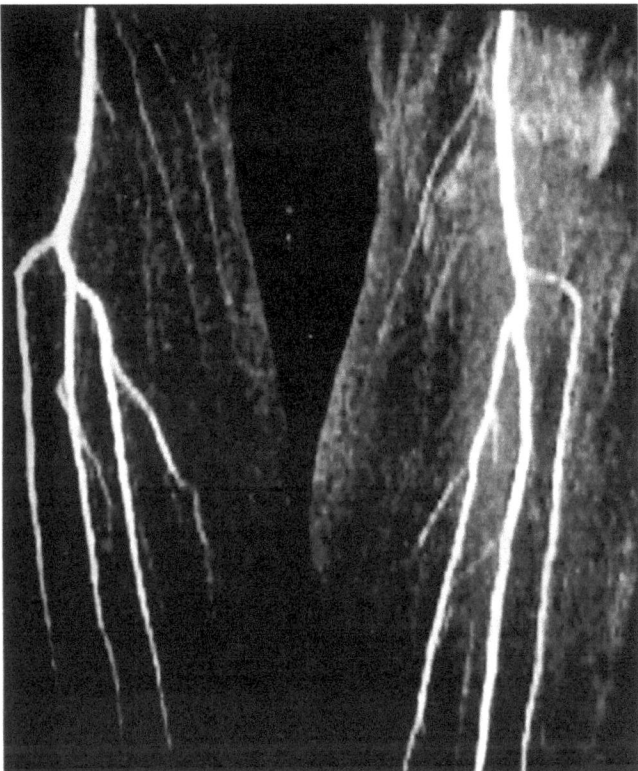

Abb. 2.18. MR-Angiogramm der A. poplitea und der proximalen Unterschenkelarterien bds in 2-D-Inflowtechnik. Normalbefund. Konturunregelmäßigkeiten an den Unterschenkelgefäßen infolge der Schichtselektion. (Für die Überlassung der Aufnahme danken wir Frau Dr. med. B. Krug, Institut für Radiologische Diagnostik der Universität zu Köln, Direktor: Prof. Dr. K. Lackner)

aller aus einer Richtung einfließenden Wasserstoffatome führen. Für die Bildinterpretation kritisch ist weniger die räumliche Auflösung der MRA – die im Bereich großer Gefäße noch etwas schlechter ist als bei der DSA – als vielmehr die Empfindlichkeit des Verfahrens gegen jedwede Bewegungsartefakte. So kann sich besonders im Abdominalraum neben Atemartefakten auch die Darmmotilität negativ auswirken.

Wegen der bisher noch geringen Zahl von Untersuchungen und der nicht abgeschlossenen technischen Entwicklung kann für die Diagnostik der peripheren arteriellen Verschlußkrankheit die MRA noch nicht ausreichend bewertet werden. Erste prospektiv gewonnene Ergebnisse von S. A. Mulligan et al. vergleichen die MR-Angiographie mit der Farbduplexsonographie auf dem Hintergrund der konventionellen Angiographie als Goldstandard [2]. Die Ergebnisse bei der Einschätzung des Stenosegrades sind in Tabelle 2.6 wiedergegeben. Die Duplexsonographie zeigt seltener Abweichungen vom angiographischen Stenosegrad als die MRA. Die Ergebnisse der Duplexsonographie wurden durch nicht einsehbare Segmente der Iliakalarterien, die Ergebnisse der MRA durch nicht einsehbare Segmente der Femoral- und Poplitealarterien eingeschränkt.

Untersucht man die Unterschenkelarterien gezielt einseitig mit Oberflächenspulen, so lassen sich diese nicht nur zuverlässig nachweisen, sondern stellen sich auch mit

Tabelle 2.6. Periphere arterielle Verschlußkrankheit: prospektiver Vergleich der MR-Angiographie und der Farbduplexsonographie mit der konventionellen Angiographie (Nach Mulligan et al. (1991, [2])

- Untersuchung der Becken- und Oberschenkelarterien bei 12 Patienten mit PAVK
- MR-Angiographie in 2-D-Inflowtechnik
- Klassifikation der jeweils höchstgradigen Stenose eines Segmentes als
  - keine Stenose = 0% Reduktion des Durchmessers
  - nicht signifikant = 0–49% Reduktion des Durchmessers
  - signifikant = 50–99% Reduktion des Durchmessers
  - Verschluß = 100% Reduktion des Durchmessers

Ergebnisse
Übereinstimmung mit der konventionellen Angiographie hinsichtlich Stenosegrad:
MRA: 100 von 140 = 71%
US: 114 von 123 = 93%

		Angiographischer Stenosegrad [%]			
		0	1–9	50–99	100
Duplexsonographie [%]	0	58	1	1	0
	1–49	10	20	2	0
	50–99	1	5	8	3
	100	0	0	0	14
MR-Angiographie [%]	0	53	16	6	4
	1–49	9	4	0	0
	50–99	16	8	6	1

einer sehr guten räumlichen Auflösung von unter 1 mm dar. Ob hierdurch die angiographisch gelegentlich schwierige Diagnostik von Stenosen verbessert wird, ist noch nicht absehbar. Owen und Mitarbeiter konnten allerdings bereits zeigen, daß sich bei eingeschränktem Blutzustrom durch vorgeschaltete Stenosen rarefizierte Unterschenkelarterien hinsichtlich Offenheit, selbst im Knöchelbereich, mit der MRA sicherer identifizieren lassen als mit der intraarteriellen DSA bei Katheterlokalisation in der infrarenalen Aorta (Abb. 2.19) [3]. Die Autoren schlußfolgern, daß die MRA besonders präoperativ zur Darstellung von Anastomosemöglichkeiten am distalen Unterschenkel eine sinnvolle ergänzende Untersuchung zur angiologischen Abklärung und Übersichtsangiographie sein könnte. In ihrem Krankengut ergab sich bei 4 von 23 Patienten aus den MRA-Ergebnissen eine Änderung der operativen Vorgehensweise.

Die Entwicklung der MR-Angiographie ist noch nicht abgeschlossen. Zudem liegen noch keine größeren prospektiven Studien vor. Bisherige Erstergebnisse lassen eine Unterlegenheit gegenüber der arteriellen Angiographie im Bereich größerer Gefäße erkennen und zeigen zudem einen größeren Untersuchungsaufwand bei allerdings fehlender Invasivität. Die MR-Angiographie wird sich wahrscheinlich eher zur gezielten Beantwortung spezieller Fragestellungen, wie z. B. der Offenheit der Unterschenkelarterien vor peripherer Anastomosierung oder in Ergänzung zur dopplersonographischen Untersuchung der A. carotis bei der Abklärung der intrakraniellen Strombahn, etablieren.

2.2 Radiologische Dokumentation bei der peripheren arteriellen Verschlußkrankheit

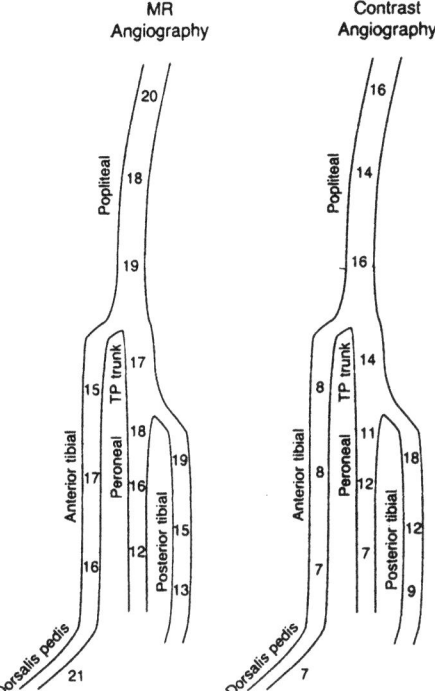

Abb. 2.19. Zahl der als durchgängig erkannten Unterschenkelarterien im Vergleich zwischen MR-Angiographie und Kontrastangiographie. Die Zahlen bezeichnen die Summe der als offen erkannten Gefäße getrennt nach vaskulären Segmenten. Dabei identifizierte die MR-Angiographie 77 Arteriensegmente als offen, die in der Angiographie nicht abgrenzbar waren. Insgesamt wurden 25 Extremitäten an 23 Patienten vergleichend untersucht. (Aus [3])

Literatur

1. Gmelin E, Arlart IP (1987) Digitale Subtraktionsangiographie. Thieme, Stuttgart
2. Mulligan SA et al. (1991) Peripheral arterial occlusive disease: prospective comparison of MR angiography and color duplex US with conventional angiography. Radiology 178: 695–700
3. Owen RS, Carpenter JP, Baum RA et al. (1992) Magnetic resonance imaging of angiographically occluded run of vessels in peripheral arterial occlusive disease. N Engl J Med 326: 1577–1581
4. Waugh JR, Sacharias N (1992) Arteriographic complications in the DSA era. Radiology 182: 243–246

2.3 Beurteilung der Mikrozirkulation bei Durchblutungsstörungen

U. K. FRANZECK, U. HOFFMANN und A. BOLLINGER

2.3.1 Einleitung

Neuentwicklungen in Videotechnik und Elektronik erlauben es, die kutane Mikrozirkulation am Patienten zunehmend besser zu untersuchen und zu beurteilen. Die Fluoreszenz-Videomikroskopie trägt wesentlich zur Diagnose der progressiven systemischen Sklerose bei. Untersuchungen der transkapillaren Diffusion nach intravenöser Injektion von Natrium-Fluorescein, Messungen der transkutanen Sauerstoffspannung der Haut und Laser-Doppleruntersuchungen ermöglichen die Beurteilung der peripheren diabetischen Mikroangiopathie und der venösen Mikroangiopathie. Das Lymphkapillarnetz der Haut kann mittels der Fluoreszenz-Mikrolymphographie dargestellt werden.

2.3.2 Klinische Fluoreszenzvideomikroskopie

Die kleinsten Blut- und Lymphgefäße mit Durchmessern kleiner als 300 µm werden zur Mikrozirkulation gezählt. Sie lassen sich durch die Kapillarmikroskopie direkt beurteilen. Orientierende Untersuchungen sind bereits mit einem gewöhnlichen Augenspiegel oder normalen Mikroskop möglich.

In der Klinik wird neben der herkömmlichen Kapillarmikroskopie die Fluoreszenz-Videomikroskopie eingesetzt [1]. Die Apparatur besteht aus einem Auflichtmikroskop mit Fluoreszenzfiltern, die Untersuchungen mit Fluoreszenzfarbstoffen ermöglichen. Über eine Videokamera werden die Ankunft, Passage und transkapillare Diffusion von Fluoreszenzfarbstoffen sichtbar gemacht, auf einem Fernsehmonitor verfolgt und zur späteren Auswertung und Archivierung auf Videoband gespeichert. Als Lichtquelle dient eine Quecksilberhochdrucklampe. Heutzutage werden nicht nur die Nagelfalzkapillaren untersucht, sondern die Kapillaren der Hautareale mit pathologischen Veränderungen. Deshalb ist es von Vorteil, wenn das Mikroskop auf einem Stativ montiert ist, das eine entsprechende Adaptierung des Mikroskops an die Untersuchungsstelle erlaubt [2].

Nachdem bislang nur subjektive Kriterien zur Beurteilung der Kapillarmorphologie verwendet worden sind, werden in zunehmendem Maße objektive Parameter eingesetzt, die eine quantitative Auswertung erlauben. Geeignete Größen sind Durchmesser und Länge der arteriellen und venösen Kapillarschenkel, des Kapillarscheitels, Größe der gesamten Kapillare und die Anzahl der Kapillaren pro Flächeneinheit [3, 4].

Die Anwendung von Fluoreszenzfarbstoffen im Rahmen videomikroskopischer Untersuchungen ist notwendig zur Beurteilung anatomischer Strukturen und dynamischer Vorgänge in der Mikrozirkulation, die sich der einfachen Intravitalmikroskopie entziehen. Dazu zählen die Darstellung des Perikapillarraumes und Austauschvorgänge vom Kapillarlumen in das Gewebe (transkapillare Diffusion). Im klinischen Bereich wird vor allem das Natrium-Fluorescein eingesetzt. Dieser Farbstoff ist von der Augenheilkunde her bekannt, wo er zur Fluoreszenangiographie der Retinagefäße verwendet wird. Das Natrium-Fluorescein wird entsprechend dem Körpergewicht des Patienten in einer Dosierung von 1–1,5 ml i. v. injiziert. Im Gegensatz zu den Retinagefäßen verläßt der Farbstoff die Hautkapillaren sofort nach der ersten Passage und verbleibt bei Gesunden in einem 10 μm breiten Raum, der die Kapillaren haloartig umgibt. Zwischen der äußeren Begrenzung des Perikapillarraumes und dem anschließenden Interstitium besteht ein steiler Gradient in der Fluoreszenzlichtintensität.

Als weiterer Fluoreszenzfarbstoff wird das Indozyaningrün eingesetzt, das in der Kardiologie zu Kreislaufuntersuchungen verwendet wird. Der Vorteil dieser Substanz ist, daß sie nahezu vollständig an Plasmaeiweiße gekoppelt wird und die Kapillaren nicht verläßt. Eine genaue Messung der Kapillardurchmesser [4, 5] und eine exakte Darstellung von Kapillaraneurysmen wird somit möglich.

Zur objektiven Auswertung der Fluoreszenzuntersuchungen wurde bislang die Videodensitometrie verwendet. Dabei werden die Fluoreszenzlichtstärken in Meßfenstern von variabler Größe gemessen. Die Messungen können entsprechend der Fragestellung an Einzelkapillaren, an Kapillarreihen, z. B. am Nagelfalz, oder auch an Kapillararealen, z. B. am Fuß, vorgenommen werden. Im Zeitalter der Computer können diese Untersuchungen seit kurzem auch mittels spezieller Computerprogramme ausgewertet werden, was eine wesentliche Vereinfachung darstellt [6].

Progressive systemische Sklerose und verwandte Krankheiten
Während bei Gesunden das Natrium-Fluorescein nahezu gleichzeitig in allen Kapillaren des Beobachtungsfeldes aufleuchtet, ist der Einstrom bei Patienten mit progressiver systemischer Sklerose und anderen Formen des sekundären Raynaud-Phänomens deutlich verzögert und asynchron [7]. Dies ist auf Spasmen der präkapillaren Gefäße zurückzuführen. Der Fluoreszenzfarbstoff tritt aus dem Perikapillarraum sowohl des arteriellen als auch venösen Schenkels der Kapillarschlinge aus und breitet sich in Form von Straßen und Seen um die Kapillaren aus (Abb. 2.20). Die Kapillaren weisen signifikant vergrößerte Durchmesser auf. Sie werden als Riesenkapillaren bezeichnet und können kapillarmikroskopisch leicht erkannt werden. Die Mikroangiopathie bei der progressiven systemischen Sklerose und verwandten Krankheiten ist zusätzlich durch eine erniedrigte Kapillardichte charakterisiert, d. h. es sind weniger Kapillaren pro Flächeneinheit vorhanden als bei Gesunden [8].

Erst kürzlich durchgeführte Fluoreszenz-Videomikroskopieuntersuchungen mit Indozyaningrün ergaben, daß bei Patienten mit progressiver systemischer Sklerose auch häufiger Mikroaneurysmen an den Kapillaren auftreten als bei Gesunden [9]. Die Mikroaneurysmen sind bevorzugt am Kapillarscheitel oder in deren Nähe lokalisiert. Die Mikroaneurysmen scheinen ein wertvolles neues diagnostisches Zeichen für die Mikroangiopathie bei Sklerodermiepatienten zu sein.

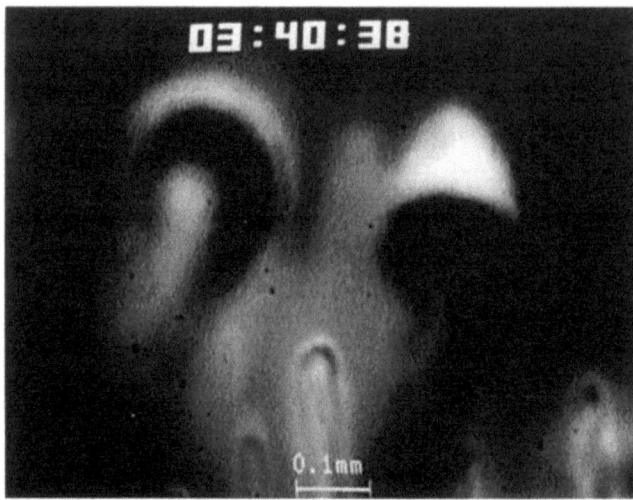

Abb. 2.20. Typischer kapillarmikroskopischer Befund (Standbild ab Videomonitor) eines Patienten mit progressiver systemischer Sklerose mit erniedrigter Kapillardichte und den sog. Riesenkapillaren. In der Fluoreszenzvideomikroskopie läßt sich ein gesteigerter Austritt von i.v.-appliziertem Na-Fluorescein mit Straßen- und Seenbildung nachweisen. Am unteren Bildrand sind noch normal große Kapillaren zu erkennen.

Eine Mikroangiopathie liegt bei der progressiven systemischen Sklerose in über 90% der Fälle vor, etwa ebenso häufig bei der Dermatomyositis und in ca. 50% bei den Mischkollagenosen. Bei Patienten mit Lupus erythematodes besteht dagegen nur selten eine Mikroangiopathie.

Diabetische Mikroangiopathie
Bei Patienten mit Typ-II-Diabetes mellitus ist die transkapillare und interstitielle Diffusion von Natrium-Fluorescein wie bei der progressiven systemischen Sklerose erhöht. Es bestehen jedoch einige wesentliche Unterschiede im Diffusionsmuster beider Krankheiten. Während die Mikroangiopathie bei der Sklerodermie, wie oben bereits erwähnt wurde, durch die ausgeprägten morphologischen Veränderungen mit Riesenkapillaren und erniedrigter Kapillardichte gekennzeichnet ist und ein asymmetrisches, lokalisiertes Austreten des Fluoreszenzfarbstoffes zu finden ist, fehlen diese Veränderungen bei den Diabetikern. Bei der diabetischen Mikroangiopathie besteht eine generalisierte Durchlässigkeitserhöhung der Kapillarwand und der äußeren Begrenzung des Perikapillarraumes. Die Diffusionsstörung äußert sich als diffuse, milchige Trübung des fluoreszenzmikroskopischen Bildes. Durch Videodensitometrie konnte die Diffusionsstörung an Nagelfalzkapillaren und Kapillaren im Bereich des Fußrücken quantifiziert werden. Sowohl bei Langzeitdiabetikern im mittleren Alter [10] als auch bei juvenilen Patienten [11] ist die interstielle Fluoreszenzfarbstoffanreicherung im Vergleich zu Gesunden signifikant gesteigert.

2.3.3 Transkutane Sauerstoffpartialdruckmessung

Bei der transkutanen Sauerstoffdruckmessung (tcPo$_2$) wird der Sauerstoff gemessen, der unter definierten Untersuchungsbedingungen aus den Haukapillaren an die Hautoberfläche diffundiert. Mit dieser Methode kann der Sauerstoffpartialdruck der Haut auf nichtinvasive Weise gemessen und damit die kutane Sauerstoffversorgung quantifiziert werden [12].

Periphere arterielle Verschlußkrankheit
Die ersten Ergebnisse von tcPo$_2$-Messungen bei Patienten mit peripherer Verschlußkrankheit [13–15] sind inzwischen durch zahlreiche weitere Publikationen auf angiologischen und gefäßchirurgischen Gebiet bestätigt worden. Die Sauerstoffpartialdruckwerte der Haut an den unteren Extremitäten sind bei Patienten mit peripherer arterieller Verschlußkrankheit im Vergleich zu Gesunden signifikant erniedrigt [15]. Eine Korrelation zum klinischen Stadium der arteriellen Verschlußkrankheit, zu den Dopplerknöchelarteriendrücken und zu den angiographischen Befunden besteht hauptsächlich in den fortgeschrittenen und schweren Stadien der Erkrankung. Die Sauerstoffspannungen der Haut bei Patienten im asymtomatischen Stadium I oder im Stadium II mit Claudicatio intermittens können durchaus noch im normalen Bereich zwischen 40–80 mmHg liegen, da in diesen Stadien der Erkrankung die Durchblutung nur während der Belastung eingeschränkt ist. Bei Patienten mit Ruheschmerzen (Stadium III) und ischämischen Nekrosen (Stadium IV) sind die tcPo$_2$-Werte signifikant erniedrigt und liegen schon unter Ruhebedingungen im hypoxischen oder anoxischen Bereich [14, 15].

Bei Patienten mit Claudicatio intermittens sind deshalb zusätzliche Belastungsuntersuchungen notwendig, um eine genauere Differenzierung zu erreichen. Die tcPo$_2$-Messungen während und nach kurzzeitiger arterieller Sperre und die Bestimmung der Wiedererholungszeiten für den Sauerstoffdruck nach Öffnen der arteriellen Okklusion sind dafür geeignete Verfahren [15], ebenso wie direkte Messungen unter Laufbandbelastung [16].

Während die bisherigen Untersuchungen bei maximaler Hyperämie durchgeführt wurden, welche durch Aufwärmen der Sauerstoffsonde erreicht wurde, liegen jetzt auch Messungen bei nahezu physiologischen Bedingungen mit nur milder Hyperämie vor [17]. Der Vorteil dieser Messungen bei 37 °C ist die erhaltene Autoregulation der Durchblutung, der Nachteil besteht darin, daß die intra- und interindividuelle Vergleichbarkeit und Reproduzierbarkeit der Meßwerte gering sind.

Besondere Bedeutung hat die transkutane Sauerstoffpartialdruckmessung in der Voraussage der Wundheilung nach Extremitätenamputationen erlangt. So läßt sich bei sehr niedrigen tcPo$_2$-Werten von weniger als 5 mmHg und fehlendem Anstieg des tcPo$_2$ unter einer diagnostischen Sauerstoffatmung ein schlechtes Amputationsergebnis vorhersagen [18].

Venöse Mikroangiopathie
Mit Hilfe einer durchsichtigen transkutanen Sauerstoffelektrode, die gleichzeitig zur tcPo$_2$-Messung die Durchführung der Videomikroskopie an der identischen Meßstelle erlaubt [19], sind Patienten mit chronisch-venöser Insuffizienz untersucht worden. Bei

den Patienten mit postthrombotischen Syndrom besteht eine signifikante Beziehung zwischen transkutanem Sauerstoffpartialdruck der Haut und der Kapillardichte bzw. der Kapillarmorphologie, d. h. je kleiner die Kapillaranzahl an der Meßstelle ist, desto niedriger ist die Sauerstoffspannung. An Hautarealen ohne größere trophischen Störungen im Bereich insuffuzienter Perforansvenen am Innenknöchel liegen die tcPo$_2$-Werte im Normalbereich. Videomikroskopisch werden hier allerdings vermehrt geschlängelte und dilatierte Kapillaren gefunden, die Ausdruck der beginnenden Mikroangiopathie sind.

Auf Hautstellen mit Hyperpigmentation und Induration ist die Anzahl der sichtbaren Kapillaren erniedrigt, es besteht eine ausgeprägte Mikroangiopathie und die transkutane Sauerstoffspannung ist an diesen Stellen deutlich reduziert.

Die schwersten Veränderungen liegen an Atrophie-blanche-Stellen, am Ulkusrand und über abgeheilten venösen Ulzera vor. Hier ist die Kapillardichte massiv erniedrigt, und die verbleibenden Kapillaren weisen eine extreme Schlängelung auf, teilweise mit glomerulumartigem Aussehen (Abb. 2.21). Die Sauerstoffversorgung der Haut ist an diesen Stellen marginal.

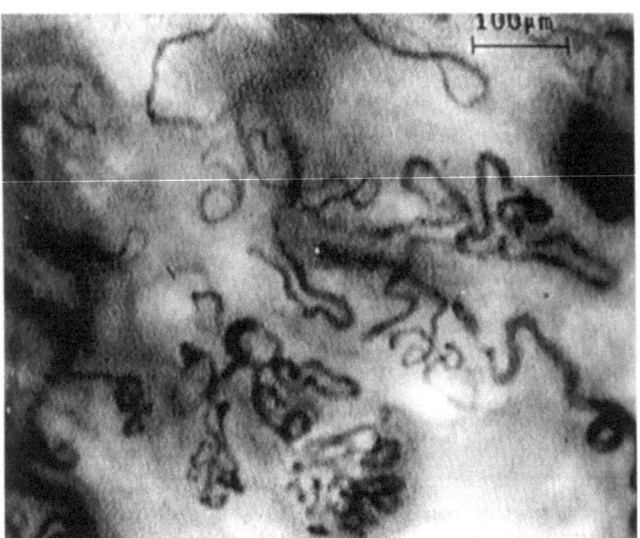

Abb. 2.21. Die venöse Mikroangiopathie an Randzonen der Atrophie blanche oder am Ulkusrand ist gekennzeichnet durch eine vermehrte Schlängelung der Mikrogefäße. Die papillären Kapillaren können ein glomerulusartiges Aussehen annehmen.

2.3.4 Laser-Doppler-Fluxmetrie

Für die Beurteilung der Hautmikrozirkulation werden hauptsächlich Helium-Neon-Laser eingesetzt. Im Gegensatz zu den therapeutischen Lasern haben diese Laser eine geringe Leistungsstärke von nur 1–2 mW, sind also für den Patienten völlig ungefährlich. Über einen flexiblen Lichtleiter wird das Laserlicht mit einer Wellenlänge von 639 nm zur Haut gebracht. Der Hauptteil des Laserlichtes dringt in die Haut ein. Die genaue Eindringtiefe ist nicht bekannt, doch nimmt man als Meßvolumen eine Gewebehalbkugel mit einem Radius von ca. 1–2 mm an [21]. Das Laserlicht wird von den

2.3 Beurteilung der Mikrozirkulation bei Durchblutungsstörungen

Blutkörperchen reflektiert und wird entsprechend dem Dopplereffekt in der Frequenz geändert. Dieses Signal wird über afferente Lichtleiter dem Meßgerät zugeführt und dort weiter verarbeitet. Letztlich resultiert ein Signal, das als Flux bezeichnet wird. Der Laser-Doppler Flux ist das Produkt aus der Anzahl der Blutkörperchen im Meßvolumen und ihrer mittleren Geschwindigkeit und dient als Maß für die oberflächliche mikrovaskuläre Hautdurchblutung.

Der Vorteil dieser den Patienten nichtbelastenden Methode ist die Möglichkeit zur kontinuierlichen Messung. Dadurch werden Untersuchungen der reaktiven Hyperämie nach kurzzeitiger arterieller Sperre und Fluxmessungen bei Positionsveränderungen möglich. Ebenso können Untersuchungen bei Hitze- und Kälteprovokation und venöser Stauung durchgeführt werden. Es würde an dieser Stelle zu weit führen, auf die bereits zahlreichen Untersuchungsergebnisse verschiedener Arbeitsgruppen einzugehen. Es sei deshalb nur auf zwei wichtige Ergebnisse hingewiesen.

Bei Typ-I-Diabetikern sind die Fluxanstiege während der Hyperämiephase nach kurzzeitiger arterieller Stauung im Vergleich zu Gesunden signifikant erniedrigt [22], was auf eine eingeschränkte periphere Vasodilatationsreserve hinweist.

Während der Beintieflagerung kommt es bei Gesunden zu einer Abnahme der Hautdurchblutung der unteren Extremitäten, um der Ödembildung entgegenzuwirken. Bei Diabetikern mit schwerer peripherer Neuropathie ist diese Durchblutungsregulation aufgehoben und der Laser-Doppler Flux nimmt bei diesen Patienten im Stehen nicht ab, sondern sogar noch zu [23]. Die Unterschenkelödeme bei Patienten mit Diabetes sind darauf zurückzuführen.

Bei Patienten mit peripherer arterieller Verschlußkrankheit sind Untersuchungen der sog. Fluxmotion von Interesse. Unter Fluxmotion versteht man periodische Schwankungen des Laser-Doppler Fluxes. Dabei werden drei Hauptkomponenten unterschieden [24, 25]:

- tieffrequente Fluxwellen mit einer mittleren Frequenz von 2,8 Zyklen/min,
- hochfrequente, atmungsabhängige Fluxwellen mit einer mittleren Frequenz von 15,3 Zyklen/min und
- pulssynchrone Fluxwellen entsprechend der Herzfrequenz.

Die Prävalenz hochfrequenter Fluxmotionswellen ist bei Patienten mit peripherer arterieller Verschlußkrankheit signifikant höher als bei Gesunden [24, 25]. Nach erfolgreicher perkutaner transluminaler Kathetertherapie kann wieder eine Normalisierung der Fluxmotion erreicht werden [26].

Neueste Untersuchungen, die mit einer Kombinationssonde zur transkutanen Sauerstoffdruckmessung, Videomikroskopie und Laserdopplerfluxmetrie an Patienten mit arterieller Verschlußkrankheit durchgeführt wurden, zeigen auch signifikant verlängerte Zeiten bis zum Einsetzen der Fluxmotion in der reaktiven Hyperämiephase. Dies trifft vor allem auf Patienten mit Ruheschmerzen (Stadium III) und ischämischen Nekrosen (Stadium IV) zu [27].

2.3.5 Fluoreszenz-Mikrolymphographie

Die Lymphkapillaren der menschlichen Haut sind bei der intravitalmikroskopischen Untersuchung nicht sichtbar. Deshalb wird bei der Fluoreszenz-Mikrolymphographie ein subepidermales Depot von 0,01 ml eines fluoreszenzmarkierten Dextrans (Molekulargewicht 150000) gesetzt. Die Lymphkapillaren färben sich mit dieser lymphpflichtigen Substanz an und können nun mit der Flureszenz-Videomikroskopie untersucht werden [28].

Bei Patienten mit primärem Lymphödem, das sporadisch nach der Pubertät auftritt, ist die Ausdehnung des Lymphkapillarnetzwerkes im Vergleich zum Gesunden signifikant gesteigert [29]. Die Durchmesser der Lymphkapillaren sind nicht vergrößert [30]. Beim primären Lymphödem liegt eine Hypoplasie der großen Lymphleiter vor und das Lymphkapillarnetzwerk dient als Kollateralgefäßsystem für den Lymphabfluß. Der Erfolg der physikalischen Therapie mit Lymphdrainagen kann mit der Verbesserung des Lymphabflusses über das oberflächliche System erklärt werden.

Beim kongenitalen Lymphödem Nonne-Milroy konnten zwei Formen identifiziert werden [30, 31]:

- eine **aplastische** Form, d. h. im ödematösen Bereich ist das Lymphkapillarsystem nicht darstellbar und
- eine **ektatische** Form mit signifikant vergrößerten Durchmessern der Lymphkapillaren.

Bei Patienten mit postthrombotischen Syndrom liegt in den schweren Stadien eine eigentliche lymphatische Mikroangiopathie vor. Die Lymphkapillaren sind obliteriert, teilweise bestehen nur noch Fragmente des ursprünglichen Netzwerkes und die Permeabilität dieser restlichen Lymphkapillaren ist erhöht [32]. Das Ödem beim postthrombotischen Syndrom hat somit eine zusätzliche lymphatische Komponente.

Literatur

1. Bollinger A, Jäger K, Roten A, Timeus C, Mahler F (1979) Diffusion, pericapillary distribution and clearance of Na-Fluorescein in the human nailfold. Pflügers Arch 382: 137–143
2. Franzeck UK, Isenring G, Frey J, Jäger K, Mahler F (1983) Eine Apparatur zur dynamischen intravitalen Videomikroskopie. VASA 12: 233–238
3. Mahler F, Zürcher S, Fuchs C, Linder HR (1987) Quantitative Parameter zur Morphologie der Nagelfalzkapillaren bei Normalpersonen, Patienten mit Bindegewebserkrankungen und Diabetes mellitus. VASA [Suppl] 20: 120
4. Brülisauer M, Bollinger A (1991) Measurement of different human microvascular dimensions by combination of video microscopy with Na-fluorescein (NaF) and indocyanine green (ICG) in normals and patients with systemic sclerosis. Int J Microcirc Clin Exp 10: 21–31
5. Moneta G, Brülisauer M, Jäger K, Bollinger A (1987) Infrared fluorescence video microscopy of skin capillaries with indocyanine green. Int J Microcirc Clin Exp 6: 25–34
6. Bollinger A, Fagrell B (1990) Clinical Capillaroscopy. Hogrefe & Huber, Toronto
7. Franzeck UK, Isenring G, Frey J, Bollinger A (1983) Videodensitometric pattern recognition of Na-fluorescein diffusion in nailfold capillary areas of patients with acrocyanosis, primary and secondary Raynaud's phenomenon. Int Angiol 2: 143–152

8. Bollinger A, Jäger K, Siegenthaler W (1986) Microangiopathy of progressive systemic sclerosis. Arch Intern Med 146: 1541–1545
9. Bollinger A, Saesseli B, Hoffmann U, Franzeck UK (1991) Intravital detection of skin capillary aneurysms by video microscopy with indocyanine green in patients with progressive systemic sclerosis and related disorders. Circulation 83: 546–551
10. Bollinger A, Frey J, Jäger K, Furrer J, Seglias J, Siegentaler W (1982) Patterns of diffusion through skin capillaries in patients with long-term diabetes. N Engl J Med 307: 1305–1310
11. Frey J, Furrer J, Bollinger A (1983) Transkapillare Diffusion von Na-Fluorescein in Hautarealen des Fußrückens bei juvenilen Diabetikern. Schweiz Med Wochenschr 113: 1964–1969
12. Franzeck UK (1991) Transkutaner Sauerstoffpartialdruck in der klinischen Mikrozirkulation. Hans Huber, Bern
13. Toennesen KH (1978) Transcutaneous oxygen tension in immanent foot gangrene. Acta Anaesthesive Scand [Suppl] 68: 107–110
14. Matsen FA, Wyss CR, Pedegana LR, Krugmire RB, Simmons CW, King RV, Burgess EM (1980) Transcutaneous osygen tension measurements in peripheral vascular disease. Surg Gynecol Obstet 150: 525–528
15. Franzeck UK, Talke P, Goldbranson FL, Bernstein EF, Fronek A (1982) Transcutaneous Po_2 measurements in health and peripheral arterial occlusive disease. Surgery 91: 156–163
16. Byrne P, Provan JL, Ameli FM, Jones DP (1984) The use of transcutaneous oxygen tension measurements in the diagnosis of peripheral vascular insufficiency. Ann Surg 200: 159–165
17. Creutzig A, Dau D, Caspary L, Alexander K (1987) Transcutaneous oxygen pressure measurements at two different electrode temperatures in healthy volunteers and patients with arterial occlusive disease. Int J Microcirc Clin Exp 5: 373–380
18. Harward TRS, Volny J, Goldbranson FL, Bernstein EF, Fronek A (1985) Oxygen-inhalation-induced transcutaneous Po_2 changes as predictor of amputation level. J Vasc Surg 2: 220–227
19. Franzeck UK, Bollinger A, Huch R, Huch A (1984) Transcutaneous oxygen tension and capillary morphologic characteristics and density in patients with chronic venous incompetence. Ciruculation 70: 806–811
20. Leu AJ, Yanar A, Pfister G, Geiger M, Franzeck UK, Bollinger A (1991) Mikroangiopathie bei chronischer venöser Insuffizienz. Dtsch Med Wochenschr 116: 447–453
21. Stern MD, Lappe DL, Bowen PD, Chimosky JE, Holloway GA, Keiser HR Jr, Bowman RL (1977) Continuous measurement of tissue blood flow by laser Doppler spectroscopy. Am J Physiol 232: H441–H448
22. Franzeck UK, Stengele B, Panradl U, Wahl P, Tillmanns H (1990) Cutaneous reactive hyperemia in short-term and long-term type I diabetes – continuous monitoring by a combined laser Doppler and transcutaneous oxygen probe. VASA 19: 8–15
23. Rayman G, Hassan AAK, Tooke JE (1986) Blood flow in the skin of the foot related to posture in diabetes mellitus. Br Med J: 87–90
24. Seifert H, Jäger K, Bollinger A (1988) Analysis of flow motion by the laser Doppler technique in patients with peripheral arterial occlusive disease. Int J Microcirc Clin Exp 7: 223–236
25. Hoffmann U, Yanar A, Franzeck UK, Edwards JM, Bollinger A (1990) The frequency histogram – a new method for the evaluation of laser Doppler flux motion. Microvasc Res 40: 293–301
26. Hoffmann U, Schneider E, Bollinger A (1990) Flow motion waves with high and low frequency in severe ischaemia before and after precutaneous transluminal angioplasty. Cardiovasc Res 24: 711–718
27. Franzeck UK, Leu AJ, Geiger M, Vesti B, Huch R, Huch A, Bollinger A (1991) Untersuchungen der postokklusiven reaktiven Hyperämie mit einer Tripel-Sonde für Videomikroskopie, Laser-Doppler Fluxmetrie und transkutaner Sauerstoffdruckmessung. VASA 20 [Suppl 33]: 272 (Abstrakt)
28. Bollinger A, Jäger K, Sgier F, Seglias J (1981) Fluorescence microlymphography. Circulation 64: 1195–1200
29. Isenring G, Franzeck UK, Bollinger A (1982) Fluoreszenzmikrolymphographie am medialen Malleolus bei Gesunden und Patienten mit primärem Lymphödem. Schweiz Med Wochenschr 112: 225–331

30. Pfister G, Saesseli B, Hoffmann U, Geiger M, Bollinger A (1990) Diameters of lymphatic capillaries with different forms of primary lymphedema. Lymphology 23: 140–144
31. Bollinger A, Isenring G, Franzeck UK, Brunner U (1983) Aplasia of superficial lymphatic capillaries in hereditary and connatal lymphedema (Milroy's disease). Lymphology 16: 27–30
32. Isenring G, Franzeck, UK, Bollinger A (1982) Lymphatische Mikroangiopathie bei chronisch-venöser Insuffizienz (CVI). VASA 11: 104–110

3 Untere Extremitäten und Abdomen

3.1 Rationelle Diagnostik bei Claudicatio intermittens und bei ischämischer Gefährdung der Extremitäten

B. FRAUCHIGER, R. EICHLISBERGER und K. A. JÄGER

3.1.1 Einleitung

Eine rationelle Untersuchung bei Claudicatio intermittens oder bei ischämischer Gefährdung der Extremität soll einerseits mit möglichst wenig Untersuchungen eine möglichst große diagnostische Ausbeute erreichen und andererseits eine exakte angiologische Lokalisation und Definition der Natur des Problems erbringen. Im weiteren müssen zur korrekten therapeutischen Weichenstellung der internistische Gesamtrahmen und die Wünsche und Ansprüche des Patienten berücksichtigt werden. Schließlich sind auch die technisch-personellen Möglichkeiten einer Institution bei der therapeutischen Entscheidungsfindung zu beachten.

Claudicatio intermittens und chronisch-kritische Ischämie unterscheiden sich grundlegend. Bei der Claudicatio intermittens geht es um eine Beeinträchtigung der Lebensqualität durch eine mehr oder weniger limitierte Gehstrecke. Die chronisch-kritische Ischämie hingegen bedeutet eine mittelbare Gefährdung der Extremität. Die an der Europäischen Konsensuskonferenz 1991 festgelegten Definitionskriterien sind [1]:
- Ruheschmerz, anhaltend oder wiederholt über mindestens 2 Wochen auftretend, analgetikabedürftig in Kombination mit einem Knöcheldruck $\leq$ 50 mmHg (Zehendruck $\leq$ 30 mmHg) oder
- Ulkus oder Gangrän von Fuß oder Zehen in Kombination mit einem Knöcheldruck $\leq$ 50 mmHg (Zehendruck $\leq$ 30 mmHg).

3.1.2 Klinische Untersuchung

Es kann nicht genug betont werden, wie wichtig in der Diagnostik der peripheren arteriellen Verschlußkrankheit die exakte Anamnese und klinische Befunderhebung ist. Mittels Gesprächsführung, Pulspalpation und Auskultation kann in über der Hälfte der Fälle Art und Lokalisation des Problems festgelegt werden [2, 3]. Durch die *Anamnese* werden Stadium (eingeschränkte Gehstrecke oder Ruheschmerz) und Lokalisation (Oberschenkel- oder Wadenklaudikatio) eruiert. Atypische anamnestische Angaben wie einschießende Beinschmerzen, Verschlechterung beim Bergabgehen sowie Dysästhesien müssen bereits in einem frühen Abklärungsstadium an mögliche Differentialdiagnosen wie vertebragene Ursachen oder Neuropathien denken lassen.

Während bei Claudicatio intermittens der Fuß normalerweise keine trophischen Störungen aufweist, erscheint er bei chronisch-kritischer Ischämie wegen der maximalen Weitstellung der Hautkapillaren oft etwas rosig-livid, die trockene und stellenweise pergamentartige Haut ist äußerst empfindlich für jegliche Traumatisierung.

Die *Pulspalpation* kann die anamnestischen Vermutungsdiagnosen bereits in wesentlichem Maße sichern oder ausschließen helfen. Ein fehlender oder abgeschwächter Leistenpuls weist auf die Stenose oder einen Verschluß im Bereich der Beckenarterie resp. der A. femoralis communis hin. Abgeschwächte oder fehlende Poplitealpulse lassen einen Verschluß oder eine Stenose im Bereich der A. femoralis superficialis resp. A. poplitea vermuten. Fehlen nur die Fußpulse, sind Verschlüsse resp. Stenosen im Unterschenkelarterienbereich anzunehmen. Zu achten ist aber nicht nur auf fehlende oder abgeschwächte Pulstastbefunde, sondern ebenso auf den verbreiterten Femoral- oder Poplitealpuls. Er kann auf eine aneurysmatische Form der Verschlußkrankheit hindeuten. In diesen Fällen ist eine besonders sorgfältige Palpation des Abdomens notwendig, um ein Aortenaneurysma nicht zu verpassen.

Die klinische Untersuchung wird ergänzt durch die *Gefäßauskultation*. Dabei ist wichtig, die Auskultation in Ruhe als auch nach Belastung – z. B. nach 10 Zehenständen – vorzunehmen, da ein Teil der Geräuschphänomene sich erst nach Belastung manifestiert oder sich deren Charakter verändert. Systolische, niederfrequente Geräusche weisen auf Turbulenzen im betreffenden Gefäßgebiet hin und entsprechen meist atherosklerotischen Wandveränderungen ohne signifikante Stenosierung. Ist das Geräusch jedoch systolodiastolisch und zudem hochfrequent, muß eine relevante Stenose vermutet werden. Geräusche können auch im Bereich von Kollateralen – die verschlossene Gefäßbezirke überbrücken – entstehen. Die Lagerungsprobe nach Ratschow gibt semiquantitative Hinweise auf die kutane zirkulatorische Reserve eines Fußes.

3.1.3 Klinische Vermutungsdiagnosen

Aufgrund der oben skizzierten einfachen klinischen Untersuchungen kann der Ort der proximalsten Obstruktion meist bereits relativ zuverlässig festgelegt werden. Aus praktischen Überlegungen – vor allem betreffend der Weiterabklärung – macht es Sinn, diese klinischen Vermutungsdiagnosen in 3 Kategorien einzuteilen:

1. Verschluß/Stenose im Beckenbereich,
2. Verschluß/Stenose im Bereich der A. femoralis superficialis/A. poplitea,
3. beidseitiger Befall

Dabei ist natürlich zu beachten, daß vor allem eine chronisch-kritische Ischämie meist nicht durch den Verschluß eines einzelnen Segmentes, sondern durch einen Mehr-Etagen-Befall zustande kommt [4].

3.1.4 Bedeutung der internistischen Beurteilung und Risikoabschätzung

Nachdem mit einfachen klinischen Methoden Ort und vermutliche Art des oder der Strombahnhindernisse festgelegt sind, muß im Hinblick auf das Risiko einer potentiellen Therapie eine internistische Gesamtbeurteilung vorgenommen werden. Gefäßchirurgische Eingriffe bieten ein nicht unerhebliches Risiko, das bei den polymorbiden Gefäßpatienten strikte Beachtung verlangt. Patienten mit aortoiliakaler peripherer arterieller Verschlußkrankheit haben in bis zu 59% der Fälle gleichzeitig eine Koronarsklerose [5]. Dies erklärt das hohe kardiale Komplikationsrisiko bei Karotis-, Aorten- und peripherer Gefäßchirurgie in bis 40% [6, 7]. Als besonders risikoreich gilt das sog. „clamping" (abklemmen) und „declamping" (Lösen der Klemme) der Aorta. Für kardiale Komplikationen besonders gefährdet sind Patienten mit Angina pectoris oder pathologischem Elektrokardiogramm. Die kardiale Weiterabklärung beinhaltet bei Verdacht auf Koronarsklerose eine Dipyridamolszintigraphie, während bei Herzinsuffizienz eine Echokardiographie mit Bestimmung der Auswurfsfraktion durchgeführt werden soll. Ergibt die Dipyridamolszintigraphie einen pathologischen Befund, muß vor einer Gefäßoperation eine Koronarangiographie und ggf. ein revaskularisierender Eingriff (PTCA oder Bypass) durchgeführt werden *(s. Kap. 5.1)*.

Auch das perioperative Apoplexierisiko bei peripheren Gefäßeingriffen ist nicht zu unterschätzen, insbesondere bei Individuen mit vorangegangener transient-ischämischer Attacke (TIA) oder vorbestehender Geräusche im Bereich der Karotiden. Während in einem Gesamtkollektiv von 374 Patienten lediglich 3 einen apoplektischen Insult während oder nach Gefäßoperation erlitten, waren es bei den Patienten mit vorbestehender signifikanter Karotisstenose 16,5% [8]. Bei dieser Konstellation – anamnestische TIA oder Karotisgeräusch – ist als nächster Abklärungsschritt eine Duplexsonographie indiziert [9]. Im Falle eines pathologischen Karotisduplexbefundes mit stenosierender Arteriopathie ist eine Karotisangiographie und – ebenfalls vor dem peripheren Gefäßeingriff – eine Thrombendarterektomie durchzuführen *(s. Kap. 5.1)*.

Die internistische Untersuchung soll nebst der speziellen kardialen und zerebrovaskulären Problematik auch Aspekte wie chronische Bronchitis, Diabetes mellitus mit Spätkomplikationen, Niereninsuffizienz, Malignom oder Malignomverdacht und allenfalls eines psychoorganischen Syndromes beleuchten. Vorbestehende Arthrosen oder Paresen sind zwar nicht Risikosituationen im Hinblick auf einen revaskularisierenden Eingriff, können aber die Gehfähigkeit u. U. erheblich beeinträchtigen und sind deshalb bei der Indikationsstellung – vor allem bei Claudicatio intermittens – zu berücksichtigen. Schließlich soll auch die soziale Situation, insbesondere die Möglichkeit einer Wiedereingliederung nach einem Gefäßeingriff evaluiert werden. Es sei an dieser Stelle angefügt, daß grundsätzlich unser therapeutisches Ziel die Erhaltung der Extremität und damit der Selbständigkeit des Patienten ist. Es darf aber nicht vergessen werden, daß bei betagten und polymorbiden Patienten trotz erfolgreicher Revaskularisation mit Rettung der Extremität die soziale Selbständigkeit nicht immer erhalten werden kann. Je nach Situation ist in solchen Fällen in multidisziplinärer Absprache mit dem Patienten und den Angehörigen auch die Möglichkeit einer primären Amputation zu diskutieren. Das Abklärungsprocedere kann in dieser Situation u. U. erheblich verkürzt werden.

3.1.5 Weiterabklärung bei Verdacht auf Beckenstenose- oder verschluß

Als *einfachste* apparative Zusatzuntersuchungen bieten sich Oszillographie und Dopplersonographie an. Die Dopplersonographie gibt semiquantitative Hinweise über die Flußdurchblutung anhand der Verschlußdrücke. Vor allem bei Mediasklerose resultieren falsch-hohe, nicht verwertbare Druckwerte. Die Segmentoszillographie, abgeleitet am Oberschenkel, am Unterschenkel und an der Großzehe, lokalisiert die Etage des Verschlusses oder der Stenose. Beide Untersuchungen sind einfach, nicht belastend und, vor allem die Dopplersonographie, auch durchaus praxistauglich.

Die apparative Weiterabklärung bei Obstruktion im Beckenbereich richtet sich aus oben dargelegten Gründen im wesentlichen danach, ob der Patient für einen potentiellen Eingriff eine spezielle Risikokonstellation bietet oder nicht. Eine Übersicht über das rationelle Vorgehen gibt Abb. 3.1. Besonders hinzuweisen ist hier auf den Unterschied zwischen Claudicatio intermittens und chronisch kritischer Ischämie. Bei einem Risikopatienten, der nur unter einer Claudicatio intermittens leidet, soll angesichts der potentiell vitalen Gefährdung durch einen Eingriff grundsätzlich konservativ vorgegangen werden. Bei kritischer Ischämie besteht Zugzwang, da die Extremität gefährdet ist. Die Wahl der richtigen Therapie und das Ausmaß der Vorabklärung bezüglich Risiko brauchen in diesen Fällen besonders viel Erfahrung und sind am besten in einem gemeinsamen angiologisch-chirurgischen Team zu treffen. Als Grundsatz darf gelten, daß eine Angiographie erst durchgeführt wird, wenn man sich für eine aktive Therapie entschlossen hat. Vorangehend ist in diesen Fällen von Beckenobstruktion eine Duplexsonographie durchzuführen, die mit hoher Sensitivität und Spezifität Stenose oder Verschluß feststellen kann [10–13]. Im Fall einer bloßen Stenose

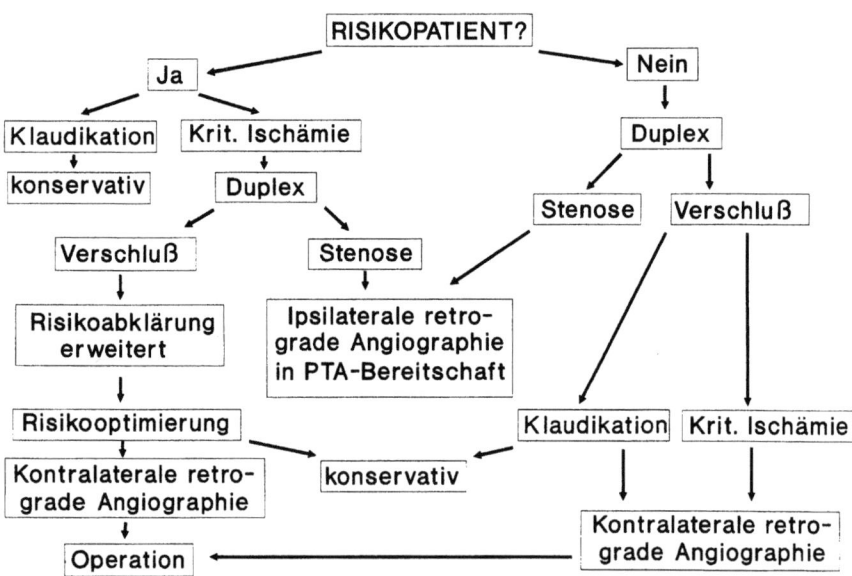

Abb. 3.1. Vorgehen bei Verdacht auf Beckenstenose/Verschluß

ergibt sich dann die therapeutisch elegante Möglichkeit, anläßlich der Angiographie durch einen ipsilateralen Zugang gleichzeitig die Beckenstenose aufzudilatieren (Abb. 3.2 und 3.3). Es ist zu beachten, daß die Dilatation (PTA, perkutane transluminale Angioplastie) an sich nicht belastend ist, Komplikationen im Beckenbereich (Dissektion oder Ruptur) potentiell aber wesentlich gefährlicher sind als jene im femoralen Segment und eines erheblichen chirurgischen Aufwandes zur Sanierung bedürfen. Die Beckendilatation ist deshalb grundsätzlich wegen ihres Komplikationspotentials in der Patientenvorabklärung ähnlich wie ein chirurgischer Eingriff zu handhaben. Wird duplexsonographisch ein Verschluß der Beckenachse festgestellt, ist im Hinblick auf die Operation die Angiographie retrograd von der Gegenseite durchzuführen (Abb. 3.4).

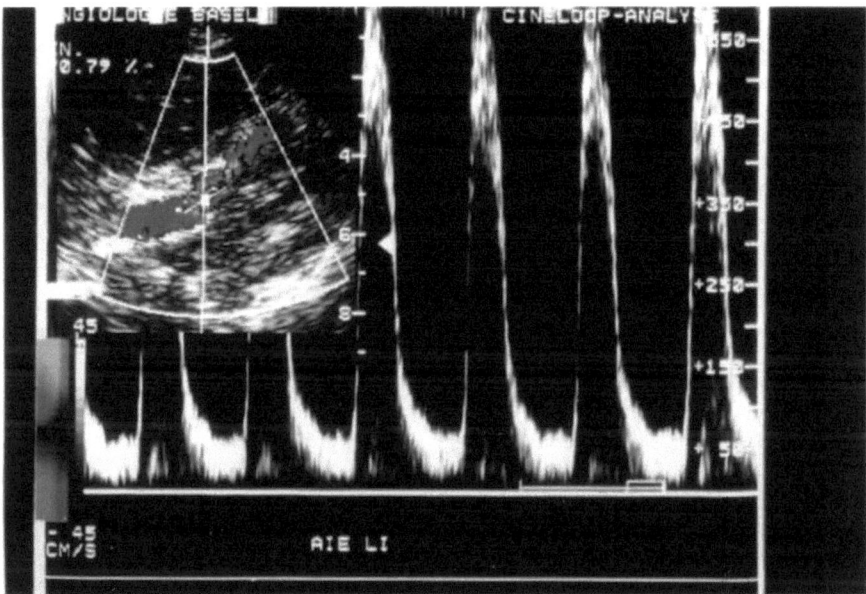

Abb. 3.2. Farbduplexsonographisches Bild einer Stenose der A. iliaca externa links. Im kleinen Bildausschnitt oben links ist das B-Bild dargestellt, das Meßvolumen des gepulsten Dopplerstrahles ist an der Stelle der größten Farbturbulenzen (blaue, grüne und gelbe Farbe, statt homogen rot) eingeblendet. Auf der *rechten Seite* die an dieser Stelle abgeleitete Dopplerspektralanalyse mit einer massiven Beschleunigung der Flußgeschwindigkeit systolisch auf über 550 cm/s (normal 100–120 cm/s). Das normale triphasische Signal der peripheren Arterien ist nicht mehr erkennbar, die spätsystolische Rückflußkomponente ist aufgehoben. Der Befund entspricht einer 75–99%-igen Stenose

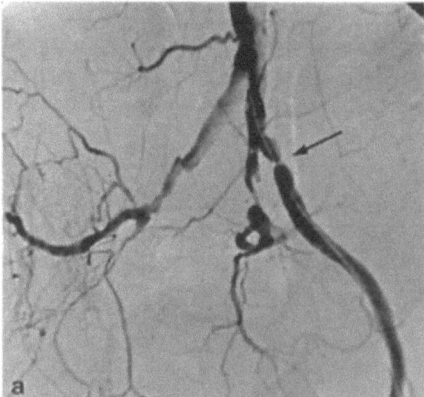
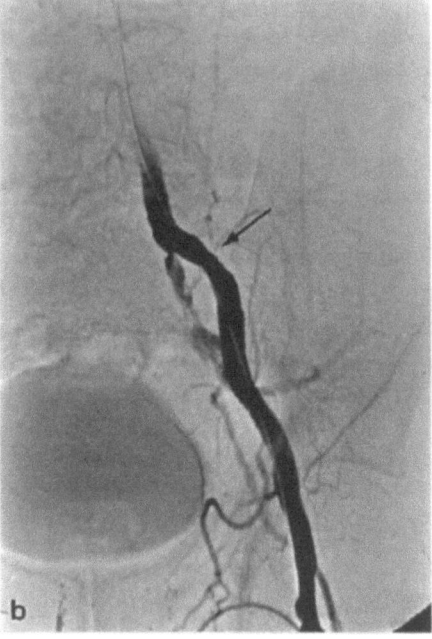

Abb. 3.3 a. Angiographisches Bild der in Abb. 3.2 dargestellten Stenose der A. iliaca externa. *Der Pfeil* zeigt auf die hochgradige Einengung. Wegen des zuvor erhobenen Duplexbefundes wurde bewußt auf der linken Seite punktiert um gleichzeitig mit der diagnostischen Angiographie eine Dilatation der Stenose durchzuführen. Auf der rechten Seite zeigt sich ein Abgangsverschluß der A. iliaca externa. **b.** Kontrollangiographie nach erfolgreicher PTA. Die Stenose der A. iliaca externa ist behoben. Klinisch haben sich Oszillographie und Dopplerdruckwerte normalisiert

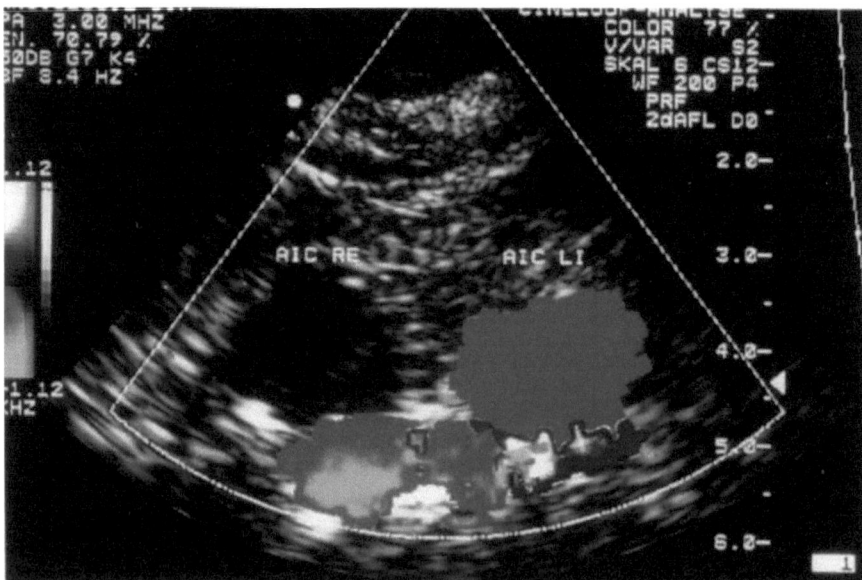

Abb. 3.4. Farbduplexsonographischer Querschnitt durch A. iliaca communis rechts und links knapp unterhalb der Bifurkation. Auf der linken Seite zeigt sich homogen rot dargestellt eine offene Beckenarterie. Auf der rechten Seite ist farbduplexsonographisch keine Anfärbung erkennbar. Man sieht lediglich im B-Bild eine Darstellung der Gefäßwand und – als rundes hypodenses Areal – das Gefäßlumen. Diese Konstellation ist typisch für einen Verschluß der Arterie. Dorsal, resp. auf dem Bild unterhalb, sind die beiden Iliakalvenen erkennbar

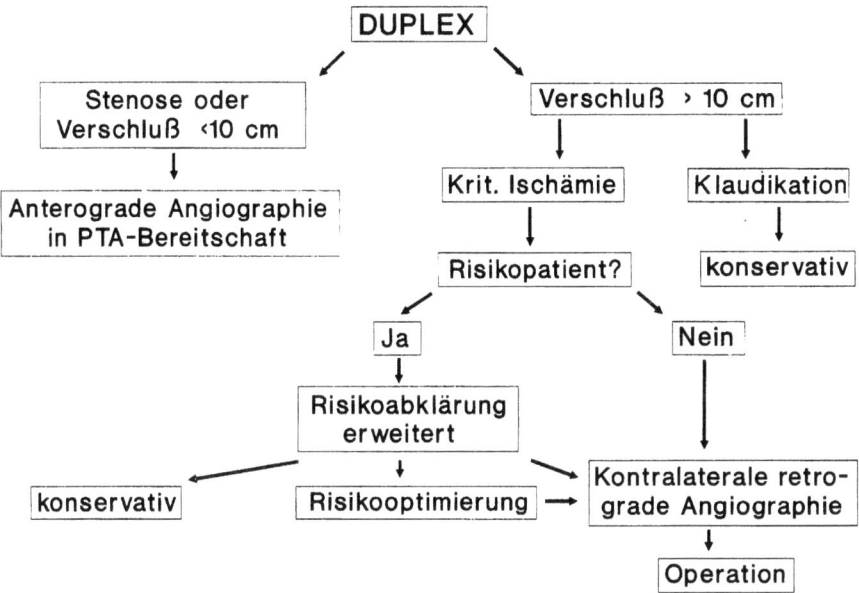

Abb. 3.5. Vorgehen bei Verdacht auf femoropopliteale Stenose oder Verschluß

3.1.6 Apparative Weiterabklärung bei Verdacht auf Femoral- und Poplitealstenose oder -verschluß

Nach Dopplersonographie und Oszillographie ist auch im femoropoplitealen Bereich die Duplexsonographie der nächste Abklärungsschritt [10–12]. Abbildung 3.5 gibt einen Überblick über das Vorgehen. Wichtig ist hier, daß nicht nur Stenosen, sondern auch chronische Verschlüsse mit einer Länge unter 10 cm kathetertechnisch behandelt werden können. Ergibt die Duplexsonographie einen solchen Befund, kann eine anterograde Angiographie in PTA-Bereitschaft durchgeführt werden. Dies ist vor allem in den Fällen sinnvoll, wo die ipsilaterale Beckenachse und die Leistengegend sicher nicht befallen sind, da angiographisch natürlich nur die betroffene Extremität distal des Leistenbandes dargestellt werden kann (s. S. 60). Ist die A. femoralis superficialis bereits ab Abgang oder peripher länger als 10 cm verschlossen, stellt sich wiederum die Frage, ob eine kritische Ischämie oder nur eine Klaudikation vorliegt. Bei einer reinen Claudicatio intermittens ist das Procedere sinnvollerweise konservativ, da der potentiell relativ aufwendige chirurgische Eingriff (Bypass) wegen des nicht unerheblichen Risikos durch die Gehstreckenverbesserung allein nicht gerechtfertigt wird. Ist hingegen die Extremität gefährdet, wird man zumeist ein aktives Procedere wählen müssen und, entsprechend dem Vorgehen in der Beckenachse, ebenfalls eine erweiterte Risikoabklärung vornehmen. Die Angiographie soll in diesen Fällen von kontralateral und retrograd durchgeführt werden, um das gesamte Gefäßbett einschließlich der Beckenachse darzustellen (Abb. 3.6 und 3.7). Dabei soll auch die Ausstrombahn ganz peripher im Hinblick auf einen Bypass abgebildet werden. Die kontralaterale

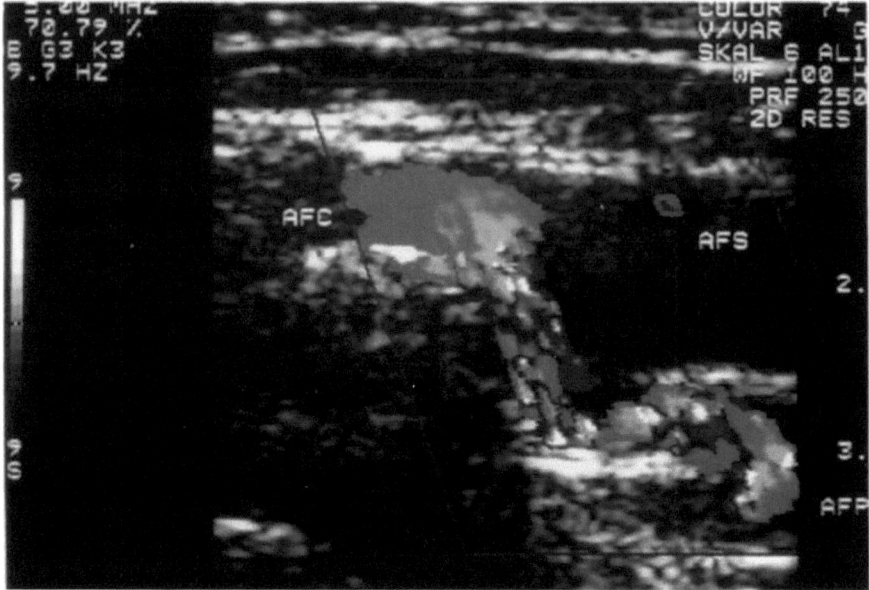

Abb. 3.6. Farbduplexsonographisches Beispiel eines Abgangsverschlusses der A. femoralis superficialis mit gleichzeitiger Stenose des Abganges der A. profunda femoris. Die A. femoralis communis *(AFC)* ist homogen rot dargestellt. Die A. femoralis superficialis *(AFS)* zeigt keine Farbdarstellung, da sie verschlossen ist. Man erkennt lediglich Gefäßwände und Lumen im B-Bild. Die A. profunda femoris *(AFP)* ist als relativ schmalkalibriges Gefäß nach unten ziehend dargestellt und zeigt farbduplexsonographisch massive Turbulenzen mit roter, blauer, grüner und gelber Farbe. Wegen dieses duplexsonographischen Befundes (Verschluß ab Abgang) kam eine Kathetertherapie nicht in Frage, sondern es wurde wegen der ischämischen Gefährdung des Fußes eine Operation geplant.

Punktion schont die Leiste im potentiellen Operationsgebiet, wobei aber gelegentlich der Katheter in die A. iliaca communis der befallenen Seite eingehängt werden muß, um eine genügende Kontrastmitteldichte in der Peripherie zu erhalten.

3.1.7 Beidseitiger Befall

Grundsätzlich gilt das vorangehend skizzierte Vorgehen bezüglich befallener Etage und Risikoabklärung. Häufig empfiehlt sich als nächster diagnostischer Schritt nach Oszillographie und Duplexsonographie eine retrograde Angiographie zwecks Übersicht. Ist allerdings eine oder beide Beckenachsen befallen, soll zuerst eine Duplexsonographie durchgeführt werden, um eine evtl. dilatierbare Stenose gleichzeitig mit der Arteriographie zu therapieren. Bei beidseitigem Verschluß der Beckenachse muß die Angiographie von transbrachial durchgeführt werden.

In der therapeutischen Reihenfolge soll die klinisch im Vordergrund stehende Seite grundsätzlich zuerst behandelt werden, wobei sich aus technischen Gründen gelegentlich Abweichungen ergeben können.

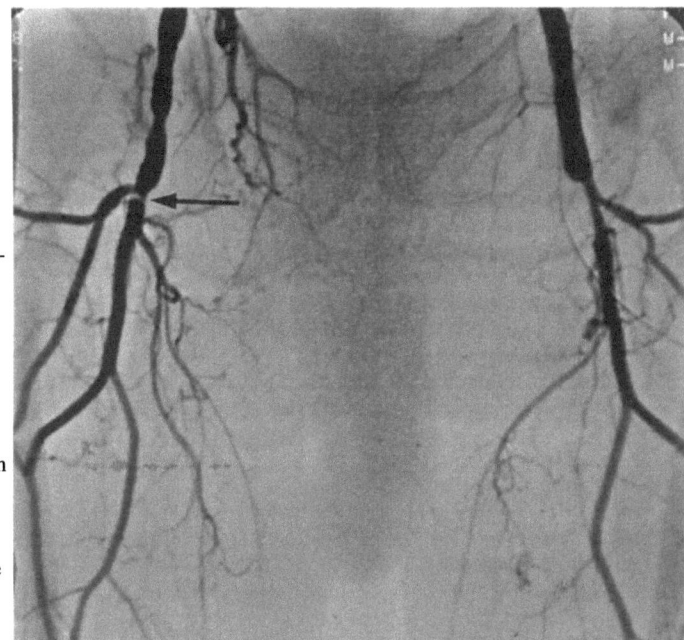

Abb. 3.7. Angiographisches Bild des Patienten von Abb. 3.6. Es zeigt sich beidseits ein Abgangsverschluß der A. femoralis superficialis, der Pfeil auf der rechten Seite zeigt auf die bereits farbduplexsonographisch festgestellte zusätzliche Abgangsstenose der A. profunda femoris.

3.1.8 Schlußfolgerungen

Die Therapieziele bei Claudicatio intermittens resp. chronisch-kritischer Ischämie sind grundsätzlich verschieden. Im Stadium der Claudicatio intermittens ist die Extremität nicht oder noch nicht gefährdet. Im Stadium der chronisch-kritischen Ischämie hingegen besteht eine klare Gefährdung der betroffenen Extremität. Ziel der Therapie bei Claudicatio intermittens ist deshalb die Verbesserung der Lebensqualität. Eine invasive Therapie soll nur durchgeführt werden, wenn die einfachen klinisch-apparativen Untersuchungen keine komplexen arteriellen Läsionen und/oder keine größeren internistischen Zusatzrisiken ergeben. Bei chronisch-kritischer Ischämie muß hingegen, wenn immer möglich, ein Erhalt der Extremität angestrebt werden. Die Abklärung soll deshalb einerseits Klarheit über die einfachste notwendige Therapie ergeben, andererseits die mit der Behandlung verbundenen Risiken aufdecken. Gegebenenfalls muß bereits vor der Intervention eine Risikooptimierung vorgenommen werden.

Literatur

1. Second European Consensus (1991) Second European consensus Document on chronic critical leg ischemia. Ciruclation [Suppl IV] 84/5: 1
2. Marinelli MR et al. (1979) Noninvasive testing vs. clinical evaluation of arterial disease. JAMA 241: 2031

3. Siegenthaler W, Vogt M, Siegenthaler-Zuber G (1988) Allgemeine Gesichtspunkte zu Diagnose und Differentialdiagnose. In: Siegenthaler W (Hrsg) Differentialdiagnose innerer Krankheiten, 16. Aufl Thieme, Stuttgart
4. Strandness DE Jr, Sumner DS (1975) Hemodynamics for surgeons. Grune & Stratton, New York, pp 278
5. Hertzer NR, Young JR, Kramer JR et al. (1979) Routine coronary angiography prior to elective aortic reconstruction. Results of selective myocardial revascularization in patients with peripheral vascular disease. Arch Surg 114: 1336
6. Ruddy T, McPhail N, Calvin J et al. (1989) Comparison of exercise testing, dipyridamole thallium imaging and gated blood pool scanning for the prediction of cardiac complications following vasculary surgery (Abstract). J Am Coll Cardiol 13: 149A
7. Pasternack PF, Grossi EA, Baumann FG et al. (1989) The value of silent myocardial ischemia monitoring in the prediction of perioperative myocardial infarction in patients undergoing peripheral vascular surgery. J Vasc Surg 10: 617
8. Gutierrez IZ, Barone DL, Makula PA, Currier C (1987) The risk of perioperative stroke in patients with asymptomatic carotid bruits undergoing peripheral vascular surgery. Am Surg 53/9: 487
9. Wong T, Detsky A (1992) Preoperative cardiac risk assessment for patients having peripheral vascular surgery. Ann Intern Med 116/9: 743
10. Jäger K, Ricketts HJ, Strandness DE (1985) Duplex scanning for the evaluation of lower limb arterial disease. In: Bernstein EF (ed) Noninvasive diagnostic techniques in vascular disease. Mosby, St. Louis, p 619
11. Seifert H, Jäger K, Jöhl H, Bollinger A (1988) Stellenwert der Duplexsonographie in der Diagnose peripherer arterieller Durchblutungsstörungen. Schweiz Med Wochenschr 118: 554
12. Strandness DE (1986) Ultrasound in the study of atherosclerosis. Ultrasound Med Biol 12: 453

3.2 Rationelle Diagnostik bei akutem Verschluß von Extremitätenarterien

E. SCHNEIDER und K. A. JÄGER

3.2.1 Einleitung

Der akute Verschluß einer Extremitätenarterie stellt nicht nur eine potentielle Gefährdung für die Extremität, sondern auch für das Leben des Patienten dar [4]. Er hat deshalb als medizinisch-chirurgischer Notfall zu gelten und ist als solcher ohne unnötigen Zeitverlust zu behandeln.

Vor der Einführung der Thrombembolektomie mittels Katheter durch Fogarty betrug die Amputationsrate bei akuten embolischen Verschlüssen 50% und auch heute liegt sie noch bei 10% [4, 8, 11, 16]. Die Mortalität bei den oft multimorbiden Patienten, die wegen akuter und subakuter arterieller Verschlüsse behandelt werden, beträgt innerhalb eines Monats 5–7% und liegt innerhalb eines Jahres zwischen 20 und 30% [11, 16]. Bei arteriellen Embolien sind die Amputationsrate und die Frühmortalität stark abhängig von der Ischämiedauer bis zur Therapie. Daraus kann die Forderung abgeleitet werden, daß eine rationelle Dagnostik beim akuten Arterienverschluß schnell und zuverlässig und für die notfallmäßige Therapieplanung geeignet sein muß [13, 14, 16].

3.2.2 Pathophysiologie

Dem akuten arteriellen Verschluß liegt in der Regel eine Embolie oder eine lokale Thrombose zugrunde [4]. Nur selten sind andere Ursachen dafür verantwortlich (z.B. traumatische Arterienverletzung mit Intimaabriß, akuter Ergotismus).

Der Schweregrad eines akuten Ischämiesyndromes hängt im wesentlichen von 2 Faktoren ab:

1. Von der Lokalisation des Verschlusses
2. Von der Art des Verschlusses – embolisch oder thrombotisch – und somit von der Funktionstüchtigkeit eventueller präexistenter Kollateralen

Ein akuter embolischer Verschluß „strategischer Arterienaufzweigungen" (Aorten-, Iliaca- oder Femoralisbifurkation, Popliteatrifurkation) bewirkt häufig eine absolute oder komplette Ischämie der davon abhängigen Muskelmasse, da keine vorbestehenden Kollateralen den fehlenden Fluß in den Stammarterien kompensieren können. Bei Thrombosen von vorbestehenden Stenosen ist demgegenüber die Symptomatik gelegentlich, dank der vorbestehenden Kollateralisierung, weniger ausgeprägt.

Die ischämische Muskelmasse und die Dauer der Ischämie sind neben dem zugrundeliegenden Leiden (z. B. Herzinfarkt als Ursache der Embolie) für den Schweregrad des klinischen Bildes und den Verlauf verantwortlich. Bei einer kompletten Ischämie von mehr als 3 Stunden Dauer ist selbst nach erfolgreicher Wiederherstellung der Strombahn mit einer Rhabdomyolyse zu rechnen [1, 2]. Bei längeren Ischämiezeiten kann es zu den bekannten passageren oder bleibenden Komplikationen und Folgen kommen, wie Logensyndrom und sensible resp. motorische Ausfälle. Je nach Ausmaß der Rhabdomyolyse kommt es zu schweren Allgemeinmanifestationen mit metabolischer Azidose, Hyperkaliämie, hypovolämischem Schock, Myoglobinämie und Myoglobinurie mit akutem Nierenversagen, die – sofern nicht rechtzeitig therapiert – zum Tode des Patienten führen können.

Ähnlich schwer können auch arterielle Thrombosen verlaufen, die bei ektatischen Formen der Arteriosklerose entstehen, durch arterielle Traumen oder durch gerinnungsphysiologische Anomalien (z. B. Antithrombin-III-Mangel) bedingt sind, da auch in diesen Fällen keine vorbestehenden Kollateralen existieren. Embolien kleiner Gefäße, z. B. solche einzelner Unterschenkelarterien, führen oft nur zu passageren Beschwerden und Symptomen, während ein Querschnittsverschluß aller 3 Unterschenkelarterien eine schwere Ischämie zur Folge hat.

Eine Sonderform sind die Cholesterinkristallembolien, wie sie häufig bei ektatischen Formen der Arteriosklerose vorkommen und die terminale Strombahn in Haut und Muskel okkludieren. Bei durchgängigen Stammarterien können ausgedehnte Muskel- und Hautnekrosen auftreten mit sämtlichen oben erwähnten Folgen. Ein gleichzeitiger viszeraler Befall kompliziert den Verlauf entsprechend und kann bei Darmnekrosen und Nierenversagen fatal verlaufen.

Weniger dramatisch verlaufen oftmals arterielle Thrombosen in stenotisch vorgeschädigten Gefäßen mit schon vorhandenen Kollateralen, sofern diese nicht auch durch die Ausdehnung der Thrombose verschlossen werden [9, 10]. Ist das nicht der Fall, so kann der akute Segmentverschluß einer vorher hochgradig stenosierten Femoralarterie nur passager oder gar nicht zu einer relevanten Zunahme der Ischämie führen. Zu oftmals schweren Ischämien kommt es bei Bypassverschlüssen oder bei Thrombosen von bis anhin asymptomatischen Aneurysmen, vor allem wenn zusätzlich embolische Verschlüsse der distalen Arterien auftreten.

Pathogenetisch bedeutsame Faktoren für den thrombotischen Verschluß sind neben den Gefäßwandveränderungen eine Polyglobulie, Exsikose, Herzinsuffizienz, Herzrhythmusstörungen mit low Output und gelegentlich das Absetzen einer langjährigen Antikoagulation.

3.2.3 Die klinische Manifestation

Die klinische Manifestation eines akuten Verschlusses von Extremitätenarterien mit kompletter Ischämie ist geprägt von den in Tab. 3.1 aufgeführten 6 „p's". Der Verlauf kann progredient sein mit Zunahme der neuromuskulären Symptome oder passager, wenn präformierte Kollateralen einen minimalen Fluß gewährleisten oder wenn eine spontane Thrombolyse erfolgt. Das Vorhandensein neuromuskulärer Symptome ist ein Zeichen schwerer Gewebsischämie (= absolute Ischämie).

Tab. 1. Symptomatik des akuten arteriellen Verschlusses

*P*ain	Schmerz	
*P*aleness	Hautblässe	partielle Ischämie
*P*ulslessness	Pulslosigkeit	
*P*aresthesia	Sensibilitätsstörung	
*P*aralysis	motorische Ausfälle	absolute Ischämie
*P*rostration	Schock	

3.2.4 Die klinische Untersuchung

Notfallanamnese
Im Vordergrund steht der plötzlich aufgetretene, häufig sehr intensive Extremitätenschmerz. Gelegentlich kann der Patient den Zeitpunkt des Beginns genau angeben. Das schlagartige Auftreten weist ebenso wie die anammestischen Angaben einer bekannten Rhythmusstörung, eines Herzvitiums, eines durchgemachten Herzinfarktes oder eines Aortenaneurysmas auf die Embolie hin. Demgegenüber lassen die bereits vorausgehend bekannte periphere arterielle Verschlußkrankheit oder das lokale Trauma einen thrombotischen Verschluß vermuten.

Klinische Befunde
Auffallend ist die blasse Haut, welche bei absoluter Ischämie marmoriert und zyanotisch werden kann. Im Seitenvergleich ist die Hauttemperatur im ischämischen Gebiet vermindert, der Verschluß liegt aber stets deutlich höher als das Kälteniveau.
Der Pulstastbefund ergibt fehlende Pulse der Stammarterien auf Höhe und distal des Verschlusses. Ischämiezeichen beider Beine mit fehlenden Inguinalpulsen deuten auf einen aortalen oder biiiacalen Verschluß hin. Zu prüfen ist immer auch die Sensibilität und die Motorik (absolute Ischämie?).

3.2.5 Apparative Untersuchungen

Segmentale Oszillographie
Die elektronisch verstärkte segmentale Oszillographie gibt rasch einen orientierenden Hinweis auf den Schweregrad der Ischämie. Für die Höhenlokalisation eines Verschlusses ist sie, zusammen mit dem Pulstastbefund, ausreichend. Sie ergibt jeweils distal der Okklusion pathologische oder fehlende Pulsationen. Eine pathologische Pulsform am Oberschenkel bei gut tastbarem Femoralispuls in der Leiste deutet auf einen zusätzlichen Befall der A. profunda femoris hin und nicht auf das Vorliegen eines Hindernisses im iliakalen Bereich.

CW-Doppler
Die mittels CW-Doppler gemessenen Drucke der Knöchelarterien korrelieren mit dem Schweregrad der peripheren Ischämie. Bei Ruheischämie liegen sie unter 50 mm

Hg oder sind gar nicht meßbar. Beim Vorliegen einer Mediakalzinose sind die peripheren Drucke nicht verwertbar.

Die exakte Lokalisation eines akuten embolischen oder thrombotischen Verschlusses, einschließlich die Beurteilung der Ausdehnung, erlauben nur bildgebende Verfahren. Dazu gehören die Duplex-Sonographie und die Angiographie.

Duplex-Sonographie

Die Duplex-Ultraschalluntersuchung ermöglicht nicht-invasiv eine schnelle, zuverlässige, nicht belastende und kostengünstige Information über Lokalisation und Ausdehnung des Verschlusses. Sie ersetzt – sofern verfügbar – die Arteriographie, insbesondere im infrainguinalen Bereich, wo die kathetertechnischen Revaskularisationen zur Anwendung kommen. Die Duplex-Sonographie liefert überdies für die Therapie wichtige Informationen über die Struktur der Gefäßwand im verschlossenen Segment, die mit der Angiographie selten erhoben werden können, z.b. ein Aneurysma als Ursache des thrombotischen Popliteal-Verschlusses. Die Darstellung eines offenen Stumpfes der A. femoralis superficialis kann für die Planung einer perkutanen Kathetertherapie wichtig sein [8, 12, 14].

Arteriographie

Die Arteriographie ist im infrainguinalen Bereich nur in Ausnahmefällen (z.B. bei voroperierten Patienten) für die Diagnose und Therapieplanung notwendig. Da für viele Patienten mit akuten infrainguinalen Verschlüssen nach duplexsonographischem Ausschluß eines Aneurysmas unabhängig von der Art des Verschlusses die Möglichkeit einer kathetertechnischen Revaskularisation besteht, liefert das unmittelbar davor angefertigte Angiogramm oft nur noch Detailinformationen. So kann der Nachweis von peripheren Okklusionen oder partiell umspülter Gerinnsel im Profundagebiet Hinweise auf die embolische Genese des zu behandelnden Verschlusses im femoro-poplitealen oder kruralen Bereich geben.

Eine Arteriographie ist demgegenüber immer notwendig bei Verdacht auf gleichzeitige viszerale und periphere Embolien. Vor einer chirurgischen Notfalloperation eines aorto-iliacalen Verschlusses kann eine i.v.-DSA die exakte Ausdehnung und Lokalisation darstellen. Eine zusätzliche Ultraschalluntersuchung der Aorta abdominalis trägt zum Ausschluß und Nachweis eines im Angiogramm durch auskleidende Wandthromben maskierten Aneurysmas bei, was für die anschließend durchzuführende Operation von größter Bedeutung ist.

Zur Planung von chirurgischen Revaskularisationen bei Patienten mit thrombotischer Okklusion, vor allem bei vorbestehender manifester Arteriosklerose (acute on chronic ischemia), ist eine Arteriographie zur exakten Darstellung der peripheren Anschlußmöglichkeiten von Bypässen notwendig.

Laboruntersuchungen

Sofern keine schwerwiegenden konkomittierenden Erkrankungen vorliegen, genügen präinterventionell in den meisten Fällen ein Blutbild mit Thrombozyten sowie die Bestimmung der Thromboplastinzeit, der Elektrolyte und des Kreatinins. Besteht der

Verdacht auf eine bereits eingesetzte Rhabdomyolyse, müssen neben der Hyperkaliämie die CKP und die metabolische Azidose erfaßt und wegen der Möglichkeit des hypovolämen Schocks eine Kreislaufüberwachung durchgeführt werden [1,2].

3.2.6 Differentialdiagnose der Verschlußart

Emboliequelle
Für eine wahrscheinliche Embolie sprechen das plötzliche Auftreten („aus heiterem Himmel") eines Arterienverschlusses, das Vorliegen einer potentiellen Emboliequelle und das Fehlen einer manifesten peripheren Arteriosklerose. Multifokale Geschehen, gleichzeitig oder zeitlich versetzt, sprechen mit hoher Wahrscheinlichkeit für embolische Ereignisse. Die Anamnese ist also einmal mehr von ausschlaggebender Bedeutung.

Die häufigste Emboliequelle sind Vorhofthromben bei Patienten mit koronarer Herzkrankheit und Vorhofflimmern. In einer eigenen Serie von 60 Patienten lag in der Hälfte der Fälle ein Vorhofflimmern bei koronarer Herzkrankheit vor [14]. In 5 Fällen war ein Klappenvitium die Emboliequelle. Spontane arterio-arterielle Embolien waren nur bei 3 Patienten zu beobachten, 2 davon hatten ein popliteales Entrapment-Syndrom. Iatrogene Embolien bei Arteriographien, Herzkatheteruntersuchungen und im Rahmen kathetertechnischer Eingriffe waren bei 9 Patienten für akute Verschlüsse oder akute Verschlechterungen der Ischämie verantwortlich. Bei 12 Patienten mit akuten infra-inguinalen Okklusionen lagen sowohl die Zeichen einer peripheren Arteriosklerose als auch eine mögliche Emboliequelle vor, so daß auch nach erfolgter kathetertechnischer Revaskularisation die endgültige Ursache ungeklärt blieb. Alle Patienten wurden entsprechend peroral antikoaguliert.

Eine möglichst zuverlässige Identifizierung der Emboliequelle hat große Bedeutung für die Nachbehandlung des Patienten. Sie kann die Ausschaltung eines Aneurysmas bedeuten oder die stabile Rhythmisierung eines Vorhofflimmerns. Sofern die Emboliequelle nicht ausschaltbar ist, ist eine Dauerantikoagulation unumgänglich.

Echokardiographie
Zum Nachweis einer kardialen Emboliequelle trägt die Echokardiographie entscheidend bei [5, 7, 15]. In ihrer transthorakalen Variante weist sie zuverlässig ventrikuläre Wandthromben im Gefolge eines Myokardinfarkts nach sowie Vorhofthromben bei Vitien und bei Patienten mit Vorhofflimmern [7]. Herzohr-Thromben, die besonders bei Vorhofflimmern als Emboliequelle in Frage kommen, werden nur transoesophageal nachgewiesen. Die transoesophageale Echokardiographie ist nur indiziert bei Patienten mit hohem Risiko für eine perorale Antikoagulation, die bei fehlendem Nachweis von Thromben nicht antikoaguliert würden.

3.2.7 Risikoeinschätzung vor der Therapie

Hohe aorto-iliacale embolische Verschlüsse mit absoluter oder partieller Ischämie großer Muskelmassen sind eine zwingende Indikation für eine notfallmäßige Embolektomie, da sie sonst meistens fatal verlaufen [13, 16]. Der Eingriff stellt keine besonders große Belastung für den Patienten dar. In einem solchen Fall ist nach Sicherung der Diagnose keine Zeit mit weiteren zeitraubenden Untersuchungen zu verlieren. Anders verhält es sich bei thrombotischen Verschlüssen: Eine ausgedehnte Revaskularisation ist den oft multimorbiden Patienten allenfalls nicht zumutbar.

Embolische Verschlüsse der Iliacae oder der Femoralisgabel sind ideale Indikationen für eine Fogarty-Embolektomie, die keine vorausgehende arteriographischen Abklärungen benötigen [16]. Das gleiche gilt für Graftschenkelverschlüsse nach aorto-iliakaler Rekonstruktion. Infrainguinale Verschlüsse embolischer oder thrombotischer Natur können sowohl perkutan-kathetertechnisch [3, 6, 9, 12, 14] als auch chirurgisch [13, 16] behandelt werden, wobei logistische lokale Gegebenheiten den Entscheid für das eine oder andere Verfahren beeinflussen können.

Zusammenfassung

1. Für die Diangose des akuten Arterienverschlusses im Extremitätenbereich genügen die genaue Anamnese und die klinische Untersuchung, ergänzt durch eine Doppler-Druckmessung und die Oszillographie.
2. Zur genauen Lokalisation und Bestimmung der Ausdehnung des Verschlusses eignet sich als bildgebendes Verfahren die nicht-invasive Duplex-Sonographie. Nur mit gezielter Fragestellung ist in seltenen Fällen (therapeutische Konsequenz?) die Arteriographie notwendig.
3. Der akute arterielle Verschluß ist stets als Notfall zu betrachten: Bei partieller Ischämie ist eine Lumeneröffnung noch an demselben Tag anzustreben. Liegt jedoch eine absolute Ischämie vor, sollte nach Möglichkeit unverzüglich und ohne Zeitverlust die Perfusion wieder hergestellt werden.
4. Der Schweregrad der Ischämie (partiell/absolut), die Ursache (embolisch/thrombotisch) sowie Lokalisation und Ausdehnung des Verschlusses sind ebenso wie der klinische Zustand des Patienten und die lokalen Gegebenheiten entscheidend für die Wahl des Verfahrens (Chirurgie/lokale Lyse).

3.2 Rationelle Diagnostik bei akutem Verschluß von Extremitätenarterien 105

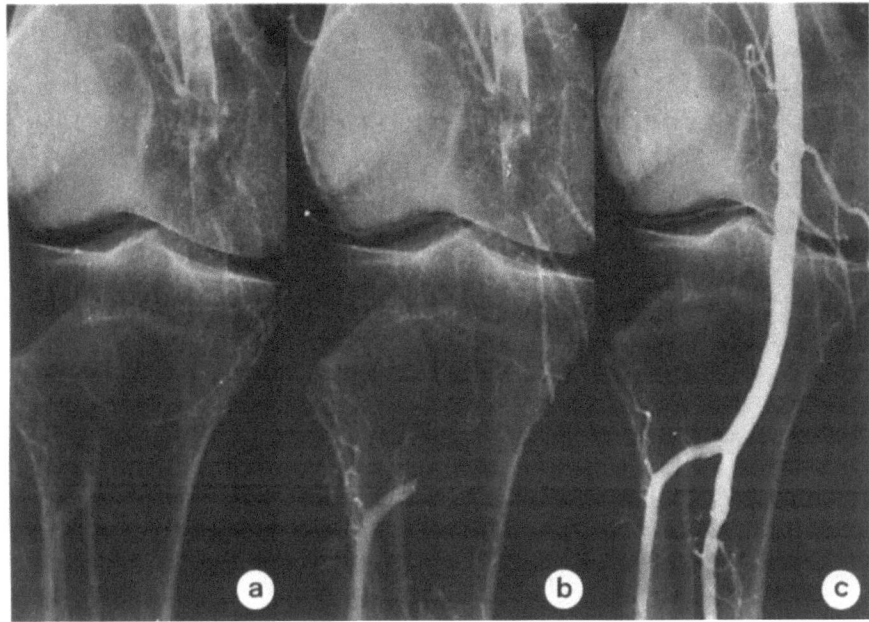

Abb. 3.8. Embolischer Poplitea-Verschluß einschließlich der Trifurkation, vor (**a**, **b**) und nach (**c**) perkutaner Embolektomie

Fall 1
73jähriger Patient, seit 4 Stunden zunehmend heftige Schmerzen im rechten Fuß und Unterschenkel. Bei Aufnahme blasser, zyanotischer Fuß und distaler Unterschenkel mit marmorierter Hautzeichnung. Fehlende Sensibilität im Fuß, partiell erhaltene Motilität. Normaler Puls in der Leiste und im Adduktorenkanal. Fehlende Pulse in der Fossa poplitea und distal davon.
 Über den Knöchelarterien dopplersonographisch kein Druck meßbar.
 Oszillogramm: Normale Pulskurve am Oberschenkel, keine Ausschläge am Unterschenkel und an der Großzehe. Unauffällige Befunde am linken Bein und Fuß.
Neu: Tachykardes Vorhofflimmern.
 Ohne weitere Abklärung wurde notfallmäßig eine perkutane transluminale Katheterembolektomie durchgeführt. Anschließend Heparin i.v. und perorale Antikoagulation. Emboliequelle negativ.

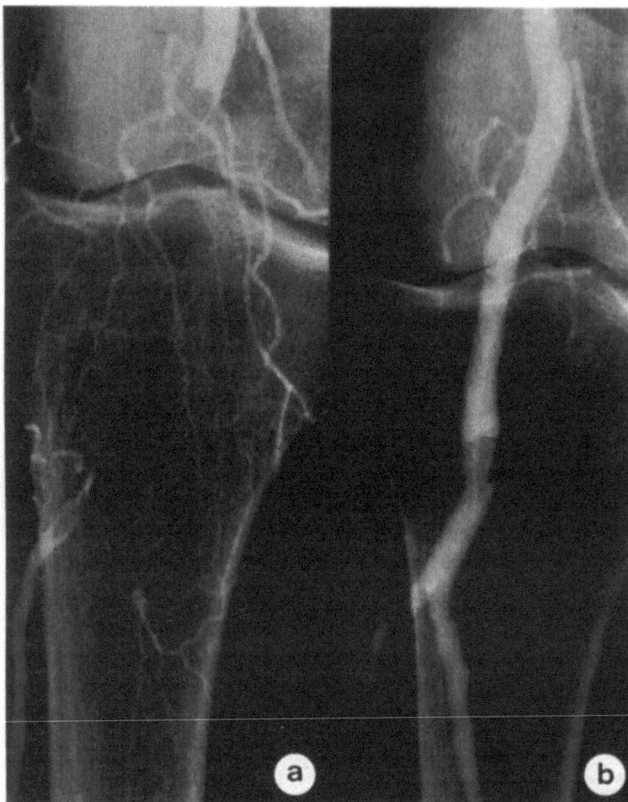

Abb. 3.9. Thrombotischer Verschluß der A. poplitea vor (**a**) und nach (**b**) lokaler Thrombolyse, Thrombenextraktion und PTA

Fall 2

88jährige Patientin mit bekannter peripherer arterieller Verschlußkrankheit, Zustand nach femoro-poplitealem Venenbypass links. Seit 4 Wochen Wadenschmerzen rechts beim Bergaufgehen. Seit einem Tag Ruheschmerzen im rechten Fuß in Horizontallage. Gehstrecke wenige Meter. Bei Aufnahme kühler, blaß-zyanotischer Fuß mit erhaltener Sensibilität und Motorik. Parästhesien in den Zehen. Knöchelarteriendrucke 50 mm Hg. RR: 150/80 mm Hg.

Oszillogramm: Normal am Oberschenkel, flache Pulskurve am proximalen Unterschenkel, fehlende Pulswellen am distalen Unterschenkel und an der Großzehe.

Duplex-Untersuchung: Poplitealer Verschluß mit Einbeziehung der Trifurkation und des Truncus tibio-fibularis. Insgesamt weite Gefäße ohne Aneurysmata im verschlossenen Segment oder weiter proximal.

Bei der notfallmäßig durchgeführten lokalen Thrombolyse und Thrombenextraktion kommt eine hochgradige Stenose der distalen Poplitea zum Vorschein, die mittels Angioplastie nur unvollständig dilatiert werden konnte, aber innerhalb von 12 Monaten keine Tendenz zur Progression zeigte.

Literatur

1. Celoria G, Zarfos K, Berman J, (1990) Effects of acute lower limb ischemia on femoral venous efflux. Angiology 6:439–444
2. Haimovici H (1979) Muscular, renal and metabolic complications of acute arterial occlusions: Myonephropathic-metabolic syndrome. Surgery 85:461–468
3. Hess H, Ingrisch H, Mietaschk A, Rath H (1982) Local low-dose thrombolytic therapy of peripheral arterial occlusions. N Engl J Med 307:1627–1630
4. Jäger K, Marbet G, (1982) Angiologie. In: Internistische Notfallsituationen. Koller F, Neuhaus K (Hrsg) Thieme, Stuttgart
5. Karalis DG, Chandrasekaran K, Victor MF, Ross JJ, Mintz GS, (1991) Recognition and embolic potential of intraaortic atherosclerotic debris. JACC 17:1,73–78
6. Pilger E, Lammer J, Bertuch H, Steiner H (1986) Intraarterial fibrinolysis: In vitro and prospective clinical evaluation of three thrombolytic agents. Radiology 161:597–599
7. Pop G, Sutherland GR, Koudstalll PJ, Sit TW, de Jong G, Roelandt JR (1990) Transoesophageal echocardiography in the detection of intracardiac embolic sources in patients with transient ischemic attacks. Stroke 21:560-5
8. Schneider E, Largiader J (1987) Therapiekonzept beim akuten Verschluß von Extremitätenarterien. Therapeutische Umschau 44:653–660
9. Schneider E (1989) Die perkutane transluminale Angioplastie, lokale Thrombolyse und perkutane Thrombenextraktion in der Behandlung von Extremitätenarterienverschlüssen. Internist 30:440–446
10. Schneider E (1991) Lokale Thrombolyse, perkutane Thrombenextraktion kombiniert mit perkutaner transluminaler Angioplastie bei akuten und subakuten Verschlüssen der Extremitätenarterien. In: Gefäßchirurgie im Fortschritt. Maurer, Dörrler, v. Sommoggy (Hrsg) Thieme, Stuttgart, 200–207
11. Schramm A (1985) Der akute Extremitätenarterienverschluß aus der Sicht des Internisten. Angio 7:133–138
12. Sicard GA, Schier JJ, Totty WG (1985) Thrombolytic therapy for acute arterial occlusion. J Vasc Surgt 2:65–78
13. Stirnemann P, Z'Brun AP, Mahler F (1988) Klinisches Bild und Behandlung des akuten Arterienverschlusses. Schweiz med Wschr 118:1767–1772
14. Tjon-a-Meeuw L, Schneider E, Bollinger A (1992) Stellenwert der Thrombolyse in der Behandlung peripherer arterieller Verschlüsse. Internist 33:232–240
15. Tunick PA, Culliford AT, Lamparello PJ, Kronzon I (1991) Atheromatosis of the aortic arch as an occult source of multiple systemic emboli. Ann Int Med 114:391–392
16. Varty K, Johnston JA, Beets G, Campbell WB (1992) Arterial embolectomy. A long therm perspective. J Cardiovasc Surg 33:79–84

3.3 Rationelle Diagnostik bei abdominalem Aortenaneurysma

J. Landmann

3.3.1 Einleitung

Das Bauchaortenaneurysma wurde lange Zeit als Spielform der Arteriosklerose angesehen. Heute wissen wir, daß eine gesteigerte Aktivität der Elastase eine Wandveränderung hervorruft, die offenbar unter dem Einfluß der systolisch-diastolischen Druckschwankungen eine Zunahme des Gefäßdurchmessers erlaubt. Die Prädilektionsstelle in der infrarenalen Aorta ist damit nicht erklärt. Ob allein die geometrische Konfiguration der Aortenbifurkation für die Lokalisation in diesem Bereich verantwortlich zeichnet, darf allerdings bezweifelt werden. Die gesteigerte Elastaseaktivität jedenfalls scheint genetische Gründe zu haben [9].

Für die Ruptur des Aneurysmas als häufigste und in der Regel tödliche Komplikation spielen zusätzliche proteolytische Aktivitäten eine Rolle, die die Reißfestigkeit der Aortenwand beeinträchtigen [1].

Die Diagnose Aortenaneurysma erlaubt prognostische und therapeutische Schlußfolgerungen. Da die klinische Untersuchung, insbesondere die Palpation des Abdomens, eine nicht mehr so oft geübte Kunst darstellt, wird heute häufig das Bauchaortenaneurysma als Zufallsbefund bei bildgebenden Diagnoseverfahren erhoben [8]. Es ist jedoch häufig palpabel und als Faustregel darf gelten, daß der pulsierende Tumor einem infrarenalen Aneurysma entspricht, wenn seine kraniale Begrenzung unter dem Rippenbogen ausgemacht werden kann.

Bei der Diagnostik geht es vorab um zwei Fragen:
- Liegt ein Bauchaortenaneurysma vor, falls ja,
- wieviel cm beträgt sein größter Querdurchmesser?

Eine Synopsis der Diagnostik ist als Algorithmus in Abb. 3.10 dargestellt.

3.3.2 Natürlicher Verlauf

Der quere Durchmesser korreliert streng mit dem Rupturrisiko. Unter 4 cm beträgt dieses Risiko höchstens einige wenige Prozent. Zwischen 4 und 5 cm überschreitet es 5%, bei 6 cm steigt es gegen 20% und mit 9–10 cm beträgt das Rupturrisiko um 80%. Je größer also das Aneurysma, desto höher das Rupturrisiko.

Die Expansionsrate, also die Zunahme des Durchmessers, ist um so höher, je größer der quere Durchmesser mißt. Je größer also das Aneurysma, desto rascher muß die Ruptur befürchtet werden [5].

3.3 Rationelle Diagnostik bei abdominalem Aortenaneurysma 109

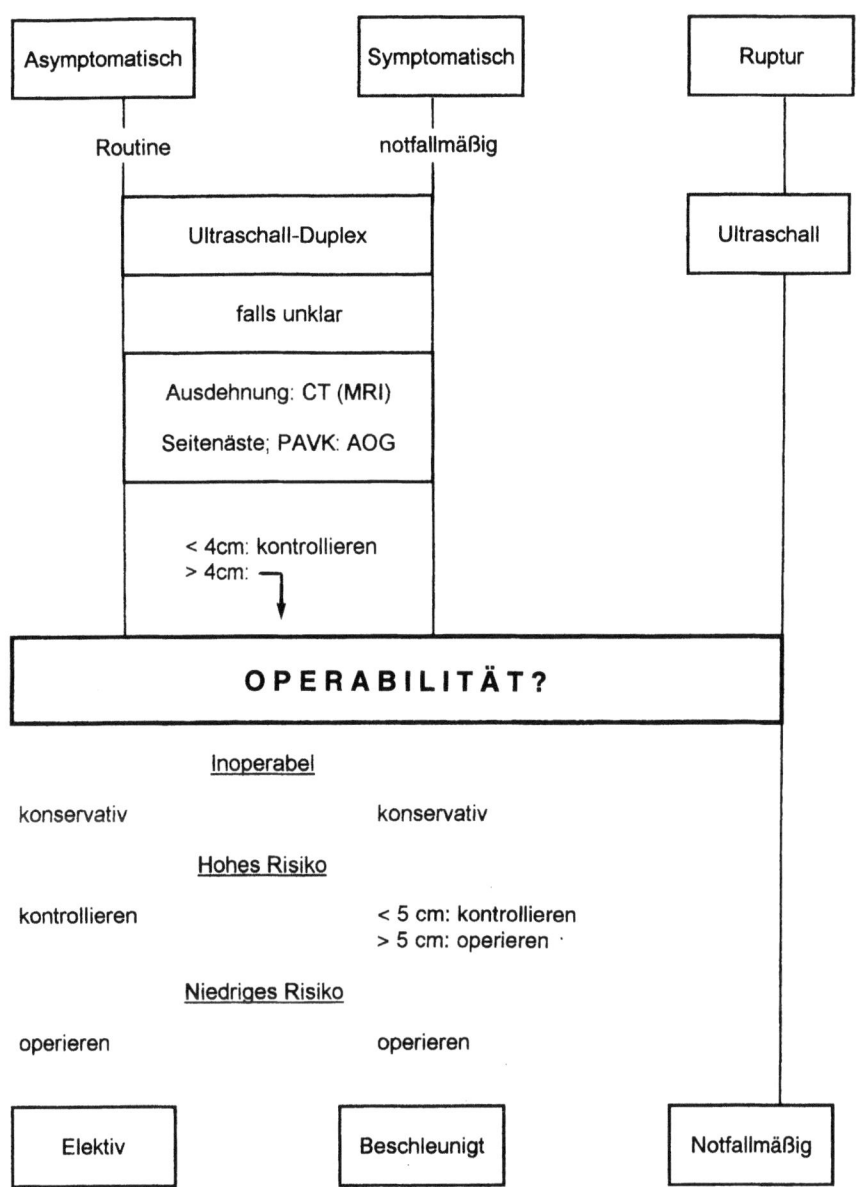

Abb. 3.10. Aneurysma Aorta abdominalis. Diagnostische Schritte in Abhängigkeit von der Symptomatik.

3.3.3 Grobdiagnostik

Für die Beantwortung obiger zwei Fragen eignet sich besonders die Sonographie. Die Bestimmung des Durchmessers erreicht eine Genauigkeit von ± 0,3 cm, die Computertomographie eignet sich nur unwesentlich besser mit einer Genauigkeit von ± 0,2 cm [2, 10].

Haben wir es mit einem Aneurysma von unter 4 cm Querdurchmesser zu tun, so beruhigen wir den Patienten und kontrollieren ihn in 3, dann in 6 Monaten. 20% der Aneurysmen bleiben stationär, die Mehrzahl expandiert, in der Regel mit einer Zunahme um maximal 0,5 cm pro Jahr.

Bei einem Durchmesser über 4 cm müssen wir die einzige wirksame Therapie in Erwägung ziehen, die Operation. Sie besteht in der Ausschaltung des Aneurysmas und in der Überbrückung der Gefäßstrecke mit Hilfe einer Gefäßprothese. Das Operationsrisiko ist nicht unbeträchtlich, die Mortalität liegt allerdings in geübten, routinierten Händen unter 5%. Die Risikofaktoren der perioperativen Mortalität sind bekannt. Es handelt sich um die koronare Herzkrankheit, um chronische Lungenaffektionen, die Herz- und Niereninsuffizienz sowie das Alter des Patienten [6].

Beim Patienten ohne Risikofaktoren überschreitet also das Rupturrisiko das Operationsrisiko dann, wenn der Querdurchmesser 4 cm beträgt. Beim Patienten mit Risikofaktoren überschneiden sich diese Kurven erst beim Durchmesser von über 5 cm (Abb. 3.10).

Natürlich gibt es relativierende Faktoren: sehr hohes Alter, maligne Erkrankungen oder psychogeriatrische Veränderungen werden das Ziel der Therapie, die Lebensverlängerung, fragwürdig erscheinen lassen.

Wenn wir aufgrund dieser Zusammenhänge und Überlegungen die chirurgische Therapie in Erwägung ziehen, benötigen wir weitergehendes Wissen über das Aneurysma.

3.3.4 Feindiagnostik

Es interessieren 5 Fragen:
- liegt eine assoziierte, periphere arterielle Verschlußkrankheit vor,
- wo liegt die proximale,
- wo liegt die distale Begrenzung,
- handelt es sich um ein kompliziertes oder um ein
- atypisches Bauchaortenaneurysma?

Zur Beantowortung dieser Fragen stehen verschiedene diagnostische Hilfsmittel zur Verfügung, die ihren Stellenwert dadurch zugeordnet erhalten, wie sie diese Frage zu beantworten vermögen.

Arterielle Verschlußkrankheit. Bei ihr kann die Symptomatik zur Erkennung des Aneurysmas geführt haben, eine Reihenfolge, die in meinen Ausführungen der Systematik zuliebe umgekehrt wird.

Die Revaskularisierung der Beckenachse und/oder die Profundaplastik sollen in den Behandlungsplan des Aneurysmas integriert werden, die Verbesserung der Ausstrombahn ist für den erfolgreichen prothetischen Ersatz entscheidend wichtig.

Neben der nichtinvasiven angiologischen Diagnostik, deren Ergebnisse schon zum Vergleich von postoperativen Werten benötigt werden, steht hier die Angiograhie im Vordergrund.

Begleitende arteriosklerotische Veränderungen können die Nierenarterien befallen. Fehlen die eingeschränkte Nierenfunktion und der Hochdruck, so stehe ich einer simultanen Korrektur solcher Befunde skeptisch gegenüber. Ohne das funktionelle Korrelat, eben die eingeschränkte Nierenfunktion und/oder der renovaskuläre Hochdruck, meine ich, handle es sich dann um die operative Korrektur des Röntgenbildes.

Gleiches gilt für allenfalls entdeckte Stenosen oder Verschlüsse der beiden kranialen Viszeralarterien. Besteht allerdings eine auch mit dem Duplex nachweisbare funktionelle Beeinträchtigung der viszeralen Durchblutung, so ist die Revaskularisierung von Truncus coeliacus und/oder der A. mesenterica superior einzuplanen, zumal auch die Aufrechterhaltung der A. mesenterica inferior durch die Aneurysmaoperation gefährdet wird. Auch hier liefert die Angiographie bezüglich präziser Lokalisation und Ausdehnung der Läsion für die Planung des Eingriffs wichtige Informationen.

Proximale Begrenzung. Sie muß präoperativ bekannt sein. Die allermeisten Bauchaortenaneurysmen beginnen infrarenal, oft unter Erhaltung eines infrarenalen Halses. Die Angiographie ist für die Beantwortung dieser Frage eine wenig geeignete Untersuchung. Wandständige Thromben sind dafür verantwortlich, daß die Angiographie das durchströmte Lumen abbildet, nicht aber die Wandbegrenzung (Abb. 3.11). Die Computertomographie liefert hier wesentlich präzisere Informationen (Abb. 3.12). Vor der Fehlinterpretation der Schnittbilder muß man sich hüten. Der erwähnte Aneurysmahals verläuft oft stark nach ventral, so daß im horizontalen Schnitt die Aorta nicht mehr quer, sondern schräg getroffen wird, was dazu führen kann, daß der Beginn des Aneurysmas zu kranial angenommen wird (Abb. 3.12). Die dreidimensionale Rekonstruktion, über die wir nicht routinemäßig verfügen, liefert faszinierend präzise Darstellungen der Wirklichkeit [3].

Sogenannte juxtarenale Aneurysmen reichen bis in die Abgänge der Nierenarterien. Das Anlegen der proximalen Anastomose kann in diesen Fällen oftmals mit modifizierter Technik ohne eigentliche Reimplantation der Nierenarterien in die Prothese auskommen. Hinderlich erweist sich manchmal die in diesem Bereich kreuzende linke Nierenvene.

Das suprarenale Aneurysma trägt nicht nur die Nierenarterien, sondern auch die beiden kranialen Viszeralarterien. Die empfohlene Operationstechnik lehnt sich an die Methode von Crawford an, die er für die thorakoabdominalen Aneurysmen entwickelt hat [4].

Die zeitliche Begrenzung der Ischämie während der Korrektur ist bedeutsam, für die viszeralen Gefäße sollte sie 45 min nicht überschreiten.

Die präoperative Bestimmung der kranialen Begrenzung erfolgt mit dem Schichtbildverfahren, bei involvierten Nieren- oder Viszeralarterien soll die Angiographie in a. p. und seitlichem Strahlengang angefügt werden.

Distale Begrenzung. Sie kann mit der Computertomographie hinlänglich präzise diagnostiziert werden. Die Kenntnis präoperativ beeinflußt die Schnittführung beim Zugang. Die quere Laparotomie erschwert den Zugang zur Iliaca externa. Nach der

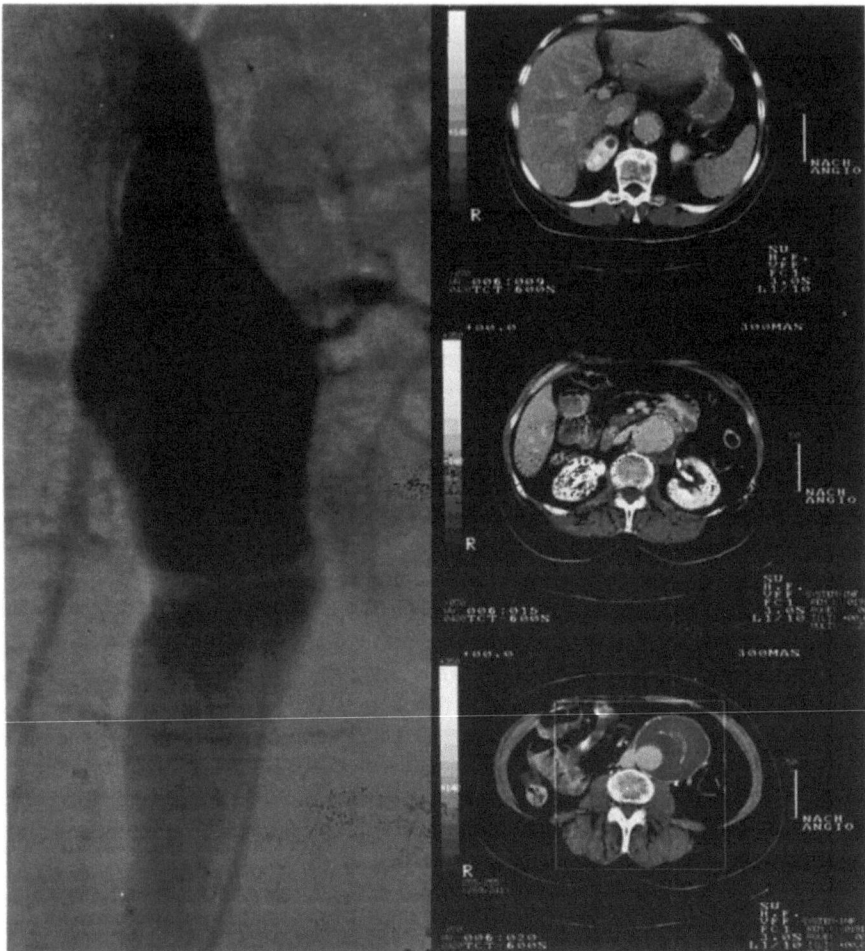

Abb. 3.11. Vergleiche Angiographie – Computertomographie. Das Computertomogramm liefert die präzise Information über den Durchmesser. Das Angiogramm stellt nur das durchströmte Lumen dar, der Wandthrombus verhindert die Beurteilung des Gesamtdurchmessers.

intraoperativen Bestätigung der distalen Ausdehnung wird die Wahl zwischen einer Rohrprothese für Aneurysmen bis zur Bifurkation oder eine Y-Prothese bei Ausdehnung nach weiter distal getroffen.

Komplizierte Aneurysmen. Komplizierte Aneurysmen sind selten. Das komplizierte Element ist das Leitsymptom und wird auf diesem Wege zur Diagnose führen. Insgesamt fällt die Wahl verschiedener Methoden reichhaltiger aus.

Die Embolisierung und die Thrombosierung lassen sich aus den hämodynamischen Auswirkungen erkennen. Die Fistel, namentlich in die V. cava, mit dem eindrücklichen Bild der grotesken Zyanose und der Ödembildung an der unteren Körperhälfte, verleitet zu diagnostischen Irrwegen, vor allem wegen der extremen Seltenheit dieser Komplikation.

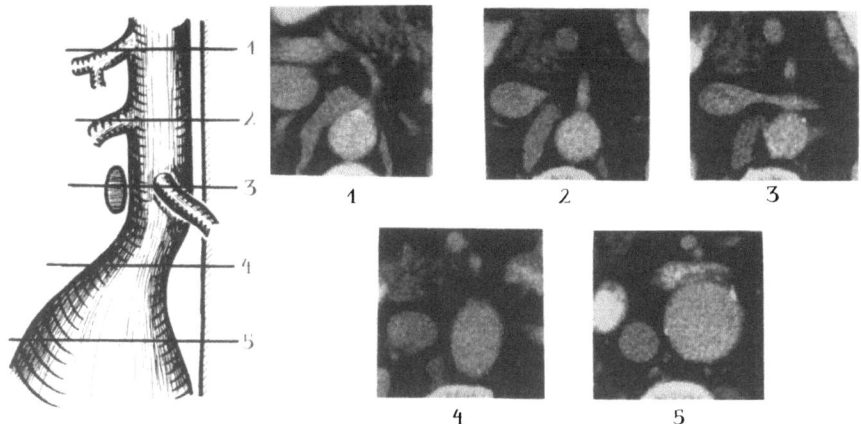

Abb. 3.12. Beurteilung der proximalen Begrenzung mit der Computertomographie: **1** Truncus coeliacus, **2** A. mesenterica superior, **3** A. renalis und kreuzende Nierenvene, **4** Der Hals des Aneurysmas mit vergrößertem Durchmesser nur ventrodorsal, **5** Das eigentliche Aneurysma mit vergrößertem Durchmesser ventrodorsal und seitlich

Atypische Aneurysmen. Auch die atypischen Aneurysmen sind sehr selten. Die Dissektion, beschränkt auf die Bauchaorta, ist außerordentlich atypisch. Das Pseudoaneurysma, z. B. nach Verletzungen, wird wohl nur innerhalb nützlicher Frist diagnostiziert, wenn es symptomatisch ist.

Das inflammatorische Aneurysma, dem Krankheitsbild der retroperitonealen Fibrose verwandt, wird von erhöhtem C-reaktivem Protein begleitet und weist im CT die typische Wandverdickung auf [7].

3.3.5 Aortenaneurysma als Notfall

Bisher war die Rede von elektiven Situationen. Ganz anders liegen die Verhältnisse in der Notfallsituation (Abb. 3.10). Die extreme, vitale Bedrohung bei beginnender Ruptur erlaubt keinen Zeitaufschub in der Therapie, der sich die Diagnostik eindeutig unterzuordnen hat. Beim kreislauflabilen Patienten kommt nur die Grobdiagnose zur Anwendung, also die Sonographie.

Alle zusätzlichen Informationen, die die Feindiagnostik liefern könnte, müssen intraoperativ erhoben werden. Ob sie dann auch therapeutisch berücksichtigt werden können, hängt vom Operateur und vom Zustand des Patienten ab. Beim stabilen Patienten kann nach der Sonographie die Tomographie erwogen werden. Man hüte sich aber vor der vermeintlichen Stabilität. Wenn in der Sonographie bereits ein perianeurysmales Hämatom vermutet wird, hat auch die Tomographie keinen Platz mehr.

Zusammenfassend stellen wir fest, daß verschiedene diagnostische Verfahren zur Verfügung stehen, die Informationen liefern, mit denen die Operationsindikation gestellt und das operative Verfahren geplant werden können. Tabelle 3.2 gibt Aufschluß über die spezifischen Stärken der einzelnen diagnostischen Möglichkeiten, die nicht gesamthaft angewendet werden sollen, sondern je nach Situation für die nötige Charakterisierung eines gegebenen Aneurysmas herangezogen werden müssen.

Tabelle 3.2. Die spezifischen Stärken der einzelnen diagnostischen Verfahren

Klinik	Symptome, Kreislauf, Palpation
Sonographie	Durchmesser, Retroperitoneum (Begrenzung)
Duplexsonographie	Sonographie und funktionelle Aspekte
Computertomographie	Durchmesser, Begrenzung, Umgebung, Komplikationen, Atypisches
Angiographie	Proximale, distale Strombahn, Seitenäste
MRI	CT und Angiographie?

Literatur

1. Baxter BT, McGee GS, Shively VP et al. (1992) Elastin content, cross-links, and m RNA in normal and aneurysmal human aorta. J Vasc Surg 16: 192–200
2. Delin A, Ohlsen H, Swedenborg J (1985) Growth rate of abdominal aortic aneurysms as measured by computed tomography. Br J Surg 72: 530–532
3. Grean RM (1992) Midline transcrural control of the supraceliac aorta. Perspec Vasc Surg 5/1: 67–79
4. Hollier LH, Moore WM (1990) Surgical management of juxtarenal and suprarenal aortic aneurysms. Acta Chir Scand [Suppl] 555: 117–122
5. Hollier LH, Taylor LM, Ochsner J (1992) Recommended indications for operative treatment of abdominal aortic aneurysms. J Vasc Surg 15: 1046–1056
6. Johnston KW (1989) Multicenter prospective study of nonruptured abdominal aortic aneurysms Part II. Variables predicting morbidity and mortality. J Vasc Surg 9: 437–447
7. Kniemeyer HW, Sandmann W, Jaeschock R (1991) Das inflammatorische Aortenaneurysma. In: Sandmann W, Kniemeyer HW (Hrsg) Aneurysmen der großen Arterien: Diagnostik und Therapie. Huber, Bern, S 94–102
8. Lederle FA, Walker JM, Reinke DB (1988) Selective screening for abdominal aortic aneurysms with physical examination and ultrasound. Arch Intern Med 148. 1753–1756
9. Powell J, Greenhalgh RM (1989) Cellular, enzymatic and genetic factors in the pathogenesis of abdominal aortic aneurysms. J Vasc Surg 9: 297–304
10. Vowden P, Wilinson D, Ansobsky JR, Kester RC (1989) A comparsion of three imaging techniques in the assessment of abdominal aortic aneurysm. J Cardiovasc Surg 30: 891–896

3.4 Rationelle Diagnostik bei Verdacht auf viszerale und renale Durchblutungsstörungen

B. FRAUCHIGER, R. EICHLISBERGER und K. A. JÄGER

3.4.1 Viszerale Durchblutung

Allgemeines
Die intestinale Durchblutung nimmt pathophysiologisch eine Sonderstellung ein. Zwar sind atherosklerotische Einengungen der drei Hauptäste (Truncus coeliacus, A. mesenterica superior, A. mesenterica inferior) ebenso häufig wie im Bereich anderer peripherer Arterien [1, 2], klinisch wirken sich jedoch arterielle Obstruktionen wesentlich seltener aus, als dies von der Inzidenz der pathologischen Veränderung zu erwarten wäre. Der Grund liegt in der ausgedehnten Kollateralisationsmöglichkeit des gesamten intestinalen Gefäßbettes. Die drei wichtigsten Kollateralwege sind:

- die Riolan-Anastomose von der A. mesenterica superior zur A. mesenterica inferior,
- die pankreatikoduodenale Arkade vom Truncus coeliacus zur A. mesenterica superior sowie
- die Verbindung zwischen A. mesenterica inferior zur A. iliaca interna via A. rectalis.

Diese ausgedehnten Umgehungskreisläufe erklären, warum zur Ausbildung einer relevanten chronischen Ischämie mindestens zwei der drei intestinalen Hauptstämme signifikant stenosiert oder verschlossen sein müssen [3–5].

Chronische Durchblutungsstörungen
Angina abdominalis. Die typische klinische Manifestation einer chronischen arteriellen intestinalen Durchblutungsstörung ist die Angina abdominalis. Sie ist charakterisiert durch einen typischerweise 15–30 min nach Nahrungsaufnahme einsetzenden Schmerz der mehr als 1 h anhalten kann. Die ausgeprägte Nahrungsabhängigkeit der Schmerzen führt dazu, daß die betroffenen Patienten nur noch kleine Portionen zu sich nehmen oder gar eine Aversion gegen das Essen entwickeln. Dadurch – und nicht durch eine eigentliche intestinale Malabsorbtion – kommt es bei der chronischen viszeralen Ischämie zu einem markanten Gewichtsverlust. Diese typische Angina abdominalis kommt allerdings relativ selten isoliert vor, sondern ist häufig begleitet von anderen intestinalen Symptomen wie Diarrhö, Obstipation, Nausea oder Erbrechen, was die klinische Diagnose erschwert. Im Bereich des unteren Verdauungstraktes kann sich eine chronische Ischämie als Kolitis mit blutiger Diarrhö manifestieren.

Ligamentum-arcuatum-Syndrom. Eine Sonderstellung nimmt das Ligamentum-arcuatum-Syndrom ein. Mit diesem Begriff wird eine zirkumskripte Stenose des Truncus coeliacus beschrieben, die zumeist bei jüngeren schlanken Individuen auch ohne kardiovaskuläre Risikofaktoren auftritt. Pathopysiologisch steckt hinter der Obstruktion nicht eine atherosklerotische Läsion, sondern die Einengung durch den medialen Schenkel des Zwerchfelles. Die klinische Bedeutung ist umstritten. Als mögliche Mechanismen der klinischen Manifestation werden einerseits metabolische Auswirkungen auf den Leberstoffwechsel durch ein Steal-Phänomen aus der A. hepatica Richtung A. lienalis bei stenosiertem Truncus coeliacus, andererseits die Kompression des Ganglion coeliacum durch den Zwerchfellschenkel diskutiert. In der Mehrzahl der Fälle scheint das Syndrom aber symptomlos zu verlaufen [6–10].

Akute Durchblutungsstörungen
Bei den akuten viszeralen Durchblutungsstörungen ist in erster Linie an den Mesenterialinfarkt, eine Aortendissektion mit Obstruktion der intestinalen Gefäßstämme sowie eine nichtobstruierende Ischämie bei „low output", z. B. kardialer Genese, zu denken.

Der embolische oder thrombotische Mesenterialinfarkt – eine Erkrankung mit hoher Letalität – präsentiert sich typischerweise dreiphasig. Initial klagt der Patient über einen perakuten, schwersten Abdominalschmerz. Zu diesem Zeitpunkt sind das Abdomen auffällig weich und die Darmgeräusche oft hyperaktiv. Im Verlaufe von 4–8 h kommt es in einer zweiten Phase zu einer allmählichen Darmparalyse, parallel dazu steigen die Leukozyten an. Nach 8 und mehr Stunden zeigen sich die Auswirkungen der progressiven Infarzierung der betroffenen Darmabschnitte und eine Verschlechterung des Allgemeinzustandes.

Seltene Ursachen von viszeralen Durchblutungsstörungen
Neben diesen häufigeren Krankheitsbildern bei kompromittierter intestinaler Durchblutung mit mehr oder weniger typischer Symptomatologie kommen auch seltenere Erkrankungen vor. Arteriell ist an Aneurysmen der intestinalen Arterien, aortointestinale Fisteln, z. B. bei Aortenaneurysma, an den Befall intestinaler Arterien bei generalisierter Vaskulitis und die fibromuskuläre Dysplasie zu denken. Auf dem venösen Schenkel sind Pfortader- und Mesenterialvenenthrombose sowie „venoocclusive-disease" und Budd-Chiari-Syndrom bekannt. Je nach Ausmaß des arteriellen oder venösen Befalles und zusätzlich beteiligter Organe ist eine bunte Palette intestinaler Symptome und Befunde zu erwarten.

Das abdominelle Gefäßgeräusch
Abdominelle Gefäßgeräusche gelten im allgemeinen als relativ typisch für die intestinale Durchblutungsstörung. Dabei ist aber zu beachten, daß rund die Hälfte aller Patienten mit angiographisch gesicherten Stenosen und Verschlüssen kein Gefäßgeräusch aufweist [3]. Umgekehrt können auch Gefäßgeräusche auftreten, ohne daß eine Pathologie der intestinalen Gefäße vorliegt [11]. Die Lokalisation des Geräusches kann einige Aufschlüsse über dessen Ursprung geben. Ist das Geräusch subkostal gegen lateral zu auskultieren, entspricht es meistens einer Nierenarterienstenose. Das periumbilikale Geräusch ist im allgemeinen einer Pathologie im Aortenbifurka-

3.4 Diagnostik bei Verdacht auf viszerale und renale Durchblutungsstörungen 117

tionsbereich anzulasten. Am wahrscheinlichsten weisen Gefäßgeräusche auf die A. mesenterica superior oder den Truncus coeliacus hin, wenn sie in der Mittellinie epigastrisch zu auskultieren sind. Dabei spricht ein hochfrequentes Geräusch mit einer diastolischen Komponente für eine signifikante Stenosierung [12].

Abklärungsgang bei Verdacht auf intestinale Durchblutungsstörung
Wegen hoher Sensitivität und Spezifität ist die Duplexsonographie in der Diagnostik der intestinalen Durchblutungsstörung anerkannt [13]. Die zusätzliche Farbkodierung moderner Duplexgeräte erleichtert die Übersicht, die hämodynamische Analyse und Quantifizierung einer allfälligen Stenose basiert aber nach wie vor auf der Spektralanalyse des gepulsten Dopplers (Abb. 3.13 und 3.14). Zusätzliche Auskunft über die zirkulatorischen Reserven kann die Duplexsonographie durch Messung der Flußparameter vor und nach einer Testmahlzeit geben [14]. Im Falle eines peripheren Gefäßbefalles bei proximal offener Strombahn zeigt die Ruhedurchblutung der A. mesenterica superior noch Normalwerte. Im Gegensatz zu normalen Individuen

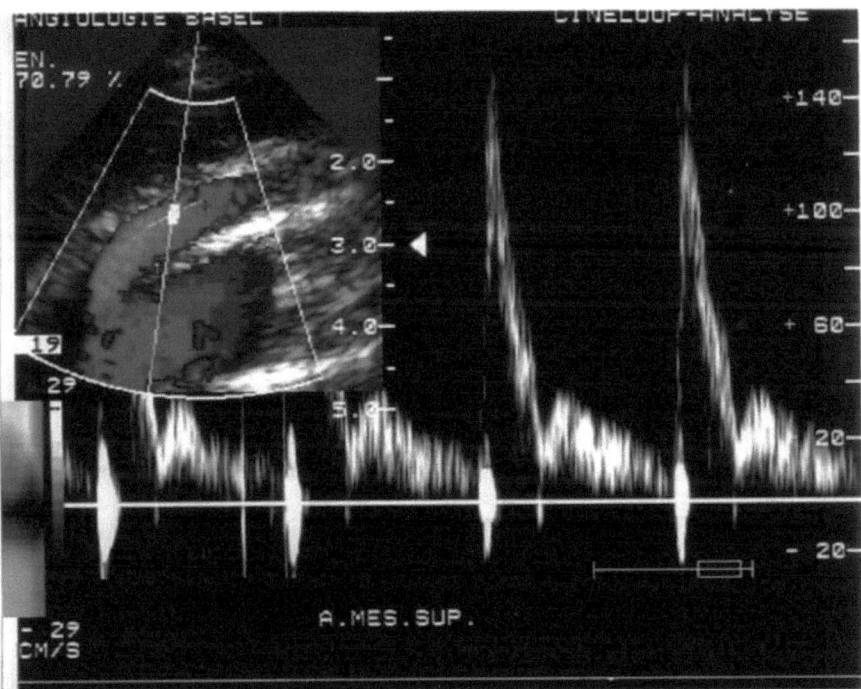

Abb. 3.13. Farbduplexsonographisches Bild einer normalen A. mesenterica suprior. Der B-Bildausschnitt oben links zeigt mit Farbe dargestellt die A. mesenterica superior im Längsschnitt, das Dopplermeßvolumen ist kurz nach dem Abgang in das Arterienlumen eingeblendet. Ebenfalls rot dargestellt, jedoch breiter, die Aorta abdominalis. Auf der rechten Bildhälfte die typische Dopplerspektralanalyse. Die vorliegende Untersuchung wurde bei nüchternem Patienten durchgeführt, erkennbar an der geringen spätdiastolischen Flußgeschwindigkeit. Postprandial kommt es infolge der intestinalen Hyperämie zu einer starken Zunahme des mesenterialen Flusses, erkennbar vor allem an der erhöhten diastolischen Flußgeschwindigkeit.

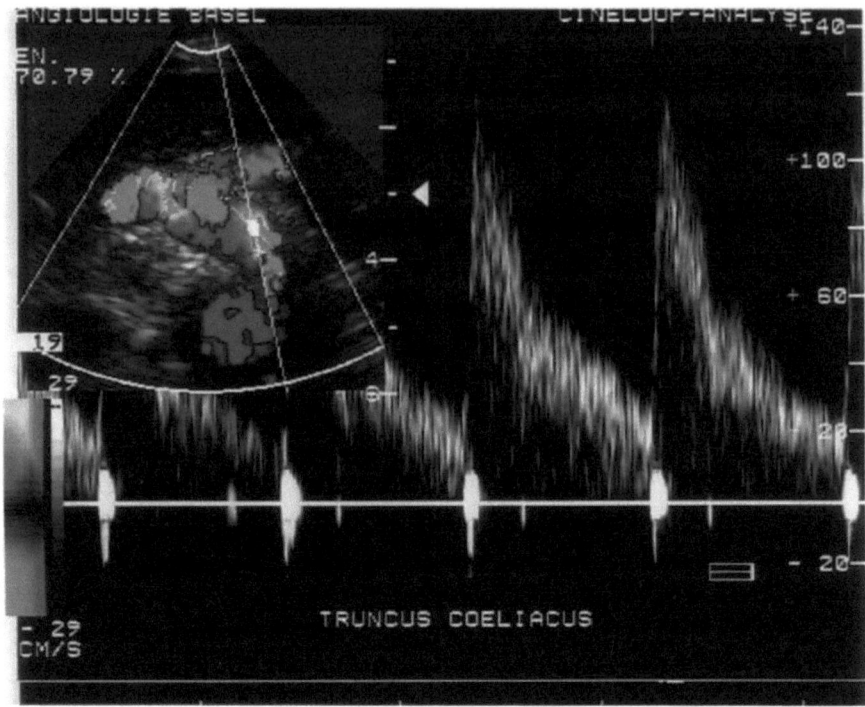

Abb. 3.14. Farbduplexsonographisches Bild eines normalen Truncus coeliacus. Im Querschnitt dargestellt ist von unten nach oben die Aorta, der Truncus coeliacus, nach rechts (in Wirklichkeit nach links) abgehend die A. linealis, nach links die A. hepatica. Das Dopplermeßvolumen ist in der Mitte des Truncus coeliacus eingeblendet. In der rechten Bildhälfte die dazugehörige Spektralanalyse. Typisch für den Truncus coeliacus ist die relativ hohe diastolische Flußgeschwindigkeit. Die spätsystolische Kerbe der A. mesenterica superior fehlt hier.

kommt es bei Veränderungen der peripheren intestinalen Strombahn nach einer Testmahlzeit nicht zu einem signifikanten Anstieg des mesenterialen Blutflusses [15, 16].

Bei Verdacht auf *chronische* intestinale Durchblutungsstörung unterschieden wir, ob die Symptomatologie typisch ist oder nicht und ob sie mit einem Gefäßgeräusch einhergeht oder nicht (Abb. 3.15). Im atypischen Fall und ohne Geräusch ist wegen des doch relativ seltenen Vorkommens der intestinalen Durchblutungsstörung als erster Abklärungsschritt eine konventionelle Sonographie indiziert. Liefert diese keine (gastroenterologische) Erklärung, soll eine Duplexsonographie angeschlossen werden. Bei typischer Klinik oder wenn ein abdominelles Gefäßgeräusch vorliegt, soll die Duplexsonographie initial durchgeführt werden. Ergibt sie zwei oder drei offene intestinale Arterienstämme oder liegt ein Ligamentum-arcuatum-Syndrom vor, brauchen keine weiteren Abklärungen durchgeführt zu werden. Sind hingegen zwei oder drei der Hauptstämme verschlossen oder stenosiert, ist eine Arteriographie mit zusätzlicher seitlicher Projektion vorzunehmen. Je nach Befund ist eine revaskularisierende Operation oder eine Kathetertherapie zu erwägen. Wenn die Duplexsonographie eine andere vaskuläre Ursache des Beschwerdebildes aufdeckt (z. B. eine

3.4 Diagnostik bei Verdacht auf viszerale und renale Durchblutungsstörungen 119

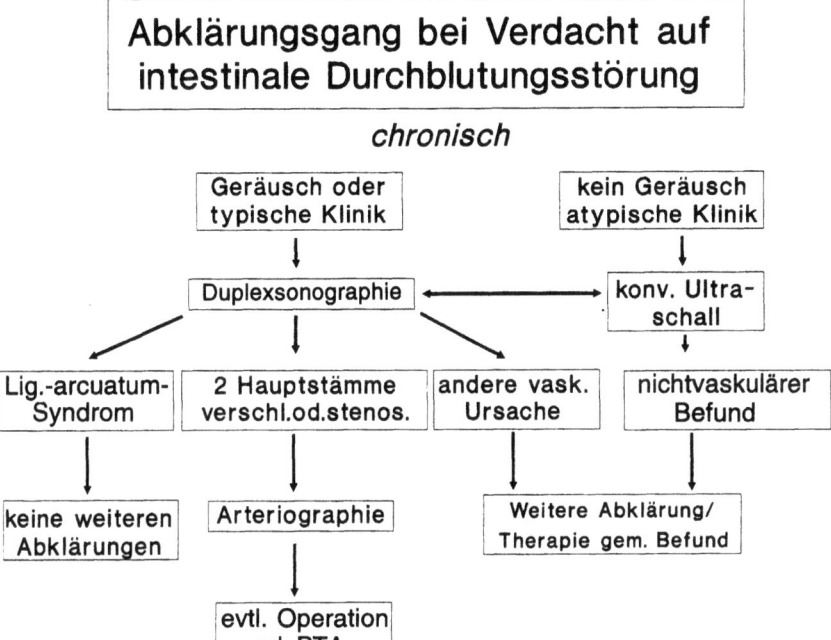

Abb. 3.15. Abklärungsgang bei Verdacht auf chronische intestinale Durchblutungsstörung

Mesenterialvenenthrombose, Abb. 3.16) richten sich die weiteren Abklärungen und Behandlungen nach dem entsprechenden Krankheitsbild (Abb. 3.15).

Bei Verdacht auf eine *akute* intestinale Durchblutungsstörung muß grundsätzlich sehr rasch gehandelt werden (Abb. 3.17). Bei Verfügbarkeit ist eine Duplexsonographie erster Abklärungsschritt. Dabei ist aber zu beachten, daß wegen Luftüberlagerung und massiver Schmerzen häufig keine konklusive Aussage möglich ist. In diesem Fall ist bei persistierendem Verdacht auf eine akute intestinale arterielle Obstruktion eine rasche Arteriographie unabdingbar. Kann mittels Duplexsonographie die Diagnose z. B. des akuten mesenterialen Verschlusses gestellt werden, erübrigt sich evtl. die Angiographie, und der Patient kann direkt operiert werden. Möglicherweise weist das B-Bild der Duplexsonographie aber auf eine nichtvaskuläre Ursache der Symptomatologie hin und die weitere Abklärung resp. Therapie richtet sich dann nach diesem Befund. Abbildung 3.17 illustriert den Abklärungsgang bei Verdacht auf akute Durchblutungsstörung.

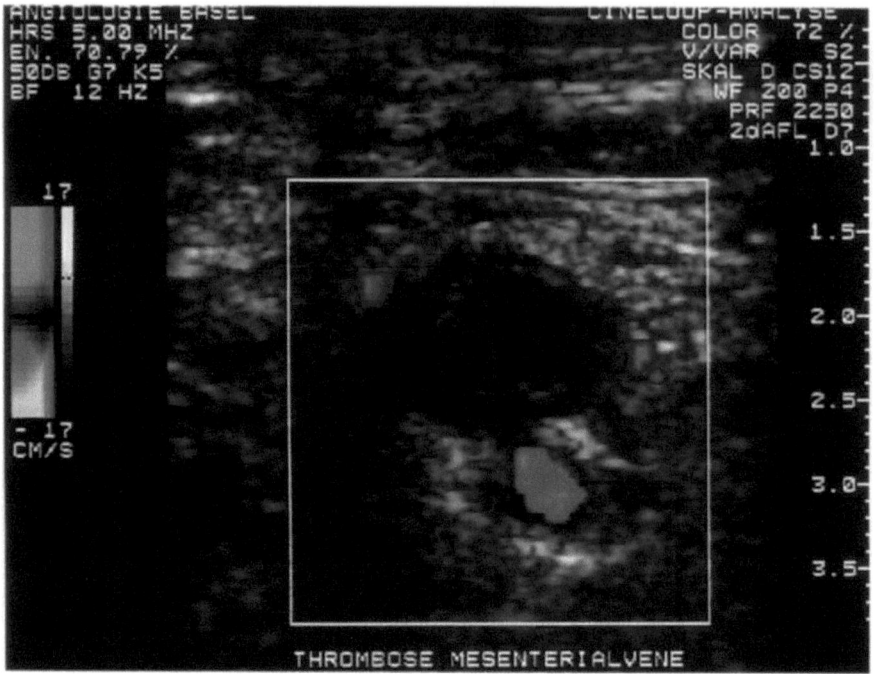

Abb. 3.16. Farbduplexsonographisches Bild einer Mesenterialvenenthrombose. Das Bild zeigt einen Querschnitt durch A. und V. mesenterica superior. Unten, farbduplexsonographisch rot dargestellt, die normale offene A. mesenterica superior. Oberhalb und unmittelbar an die Arterie angrenzend ein runder, vorwiegend echoarmer Bezirk der keine Farbdarstellung zeigt. Es handelt sich hier um die thrombosierte V. mesenterica superior. Links und rechts von der thrombosierten Vene zwei kleine Begleitvenen, blau dargestellt

3.4.2 Renale Durchblutungsstörung

Allgemeines
Die weitaus häufigste Ursache einer renalen Durchblutungsstörung ist die arteriosklerotische oder durch fibromuskuläre Dysplasie bedingte Einengung der Nierenarterie mit oder bei arterieller Hypertonie. Seltene Ursachen von renalen Durchblutungsstörungen sind der embolische oder thrombotische Niereninfarkt, das Aneurysma der Nierenarterie, die Vaskulitis mit Befall der Nierengefäße sowie die Nierenvenenthrombose. Die renovaskuläre Hypertonie, d. h. die Hypertonie, die durch die Aktivierung des Renin-Angiotensin-Systemes durch Obstruktion der Nierenarterie zustande kommt, ist von den sekundären Hypertonien nebst Alkoholmißbrauch und hormoneller Antikonzeption die häufigste Form. Die Inzidenz schwankt je nach Statistik stark und liegt zwischen 0,6 und 20% [17–22]. Dabei nimmt die Inzidenz mit dem Schweregrad der Hypertonie zu. Dies dürfte teilweise damit zusammenhängen, daß schwerere Hypertonieformen häufiger angiographiert werden.

3.4 Diagnostik bei Verdacht auf viszerale und renale Durchblutungsstörungen 121

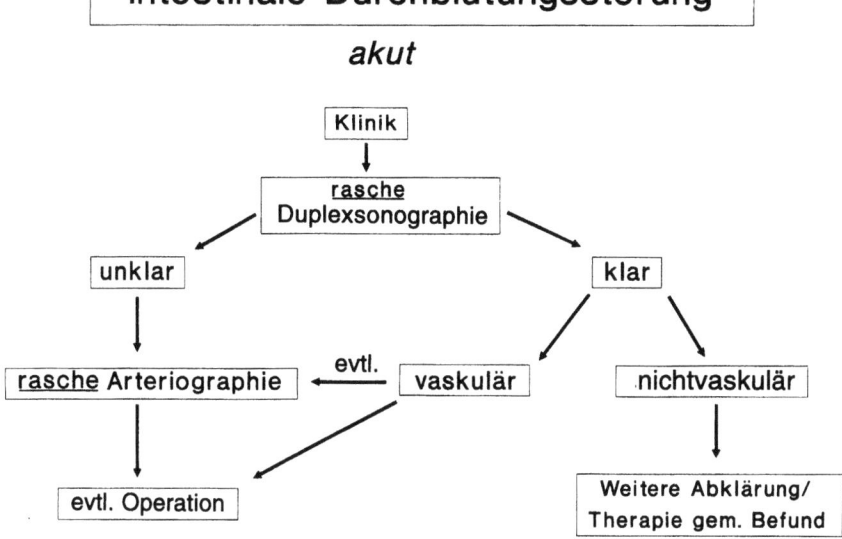

Abb. 3.17. Abklärungsgang bei Verdacht auf akute intestinale Durchblutungsstörung

Klinische Verdachtsmomente
An eine renovaskuläre Hypertonie lassen hohe diastolische Blutdruckwerte, eine schlecht einstellbare Hypertonie und der „plötzliche" Beginn des Hochdruckes denken. Betrifft der Hypertonus eine junge, schlanke Frau, ist ätiologisch eine fibromuskuläre Dysplasie in Betracht zu ziehen, bei einem Mann über 50 Jahren dürfte pathologisch-anatomisch eher eine arteriosklerotische Stenose Ursache sein. Das Geräusch bei Nierenarterienstenose ist, wie bei viszeraler Obstruktion, nicht immer vorhanden. Die Literaturangaben schwanken zwischen 39 und 66% [23–26]. Typische Lokalisation des zur Nierenarterie gehörenden Geräusches ist der subkostale Oberbauch bds. mit Ausstrahlung nach dorsal. Das Geräusch ist im Falle einer signifikanten Einengung typischerweise systolodiastolisch. Eine Intensitätsabnahme spricht für eine Zunahme der Stenose, kann aber auch einem Verschluß oder einer besseren Hypertonieeinstellung entsprechen.

Abklärungsprozedere bei Verdacht auf renovaskuläre Hypertonie
Duplexsonographie. Angesichts der hohen diagnostischen Ausbeute in kompetenten Händen bei gleichzeitiger Nichtinvasivität würden wir als ersten Abklärungsschritt eine Duplexsonographie empfehlen (Abb. 3.18). In 82–98% der Fälle läßt sich damit eine qualitativ ausreichende Aussage machen [27–29]. Als Kriterien für eine über 60%-ige Lumeneinengung werden die dopplersonographisch bestimmten systolischen Geschwindigkeitsquotienten zwischen Nierenarterie und Aorta oder die isolierte Erhöhung der systolischen Spitzenflußgeschwindigkeit verwendet. Bei einem

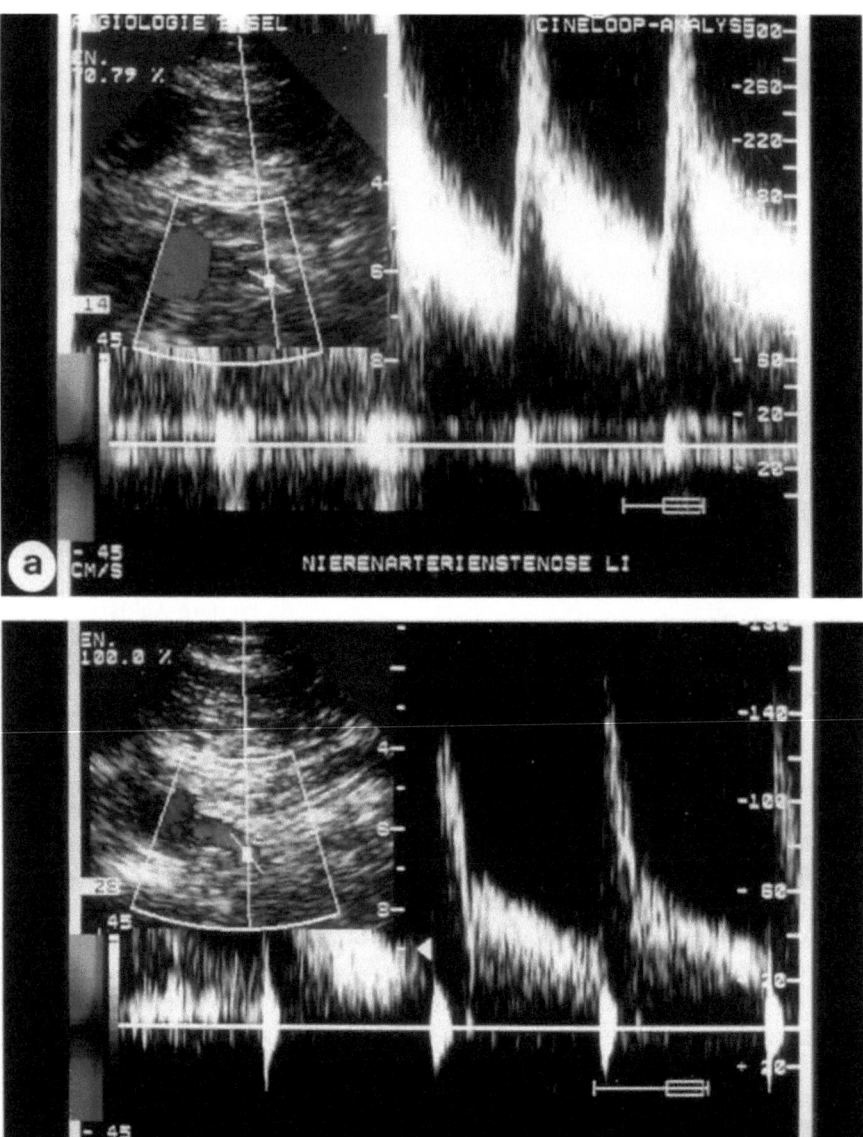

Abb. 3.18 a. Duplexsonographisches Bild einer hochgradigen Nierenarterienstenose links. Der *linke Bildausschnitt* zeigt die Befunde im B-Bild sowie im Farbdoppler. Das rote runde Areal entspricht der quergeschnittenen Aorta. Ungefähr 1 cm distal des Abganges ist das Meßvolumen des gepulsten Dopplers an einer Stelle mit deutlichen farbduplexsonographischen Turbulenzen (gelbe, grüne, blaue Farbe, statt homogenes Blau) eingeblendet. Die *rechts* im Bild dazugehörende Spektralanalyse zeigt eine massive Erhöhung der systolischen Spitzenflußgeschwindigkeit auf über 300 cm/s, diastolisch auf rund 160 cm/s. Der Befund entspricht einer hochgradigen Nierenarterienstenose. **b.** Farbduplexsonographisches Bild nach erfolgreicher perkutaner transluminaler renaler Angioplastie der Stenose von Abb. 3.18a. Das Dopplermeßvolumen ist wieder an

Index Nierenarterie/Aorta über 3,5 oder einer Erhöhung der systolischen Spitzenflußgeschwindigkeit über 180 cm/s lassen sich in der Diagnose der Nierenarterienstenose eine Sensitivität zwischen 83 und 100% und eine Spezifität zwischen 73 und 97%, verglichen mit dem Goldstandard Angiographie, erzielen [27, 30–33]. In einem eigenen Kollektiv von 88 angiographisch kontrollierten Nierenarterien erreichten wir eine Spezifität von 94% und eine Sensitivität von 97,5% in der Diagnose signifikanter Stenosen [43]. Adipositas und Darmgasüberlagerung behindern gelegentlich die ansonsten völlig unbelastende Untersuchung. Wenn die Duplexsonographie die Verdachtsdiagnose einer Nierenarterienstenose bestätigt, ist als nächster Abklärungsschritt eine Angiographie in PTRA-Bereitschaft (Perkutane transluminale renale Angioplastie) zu erwägen (Abb. 3.19). Ist eine kompetente Duplexsonographie nicht verfügbar, ist in allen Fällen, in denen eine Dilatation oder gar eine Operation als therapeutische Konsequenz potentiell möglich wäre, eine intraarterielle digitale Subtraktionsangiographie zu empfehlen. Gegebenenfalls kann gleichzeitig mit der Angiographie auch die Dilatation einer evtl. Stenose vorgenommen werden. Sind entweder Duplexsonographie oder intraarterielle digitale Subtraktionsangiographie sicher negativ, ist die medikamentöse Behandlung der Hypertonie unumgänglich. Abbildung 3.20 erläutert den Abklärungsgang bei Verdacht auf renovaskuläre Hypertonie.

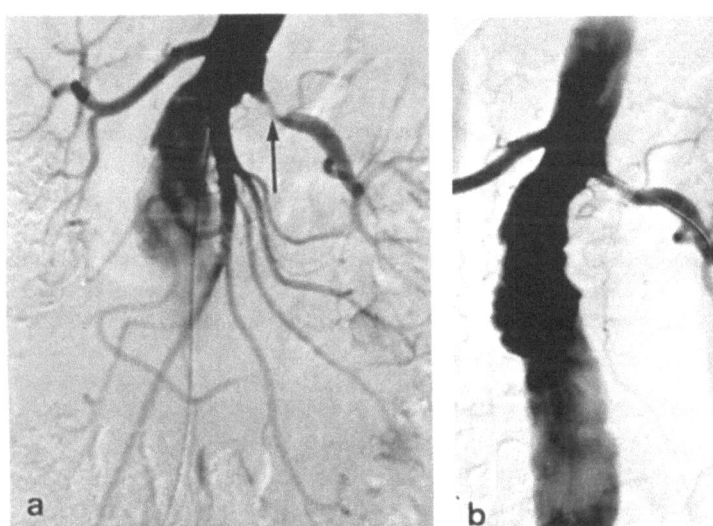

Abb. 3.19 a. Angiographisches Korrelat der Stenose von Abb. 3.4.6 a. Es zeigt sich eine hochgradige, etwas exentrische Einengung der linken A. renalis *(Pfeil)*. **b.** Angiographisches Korrelat der Nierenarterienstenose links nach erfolgreicher PTRA. Die Stenosierung ist behoben, es zeigt sich lediglich noch eine leichte Inhomogenität in der Kontrastmitteldarstellung im Bereich der dilatierten Stelle. Peripher kommt es zu einer kräftigen Anfärbung der linken Niere

◊
der gleichen Stelle eingeblendet, farbduplexsonographisch zeigen sich nun keine Turbulenzen mehr, das Flußmuster in der Nierenarterie ist homogen blau dargestellt. Rechts die Dopplerspektralanalyse mit einer Normalisierung der systolischen und diastolischen Flußgeschwindigkeiten auf 140 resp. 40 cm/s

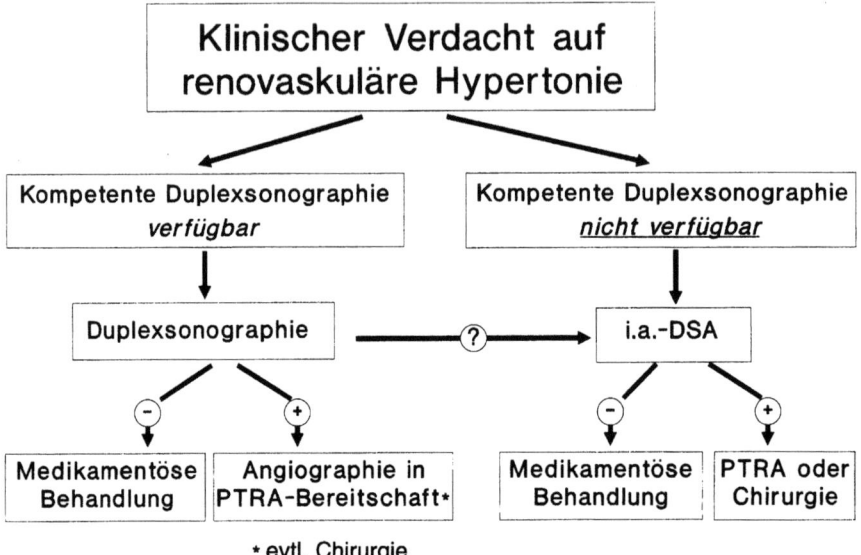

Abb. 3.20. Abklärungsgang bei Verdacht auf renovaskuläre Hypertonie (⊖ keine Stenose, ⊕ Stenose nachgewiesen ⑦ Befund unklar)

Laboruntersuchungen und übrige Abklärungsmethoden. Für die Diagnose einer renovaskulären Hypertonie gibt es keine Laboruntersuchung, die eine genügende Sensitivität oder Spezifität aufweist. Routinelaboruntersuchungen wie Serumkreatinin oder Kalium sowie Urinuntersuchung sind ohne wesentlichen diagnostischen Stellenwert. Erhöhte Plasmareninspiegel sind ebenfalls für die Diagnose der renovaskulären Hypertonie zu unspezifisch, da 10–20% der essentiellen Hypertoniker ein erhöhtes Renin aufweisen. Die selektive Reninentnahme in beiden Nierenvenen verbessert die diagnostische Aussagekraft, jedoch beträgt der Anteil falsch-negativer Befunde immer noch zwischen 36 und 50% [23, 39]. Der weniger invasive Captopriltest ist ebenfalls von umstrittener diagnostischer Bedeutung, streuen doch Sensitivität resp. Spezifität zwischen 39 und 100% resp. 67 und 95% [23, 45]. Nebst dieser großen Streubreite in den publizierten Angaben zur diagnostischen Genauigkeit haben zudem alle Labormethoden gegenüber der Duplexsonographie den Nachteil, daß sie weder morphologische Informationen über das Parenchym noch über die Art und Lokalisation einer etwaigen Stenose zu liefern vermögen, noch können sie Stenose und Verschluß unterscheiden. Deshalb hat die kompetent durchgeführte Duplexsonographie in der initialen Abklärung der renovaskulären Hypertonie den höchsten Stellenwert [43, 44].

Ähnliche Einschränkungen bezüglich diagnostischer Genauigkeit gelten für die nuklearmedizinischen Methoden, die heute in der Diagnostik der renovaskulären Hypertonie weitgehend verlassene intravenöse Urographie mit Frühbildern sowie die Computertomographie und die Magnetresonanztechnik.

Nierenarterienstenose: Folge oder Ursache der Hypertonie?
Diese Frage ist oft schwierig zu beantworten. Es ist bekannt, daß Patienten mit koronarer Herzkrankheit in rund 30% der Fälle gleichzeitig signifikante Nierenarterienstenosen aufweisen. Bei peripherer arterieller Verschlußkrankheit mit Befall der aortalen und ilikalen Strombahn beträgt die Rate gleichzeitiger Nierenarterienstenosen 33–47% [34–38]. Im Einzelfall ist praktisch mit keiner Untersuchungsmethode festzulegen, ob der Hypertonus wirklich der Stenosierung anzulasten ist oder ob sich die Stenose nicht als Folge einer primären Hypertonie entwickelt hat. Auch ausgeklügelte Labortests wie selektive Reninentnahmen aus beiden Nierenvenen und der Captopriltest können die Frage nicht mit genügender Sensitivität und Spezifität beantworten [23, 40]. Da bei der jungen Frau ohne weitere Gefäßrisikofaktoren zumeist eine fibromuskuläre Dysplasie als Ursache der Stenose anzusehen ist, kann hier der Kausalzusammenhang zwischen Stenose und konsekutiver Hypertonie meist eindeutig belegt werden. Beim älteren Patienten mit arteriosklerotischer Stenosierung hingegen ist die Frage echte renovaskuläre Hypertonie oder Nierenarterienstenose bei primärer Hypertonie meist nur ex juvantibus zu beantworten. Bessert sich eine Hypertonie nach Dilatation einer Nierenarterienstenose oder verschwindet sie gar, dürfte eine renovaskuläre Hypertonie vorgelegen haben. Bei ungenügendem therapeutischem Erfolg der lumeneröffnenden Maßnahme hingegen liegt eine bereits fixierte renovaskuläre Hypertonie vor oder die Stenosierung ist als Folge eines primären Hochdruckes anzusehen. Dabei ist zu beachten, daß die Prognose der PTRA bei fibromuskulärer Dysplasie besser ist als bei atheromatöser Stenose. Liegt eine fibromuskuläre Dsyplasie vor, sind nach PTRA rund zwei Drittel aller Patienten geheilt, bei artherosklerotischer Läsion ist die Heilungsrate lediglich 30% [41, 42].

Literatur

1. Graft RJ, Menon GP, Marston A (1981) Does intestinal angina exist? A critical study of obstructed visceral arteries. Br J Surg 68: 316
2. Larsen RO, Lindenauer SM, Stanley JC (1980) Splanchnic arteriosclerotic disease and intestinal angina. Arch Surg 115: 497
3. Marston A, Clarke JMF, Garcia Garcia J, Miller AL (1985) Intestinal function and intestinal blood supply: a 20 year surgical study. Gut 26: 656
4. Mikkelson WP (1957) Intestinal angina: its surgical significance. Am J Surg 94: 262
5. Gillespie IE (1985) Intestinal ischemia. Gut 26: 653
6. Stoney RJ, Wylie EJ (1966) Recognition and management of visceral ischemic syndromes. Ann Surg 1964: 714
7. Charrette EP, Iyengar RK, Lynn RB, Paloschi GB, West RO (1971) Abdominal pain associated with celiac artery compression. Surg Gynecol Obstet 132: 1009
8. Levin DC, Baltaxe HA (1972) High incidence of celiac axis narrowing in asymptomatic individuals. AJR 116: 426
9. Szilagyi DE, Rian RL, Elliott JP, Smith RF (1972) The celiac artery compression syndrome: does it exist? Surgery 72: 849
10. Colapinto RF, McCoughlin MJ, Weisbrod GL (1972) The routine lateral aortogram and the celiac axis syndrome. Radiology 103: 557
11. Babb RR (1973) Auscultation of the abdomen with reference to vascular sounds. Am J Dig Dis 18: 1058
12. Sarr MG, Dickinson ER, Newcomer AD (1980) Diastolic bruit in chronic intestinal ischemia. Recognition by abdominal phonoangiography. Dig Dis Sci 25: 761

13. Jäger KA, Frauchiger B, Eichlisberger R, Beglinger C (1992) Evaluation of the gastrointestinal vascular system by duplex sonography: 197. In: Labs KH, Jäger KA, Fitzgerald DE, Woodcock JP, Neuerburg-Heusler D (eds) Diagnostic vascular ultrasound. Arnold, London
14. Jäger K, Bollinger A, Valli C, Ammann R (1986) Measurement of mesenteric blood flow by duplex scanning. J Vasc Surg 3: 462
15. Münch R, Jäger K (1988) Duplexsonographie – eine Erweiterung der Diagnostik mesenterialer Durchblutungsstörungen. Schweiz Rundschau Med Prax 77: 51
16. Werth B, Heer M, Beglinger C, Jäger K (1989) Postprandial superior mesenteric artery blood flow (SMABF) response in patients with different gastrointestinal disorders. Gastroenterology 96: A542
17. Stimpel M, Groth H, Greminger P, Lüscher TF, Vetter H, Vetter W (1985) The spectrum of renovascular hypertension. Cardiology [Suppl] 1/1: 72
18. Berglund G, Andersson O, Wilhelmsen L (1976) Prevalence of primary and secondary hypertension: studies in a random population sample. Br Med J 2: 554
19. Capelli JP, Housel EL, Zimskind PD et al. (1979) Renovascular hypertension: prospective diagnostic yield in a random access population. Urology 2: 324
20. Davis BA, Crook JE, Vestal RE et al. (1979) Prevalence of renovascular hypertension in patients with grade II or IV hypertensive retinopathy. N Engl J Med 30: 273
21. Lewin A, Blaufox D, Castel H et al. (1985) Apparent prevalence of curable hypertension in the hypertension detection and follow-up programme. Arch Intern Med 245: 424
22. Working Group on Renovascular Hypertension (1987) Detection, evaluation and treatment of renovascular hypertension: final report. Arch Intern Med 147: 820
23. Svetkey LP, Himmelstein SI, Dunnick NR et al. (1987) Prospective analysis of strategies for diagnosing renovascular hypertension. Hypertension 14: 247
24. Simon N, Franklin SS, Bleifer KH, Maxwell MH (1972) Clinical characteristics of renovascular hypertension. JAMA 220: 1209
25. Hunt JC, Sheps SG, Harrison EG et al. (1974) Renal and renovascular hypertension: a recent approach to diagnosis and management. Arch Intern Med 133: 988
26. Eipper DF, Gifford RW Jr, Stewart BH et al. (1976) Abdominal bruits in renovascular hypertension. Am J Cardiol 34: 48
27. Dubbins PA (1986) Renal artery stenosis: Duplex Doppler evaluation. Br J Radiol 59: 225
28. Handa N, Fukunaga R, Etani H, Yoneda S, Kimura K, Kamada T (1988) Efficacy of echo-doppler examination for the evaluation of renovascular disease. Ultrasound Med Bio 14: 1
29. Robertson R, Murphy A, Dubbins PA (1988) Renal artery stenosis: The use of duplex ultrasound as screening technique. Br J Radiol 196: 61
30. Kohler TR, Zierler RE, Martin RL et al. (1986) Non-invasive diagnosis of renal artery stenosis by ultrasonic duplex scanning. J Vasc Surg 4: 450
31. Hoffmann U, Edwards J, Carter S, Goldman M, Harley J, Zaccardi M, Strandness E (1991) Role of duplex scanning for the detection of atherosclerotic renal artery disease. Kidney Int 39: 1232
32. Avasti PS, Voyles WF, Greene ER (1984) Noninvasive diagnosis of renal artery stenosis by echo-Doppler velocymetry. Kidney Int 25: 428
33. Ferretti G, Salomone A, Castagno PL, Miglietti P, Rispoli P (1988) Renovascular hypertension: a non-invasive Duplex scanning screening. Inter Angio 7: 219
34. Schreiber MJ, Pohl MA, Novick AC (1984) The natural history of atherosclerotic and fibrous renal artery disease. Urol Clin Noth Am 11: 383
35. Adams MB, Harris SS, Kauffmann HM, Towne JB (1984). Effect of primary renal disease in patients with renovascular insufficiency. J Vasc Surg 1: 482
36. Kuhlmann U, Wehling M, Vetter W et al. (1983) Häufigkeit und Bedeutung von Nierenarterienstenosen bei Patienten mit peripherer arterieller Verschlußkrankheit. Klin Wochenschr 61: 339
37. Landwehr DM, Vetrovec GW, Cowley MJ et al. (1983) Association of renal artery stenosis with coronary artery disease in patients with hypertension and/or chronic renal insufficiency. Am Soc Nephrol (Abstract): 33A
38. Novick AC (1989) Current concepts in the management of renovascular hypertension and ischemic renal failure. Am J Kidney Dis 13: 33

39. Marks LS, Maxwell MH (1975) Renal vein renin: Value and limitations in the prediction of operative results. Urol Clin Noth Am 2: 311
40. Müller FB, Sealey JE, Case DB et al. (1986) The captopril test for identifying renovascular disease in hypertensive patients. Am J Med 80: 633
41. Lüscher TF, Greminger P, Siegenthaler W, Vetter W (1986) Renal venous renin determination in renovascular hypertension: Diagnostic and prognostic value in unilateral renal artery stenosis treated by surgery or percutaneous transluminal angioplasty. Nephron 44: 17
42. Kuhlmann U, Greminger P, Gruentzig A et al. (1985) Long-term experience in percutaneous transluminal dilatation of renal artery stenosis. Am J Med 692: 79
43. Jäger K (1991) Moderne Möglichkeiten bei der Abklärung renovaskulärer Stenosen: Internist 32: 127
44. Frauchiger B, Eichlisberger R, Jäger K (1993) Renovaskuläre Hypertonie. In: Nephrologie für die Praxis. Franz H, Riesler A (Hrsg) Ecomed
45. Postma C, van de Stenn P, Hoefnagels W, de Boo T, Thien T (1990) The captopril test in the detection of renovascular disease of hypertensive patients. Arch Intern Med 150: 625

4 Supraaortale Gefäße

4.1 Rationelle Diagnostik bei arteriellen Durchblutungsstörungen der oberen Extremitäten

A. Creutzig, M. Schneider und K. Alexander

4.1.1 Allgemeines

Durchblutungsstörungen der oberen Extremitäten kommen weitaus seltener vor als im Bereich der Beine, können aber erhebliche diagnostische und therapeutische Probleme bereiten. Weniger als 5% der Fälle mit kritischer Extremitätenischämie betreffen die Arme. Während bei den Durchblutungsstörungen der Beine in aller Regel die Arteriosklerose als Ursache anzuschuldigen ist, finden sich ätiologisch an den oberen Extremitäten häufig eine Arteriitis, eine Embolie oder ein Trauma (Tabelle 4.1).

Tabelle 4.1. Zur Ätiologie (%) der kritischen Ischämie der oberen Extremitäten (Nach [5])

Arteriitis		40
davon A. subclavia	12	
Hand/Digitalarterien	28	
Embolie		23
Trauma		16
Arteriosklerose		11
Thoracic-outlet-Syndrom		7
Sonstige Ursachen		3

Während arteriosklerotisch bedingte Durchblutungsstörungen der Arme oft symptomarm verlaufen, entwickeln sich Durchblutungsstörungen im Rahmen von Vaskulitiden oft rasch. Hier klagen die zumeist älteren Patienten häufig über eine behindernde Dyspraxia intermittens.

4.1.2 Verdacht auf Obliteration der A. subclavia

Bei belastungsabhängigen Oberarmbeschwerden, unabhängig von der Armhaltung, besteht der Verdacht auf eine Subklaviaobstruktion. Das Ausmaß wird durch die proximale und periphere Arteriendruckmessung im Seitenvergleich dokumentiert. Die Duplexsonographie sichert den Befund (Abb. 4.1). Beide Untersuchungen werden auch zur Verlaufskontrolle eingesetzt [1].

Besteht der Verdacht auf ein Subclavian-steal-Syndrom, kann die Duplexsonographie gut Auskunft über die Perfusionsverhältnisse der Vertebralarterien geben. Zusätzlich ist die Durchführung einer transkraniellen Dopplersonographie notwen-

4.1 Diagnostik bei arteriellen Durchblutungsstörungen der oberen Extremitäten 129

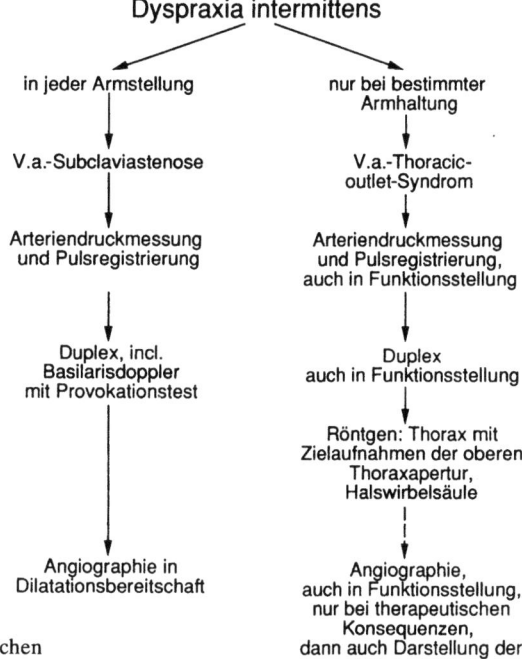

Abb. 4.1. Flußdiagramm zum praktischen diagnostischen Vorgehen bei Dyspraxia intermittens

dig. Damit kann während der Hyperämie des Armes nach Manschettenokklusion eine Flußumkehr in der A. basilaris registriert und damit die klinische Relevanz gesichert werden (Abb. 4.2).

Wenn aufgrund der klinischen Symptomatik die Indikation zu einer invasiven Behandlung gestellt ist, wird eine Arteriographie in Dilatationsbereitschaft als diagnostische und gleichzeitig therapeutische Maßnahme durchgeführt.

4.1.3 Verdacht auf Arteriitis

Bei klinischem Verdacht auf eine Vaskulitis müssen zusätzlich Laboruntersuchungen durchgeführt werden. Im Basislabor wird die Blutsenkungsgeschwindigkeit, das rote und weiße Blutbild, die Thrombozytenzahl, der Test auf antinukleäre Antikörper sowie Kryoglobuline als Hinweis auf zirkulierende Immunkomplexe angefertigt. Speziellen Fragestellungen bleiben die Immunelektrophorese, die Bestimmung von Anti-DNS-Antikörpern, SCL 70, antizentromeren Antikörpern, Rheumafaktoren und Kälteagglutininen vorbehalten [4].

Die duplexsonographische Untersuchung zeigt erheblich verdickte Arterienwände als Ausdruck des entzündlichen Gefäßwandprozesses. Eine Regression unter immunsuppressiver Therapie kann ebenfalls duplexsonographisch dokumentiert werden.

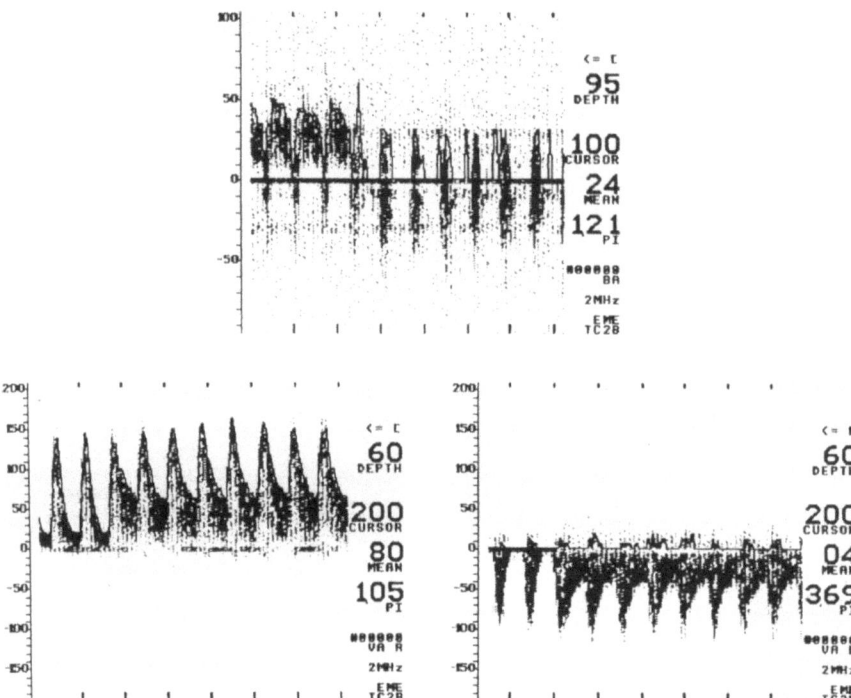

Abb. 4.2. Transkranielle Dopplersonographie zur Abklärung eines Subclavian-steal-Phänomens: orthograder Fluß in der rechten A. vertebralis *(untere Abb. links)*, retrograder Fluß in der linken A. vertebralis *(untere Abb. rechts)*; zunächst orthograde Perfusion der A. basilaris, nach Freigabe einer Kompression am linken Oberarm, dann Einsetzen eines Pendelflusses *(obere Abbildung)*

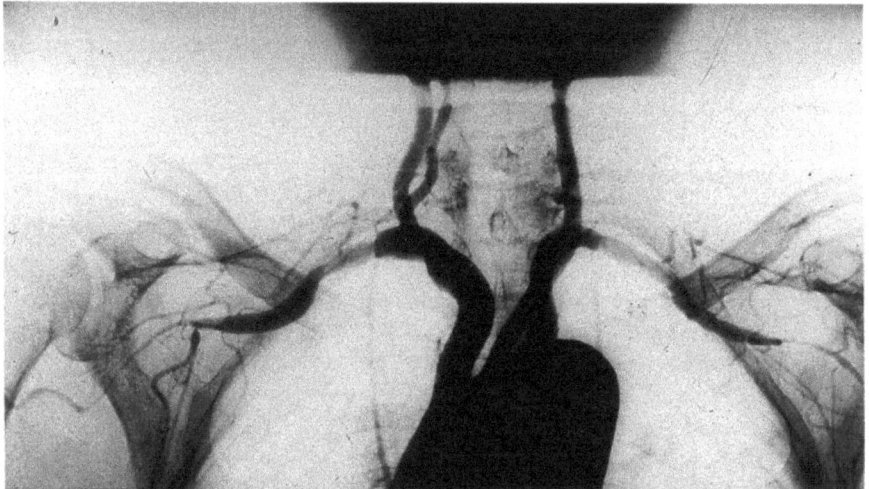

Abb. 4.3. Arteriogramm einer 70jährigen Patientin mit Polymyalgia rheumatica und Arteriitis: symmetrischer Verschluß der A. subclaviae

Arteriographisch kommt beim proximalen Verschlußtyp ein oft symmetrischer Verschluß der A. subclavia mit konisch zulaufenden Gefäßen zur Darstellung (Abb. 4.3).

4.1.4 Verdacht auf akuten Arterienverschluß

Auch bei akuten arteriellen Verschlüssen spielen die oberen Extremitäten eine untergeordnete Rolle: etwa jeder sechste Verschluß ist hier zu finden, wobei A. axillaris und A. brachialis in etwa gleich häufig betroffen sind. In der Regel werden Anamnese und klinischer Befund wegweisend sein. Die Diagnostik muß nach den für den akuten Arterienverschluß der unteren Extremitäten gültigen Richtlinien durchgeführt werden *(s. 1. Kap 3.2)*. Nur in Zweifelsfällen ist eine Arteriographie notwendig. Therapeutische Maßnahmen wie Embolektomie oder Lyse dürfen dadurch nicht verzögert werden.

Obligatorisch ist die Fokussuche. Eine kardiale Emboliequelle wird am besten mittels transösophagealer Echokardiographie ausgeschlossen. Die duplexsonographische Untersuchung kann ein Aneurysma im Bereich der A. subclavia aufdecken. Die Röntgenaufnahme des Thorax führt gelegentlich zur Diagnose eines Bronchialkarzinoms als Ursache für die periphere Embolie.

4.1.5 Verdacht auf Thoracic-outlet-Syndrom

Werden Beschwerden nur bei bestimmten Armhaltungen geäußert, muß einem Thoracic-outlet-Syndrom nachgegangen werden. Die Ursachen hierfür können vielfältig sein. Neben angeborenen Ursachen, z. B. atypischen fibromuskulären Bandstrukturen, einem M. scalenus minimus, abnormen Muskelansätzen oder -ursprüngen, einer Hypertrophie des processus transversus vom 7. Halswirbelkörper, einem Steilstand der 1. Rippe um mehr als 45°, einer Halsrippe oder einer Dysostosis cleidocranialis, kommen erworbene Ursachen wie Tonusverlust der Schultergürtelmuskulatur, eine Fibrosierung und Hypertrophie der Mm. scaleni, eine Pseudarthrose und überschießende Kallusbildung nach Klavikulafraktur, eine retrosternale Dislokation der Klavikula, Exostosen der 1. Rippe und der Klavikula, ein Pancoast-Tumor der Lungenspitze und eine Strahlenfibrose der Axilla nach Radiatio in Betracht. Ganz überwiegend kommt es zu einer Kompression des Nervenbündels mit einem bunten, klinisch wenig definierten und kontrovers beurteilten Krankheitsbild [6, 16, 17, 20]. Nur in 3–5% der Fälle wird eine Beteiligung der Gefäße gefunden [14].

Klinik
Die Diagnostik einer intermittierenden arteriellen Durchblutungsstörung mit klinischen Tests hat sich als äußerst problematisch erwiesen. Bei Probanden wurde im Eden-, Adson- oder Wright-Test in 85% ein auffälliger Befund in zumindest einem Test erhoben. Klinischer und plethysmographischer Befund korrelierten schlecht; die Kombination von Photoplethysmographie und klinischem Test erbrachte noch in 15% ein auffälliges Ergebnis [19]. Dagegen wird dem Roos- oder AER-Test (Abduktion, Elevation und Rotation) ein höherer Wert zugeschrieben. Hierbei werden beide

132 A. Creutzig et al.

Arme rechtwinkelig abduziert und im Ellenbogengelenk rechtwinkelig gebeugt. Die Handflächen werden nach außen rotiert. In dieser Position muß der Patient über 3 min Faustschlußbewegungen durchführen. Wenn es dabei zu einer Schmerzsymptomatik oder zu einer kräftigen Abblassung kommt, kann ein Thoracic-outlet-Syndrom angenommen werden [8]. Nach einer anderen Mitteilung muß aber auch dieser Test als unspezifisch angesehen werden [18].

Einfache apparative Untersuchung
Bei eindeutiger Anamnese kann bei entsprechender Armstellung durch die plethysmographische Pulsregistrierung oder dopplersonographische Flußmessung und die Messung des Arteriendruckes, z. B. über der A. radialis, die verminderte periphere Durchblutung dokumentiert werden (Abb. 4.4) [5, 9]. Der gelegentlich empfohlene Einsatz der Laserdopplertechnik zum Nachweis der passageren peripheren Minderdurchblutung ist dagegen wohl nicht notwendig [21].

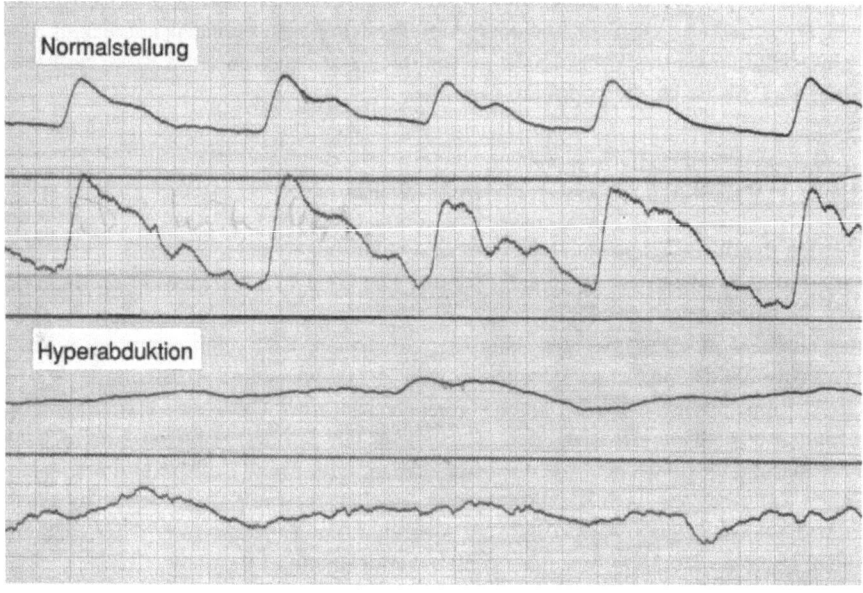

Abb. 4.4. Akrales Volumenplethysmogramm der Daumen einer Patientin mit beidseitigem Thoracic-outlet-Syndrom (ätiologisch Halsrippen): in Normalstellung der Arme regelrechte Perfusion, die bei Hyperabduktion vollständig sistiert

Duplexsonographie
Duplexsonographisch kann der komplette Flußstop in der A. subclavia nachgewiesen werden. Eine relevante Strömungsbehinderung wird auch angenommen, wenn es zu einer Verdoppelung der systolischen „peak-velocity" kommt (Abb. 4.5) [11, 12]. Zudem wird natürlich bei der Duplexsonographie auch die V. subclavia mit beurteilt. Zu bedenken ist, daß nach diesen Kriterien aber auch 20% der asymptomatischen Probanden eine Kompression der A. subclavia aufweisen [11].

4.1 Diagnostik bei arteriellen Durchblutungsstörungen der oberen Extremitäten 133

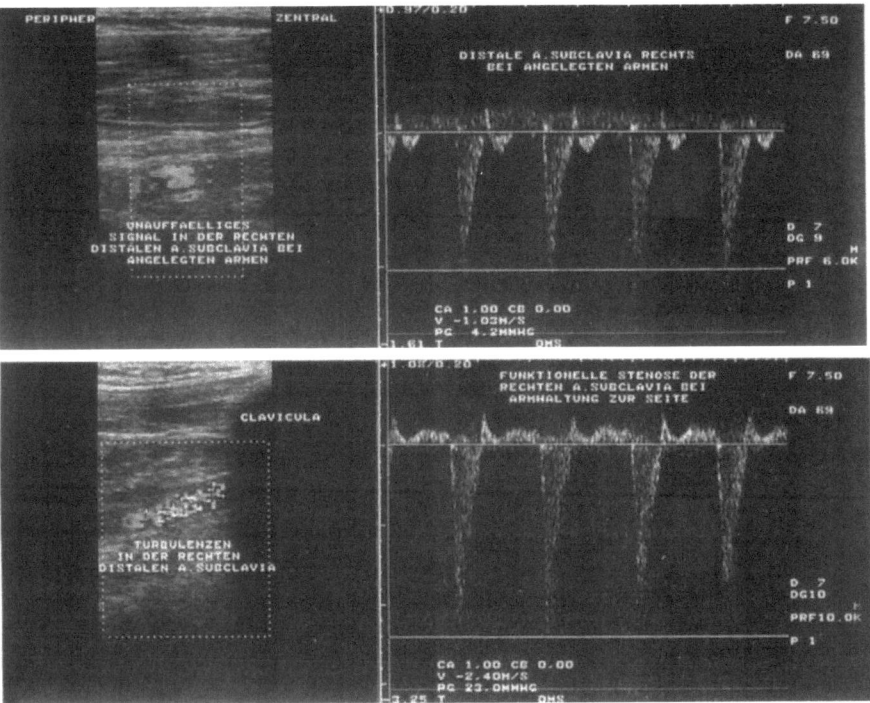

Abb. 4.5 a,b. Farbdoppler einer Patientin mit Thoracic-outlet-Syndrom: **a.** ungestörte Durchblutung, **b.** in entsprechender Armstellung erheblich erhöhte Flußgeschwindigkeit und Nachweis von Turbulenzen

Radiologische Methoden
Wenn nach Klinik und duplexsonographischem Befund ein Thoracic-outlet-Syndrom wahrscheinlich ist, sollte zur ätiologischen Zuordnung eine Röntgenaufnahme des Thorax mit Zielaufnahmen der oberen Thoraxapertur sowie der Halswirbelsäule durchgeführt werden [13]. Nur in seltenen Fällen ist bei unauffälligem Röntgenbefund die Computertomographie der oberen Thoraxapertur nützlich [2].

Eine Angiographie, die auch in Funktionsstellung durchzuführen ist, wird nur dann indiziert, wenn sich therapeutische Konsequenzen ergeben (Abb. 4.1). Sie muß dann auch die Darstellung der peripheren Gefäße umfassen, da in der Mehrzahl begleitende organische Digitalarterienverschlüsse zu finden sind [8]. Sie sind überwiegend Folge von Embolien aus dilatierten oder aneurysmatisch veränderten Segmenten der A. subclavia [3]. In 15% der symptomatischen Patienten mit normalem Angiogramm kann die Arterienkompression erst durch eine Aufnahme in aufrechter Körperhaltung dokumentiert werden [7, 10].

Literatur

1. Baxter BT, Blackburn D, Payne K, Pearce WH, Yao JST (1990) Noninvasive evaluation of the upper extremity. Surg Clin N Am 70: 87
2. Bilbey JH, Müller L, Connell DG, Luoma AA, Nelems B (1989) Thoracic outlet syndrome: Evaluation with CT. Radiology 171: 381
3. Cormier JM, Amrane M, Ward A, Laurian C, Gigou F (1989) Arterial complications of the thoracic outlet syndrome: fifty-five operative cases. J Vasc Surg 9: 778
4. Creutzig A (1993) Diagnose des Raynaud Syndroms. Dtsch Med Wochenschr 118: 1449
5. Creutzig A, von der Lieth H, Majewski A, Caspary L, Oestmann J, Alexander K (1988) Vaskuläre Komplikationen des Kompressionssyndroms der oberen Thoraxapertur (Thoracic outlet-Snydrom). Med Klin 83: 133
6. Cuetter AC, Bartoszek DM (1989) The thoracic outlet syndrome: Controversies, overdiagnosis, overtreatment and recommendations for management. Muscle Nerve 12: 410
7. Grant DS, Shaw PJ, Adishia M (1988) Vascular compression in thoracic outlet syndrome – a potentially missed diagnosis. Ann R Coll Surg Engl 81: 476
8. Gruss JD, Hiemer W, Bartels D (1987) Klinik, Diagnostik und Therapie des Thoracic-outlet-Syndroms. Vasa 16: 337
9. Hachulla E, Camilleri G, Fournier C, Vinckier L (1990) Étude clinique, vélocimétrique et radiologique de la tranversée thoracobrachiale chez 95 sujets témoins: limites physiologiques et incidences pratiques. Rev Med Intern 1: 19
10. Huth C, Korn S, Claussnitzer R, Walter E, Hoffmeister H-E (1986) Die Bedeutung einer aufrechten Körperhaltung bei der Angiographie zur Diagnose des Thoracic-outlet-Syndroms. Helv Chir Acta 53: 471
11. Longley DG, Yedlicka JW, Molina EJ, Schwabacher S, Hunter DW, Letourneau JG (1992) Thoracic outlet syndrome: Evaluation of the subclavian vessels by color duplex sonography. AJR 158: 623
12. Longley DG, Yedlicka JW, Molina EJ, Schwabacher S, Letourneau JG (1990) Color doppler ultrasound of thoracic outlet syndrome. Semin Int Radiol 7: 230
13. Majewski A, Oestmann JW, Creutzig A, Alexander K (1986) Die radiologische Diagnostik beim Thoracic-Outlet-Syndrom und seinen vaskulären Komplikationen. Röntgenblätter 39: 175
14. Nachbur BH (1988) Die Syndrome der oberen Thoraxapertur und ihre Behandlung. Ther Umsch 45: 763
15. Quraishy MS, Cawthorn SJ, Giddings AEB (1992) Critical ischaemia of the upper limb. J R Soc Med 85: 269
16. Roos DB (1987) Thoracic outlet syndromes: update 1987. Am J Surg 154: 568
17. Roos DB (1990) The thoracic outlet syndrome is underrated. Arch Neurol 47: 327
18. Toomingas A, Hagberg M, Jorulf L, Nilsson T, Burström L (1991) Outcome of the abduction external rotation text among manual and office workers. Am J Ind Med 19. 215
19. Warrens A, Heaton JM (1987) Thoracic outlet compression syndrome: the lack of reliability of its clinical assessment. Ann R Coll Surg Engl 69: 203
20. Wilbourn AJ (1990) The thoracic outlet syndrome is overdiagnosed. Arch Neurol 47: 328
21. Winsor T, Winsor D, Mikail AA, Sibley AE (1989) Thoracic outlet syndromes – Application of microcirculation techniques and clinical review. Angiology 40: 773

4.2 Rationelle Diagnostik bei Verdacht auf zerebrovaskuläre Durchblutungsstörung

W. SANDMANN

4.2.1 Einleitung

Angesichts einer zunehmenden Entwicklung und Verbreitung von technisch sehr aufwendigen Methoden zur Untersuchung der Hirndurchblutung ist es angebracht, über eine rationale Diagnostik nachzudenken, zumal die Kosten der Apparatemedizin ständig steigen. Gerade als Chirurg muß man sich häufig wundern über die weite Palette von Untersuchungen zur Feststellung einer simplen asymptomatischen Karotisstenose. Im Forschungsbereich mögen viele Methoden akzeptabel erscheinen, aber in der Routinediagnostik benötigt man dazu beispielsweise weder eine MRT noch eine nuklearmedizinische Untersuchung. Die Spezialisierung in der Medizin hat zwar die Sicherheit in Diagnostik und Therapie erheblich verbessert, aber leider auch bewirkt, daß das therapeutische Ziel durch ein Zuviel an Untersuchungen zu sehr in die Ferne geraten kann. Man sieht sozusagen vor lauter Bäumen den Wald nicht mehr. Was die operative Therapie der zerebralen Durchblutungsstörungen angbelangt, so sind Diagnostik und Therapie in den Händen von Neurologie, Angiologie, Gefäßchirurgie, Radiologie und ggf. Kardiologie. Die diagnostischen Anforderungen müssen deshalb nach klinisch-neurologischer Untersuchung interdisziplinär abgestimmt und dann seitens der Anforderungen auch eingehalten werden. Der Stellenwert der heute verfügbaren apparativen diagnostischen Methoden soll im nachfolgenden auch unter dem Gesichtspunkt evtl. notwendiger operativer Therapie dargelegt werden.

4.2.2 Patientengut

Risikofaktoren
Die zerebrale Durchblutungsstörung führt entweder zu transienten neurologischen Symptomen oder im fortgeschrittenen Stadium zum Schlaganfall. Da der Zusammenhang zwischen Risikofaktoren und arterieller Verschlußerkrankung durch epidemiologische Studien bekannt ist [1], kommen auch zunehmend asymptomatische Patienten zur Untersuchung [5]. In unserem Krankengut entdeckten wir bei Patienten mit einem Aneurysma der Aorta abdominalis in 20,7% hämodynamisch signifikante Verschlußprozesse der hirnversorgenden Arterien. Patienten mit aortoiliakaler Verschlußerkrankung wiesen sogar in 29,3% entsprechende Verschlußprozesse der extrakraniellen hirnversorgenden Arterien auf [9]. Geringer ist die Inzidenz der extrakraniellen Verschlußprozesse bei Patienten mit koronarer Herzerkrankung [3].

Neurologische Klassifikation

Hinsichtlich der neurologischen Klassifikation ist es für das *Stadium I* sinnvoll, zwischen Patienten zu unterscheiden, die entweder völlig asymptomatisch sind oder nicht hemisphärische, unspezifische Symptome wie Schwindel, Gleichgewichtsstörungen, Konzentrationsstörungen, Gedächtnisverlust und Kopfschmerzen aufweisen. Obwohl diese Symptome einer Hemisphäre nicht zugeordnet werden können, kann durchaus eine globale zerebrale Minderdurchblutung im Rahmen eines Aortenbogensyndromes vorliegen [2].

Stadium II umfaßt Patienten mit transienten hemisphärischen Symptomen, Amaurosis fugax und „drop attacks". Definitionsgemäß dürfen die Symptome nicht über 24 h hinaus andauern. *Stadium III* ist gekennzeichnet durch den frischen Insult. Das postapoplektische *Stadium IV* wird praktischerweise unterteilt in Patienten mit guter Rückbildung der Symptome und neurologischen Ausfällen (IVa) und solchen Kranken, welche ein schweres manifestes, neurologisches Defizit behalten (IVb).

Ziel der Untersuchung

Die klinischen und apparativen Untersuchungsverfahren werden mit dem Ziel eingesetzt, Krankheitsprozesse aufzudecken, welche eine zerebrale Minderdurchblutung mit der Folge eines Schlaganfalles auslösen können oder bereits bewirkt haben. Bevor die apparative Diagnostik eingesetzt wird, muß der Untersucher Ätiologie, Prävalenz und Lokalisation der Verschlußprozesse sowie deren Entdeckbarkeit mit den sog. nichtinvasiven Verfahren kennen (Tabelle 4.2).

Tabelle 4.2. Ursachen und Lokalisation einer zerebralen Durchblutungsstörung

	Extrakranial	Intrakranial
Arteriosklerose	+	++
Fibromuskuläre Dysplasie	+	−
Spontane Dissektion	++	(+)
Trauma	++	(+)
Kardiale Embolie	+	−
Aortoarterielle Emboliequelle	+	−
Arteriitis	+	+

Lokalisation der Gefäßerkrankung

Die Arteriosklerose ist im extrakraniellen hirnversorgenden Bereich die häufigste Erkrankung und typischerweise an der Karotisbifurkation sowie an den Ursprüngen der großen Aortenbogenarterien und der Vertebralgefäße lokalisiert. Aus dieser besonderen Lokalisation und der relativen Häufigkeit resultiert eine hohe Trefferquote für die Ultraschallmethode. Seltenere Erkrankungen der Halsarterien sind die fibromuskuläre Dysplasie, spontane und traumatische Dissektion sowie die inflammatorischen Erkrankungen, welche insgesamt weiter peripher im extrakraniellen Gefäßgebiet lokalisiert sind und sich deshalb der direkten Ultraschalluntersuchung häufig entziehen. Bei bifurkationsfernen bzw. schädelbasisnahen Prozessen kann deshalb nur anhand indirekter Paramter, z. B. Fluß-/Druckreduktion und Strömungsumkehr, auf einen distal gelegenen Verschlußprozeß geschlossen werden.

4.2 Diagnostik bei Verdacht auf zerebrovaskuläre Durchblutungsstörung   137

Wertigkeit der Untersuchungsverfahren
Es ergibt sich eine abgestufte Wertigkeit der Untersuchungsverfahren hinsichtlich der Entdeckbarkeit der obstruierenden Prozesse extra- und intrakraniell (Tabelle 4.3).

Tabelle 4.3. Wertigkeit verschiedener apparativer Untersuchungsverfahren in bezug auf Lokalisation und Quantifizierung der zerebrovaskulären Verschlußerkrankung

	Intrakranial	Extrakranial	Qualitativ	Quantitativ
Ophthalmoplethysmographie	–	+	+	–
Dopplersonographie				
direkt	(+)	+	–	+
indirekt	(+)	+	+	–
transkraniell	(+)	+	+	+
Duplex				
direkt	–	+	–	+
transösophageal	–	+	+	–
Angiographie	+	+	+	+
Computertomographie	(+)	(+)	+	–
Magnetresonanztomogrpahie	(+)	(+)	+	–
Magnetresonanzangiographie	+	(+)	+	–
Positronemissionstomographie	(+)	(+)	+	–

Ophthalmoplethysmographie. Die in Deutschland wenig gebräuchliche Ophthalmoplethysmographie (OPG) mißt die dem Augapfel von der A. ophthalmica mitgeteilte Pulsation, ähnlich dem Extremitätenoszillogramm. Weiterhin kann der Blutdruck semiquantitativ im Vergleich zur A. carotis externa sowie im Vergleich zur A. brachialis und im Vergleich zur Gegenseite gemessen werden. Sofern der Verschlußprozeß nur einseitig die A. carotis interna betrifft, kann durch den Vergleich mit der gesunden Seite die Diagnose gestellt werden. Allerdings muß die Stenose signifikant, d. h. hämodynamisch wirksam sein, um einen Druckgradienten zu erzeugen. Embologene, geringergradige Stenosen werden durch die OPG nicht erfaßt und bei Mitbefall der A. carotis externa bzw. der A. subclavia/brachialis fehlt die Vergleichsmöglichkeit mit dem normalen Blutdruck. Obwohl die Methode in der Durchführung im Vergleich zu den Ultraschallverfahren einfach ist, bleibt ihre Anwendung nur auf die Suche nach hämodynamisch signifikanten Stenosen beschränkt. Sie leistet deshalb im chirurgischen Bereich vor Durchführung einer großen Gefäßoperation nur zum Ausschluß hämodynamisch signifikanter Karotisstenosen einen wertvollen Dienst [2].

Ultraschalldopplersonographie. Die verschiedenen Techniken der Dopplersonographie erlauben die Aufdeckung von Stenosen ab ca. 30% Querschnittseinengung an der Bifurkation sowie die Erfassung hämodynamisch kritischer Verschlußprozesse (> 80%) auch proximal der Bifurkation sowie distal bis einschließlich des Karotissiphons. Durch Anwendung von Kompressionstest und CO_2-Inhalation läßt sich die kollaterale Reserve zusätzlich bestimmen [13]. In der Kombination mit der Ultraschallabbildung ergibt sich das Duplexverfahren, welches den Durchfluß und die Qualität der lokalen Strömung vom laminaren bis zum turbulenten Flußverhalten erfaßt und gleichzeitig die Bifurkationsgefäße samt der inneren Oberfläche abbilden kann. Diese versatile Kombinationstechnik hat sich auch im gefäßchirurgischen Bereich bewährt, da morphologische und hämodynamische Aspekte im Bereich der Karotisbifurkation erfaßt werden können [6]. Darüber hinaus eignet sich diese Methode hervorragend zur Verlaufskontrolle vor und nach Karotiseingriffen [8]. Bei geringen Wandveränderungen sowie zur Analyse der Plaquemorphologie ist das Duplexverfahren der Angiographie gelegentlich überlegen, zumal sowohl das embologene wie auch das hämodynamische Insultrisiko erfaßt werden [4].

Die Domäne der Angiographie ist die Darstellung der prä- und postokklusiven Strombahn sowie des eigentlichen Verschlußprozesses [7]. Im Gegensatz zu den übrigen Verfahren kann die Angiographie die Ätiologie der Läsion meistens klären [11]. Die MRT, MRT-Angiographie und der PET sollen wissenschaftlichen Fragestellungen vorbehalten sein. Die Verfahren sind kostspielig und in der Durchführung zeitaufwendig und liefern hinsichtlich der operativen Therapie zur Zeit noch wenig praktisch wichtige Informationen.

Die bisherigen Ausführungen zeigen, daß die Aufstellung und Durchführung eines Routineprogrammes mit einer Testbatterie weder ökonomisch noch sinnvoll ist. Vielmehr muß sich der Untersucher auf die Fragestellung besinnen und die apparativen Untersuchungen gezielt einsetzen.

Vaskuläre und neurologische Aspekte
Die Gefäßerkrankung wird durch die vaskulären (Tabelle 4.4), die Auswirkungen auf das Erfolgsorgan durch die neurologischen (Tabelle 4.5) Aspekte beschrieben. Die vaskulären Aspekte betreffen die Lokalisation der Verschlußerkrankung innerhalb der 4 hirnversorgenden Halsarterien sowie der großen Aortenbogenarterien und den intrakraniellen Bereich, wobei Mehrgefäßprozesse extrakraniell in ca. 50% bei asymptomatischen Patienten beobachtet wurden [9].

Tabelle 4.4. Vaskuläre Aspekte

Hämodynamik	
lokal	Stenosegrad, Turbulenz, Reflux
kollateral	Kompensation
kardial	Blutdruck, Herzzeitvolumen, Rhythmus
Morphologie	Oberfläche und Struktur des Plaque

Tabelle 4.5. Neurologische Aspekte

Symptomatologie	Beginn, Frequenz und Dauer der Symptome
Befunde	Zuordnung zum zerebralen Territorium
Gefäßstatus	Zuordnung zur Gefäßprovinz
CT, MRT	Ausmaß, zeitlicher Verlauf und territoriale Zuordnung der Läsion
	Synopsis der Befunde – neurologisches Stadium
	Angiographie mit dem Ziel der Operation und Verlaufskontrolle
	Ist eine Angiographie für die Operation entbehrlich?

Die hämodynamischen Auswirkungen des Verschlußprozesses werden lokal, d. h. direkt sowie indirekt über die Kollateralphänomene festgestellt. Während die vaskulären Aspekte hauptsächlich Lokalisation, Ausdehnung und lokale Morphologie der Verschlußerkrankung erfassen, betreffen die neurologischen Aspekte mehr die Auswirkungen der Gefäßerkrankung am Erfolgsorgan und sind damit mehr auf den gesamten Patienten gerichtet. Dabei muß das vaskuläre Syndrom mit der Symptomatologie und dem betroffenen zerebralen Territorium in Einklang gebracht werden. Aus der Synopsis der hämodynamischen und klinischen Befunde ergibt sich unter Berücksichtigung des CT-Befundes die Frage: Muß eine Angiographie als Grundlage für die Therapieentscheidung durchgeführt werden?

Als unsere Arbeitsgruppe über positive Erfahrungen mit der Karotischirurgie ohne Angiographie berichtete [10], wurde unser Vorgehen von amerikanischen Kollegen als unethisch und verantwortungslos bezeichnet. In den USA hatte man nämlich damals nur wenig Erfahrung mit den Ultraschallmethoden. Wir konnten damals zeigen, daß man unter folgenden Voraussetzungen die Karotisausschälplastik auch ohne Angiographie durchführen kann:

- Einseitiger, doppler- und/oder duplexsonographisch hinsichtlich Querschnittseinengung und Längenausdehnung klar erfaßbarer okklusiver Proezß im Bifurkationsbereich bei normaler Ein- und Ausstrombahn.
- Progrediente, dopplersonographisch bereits länger kontrollierte Stenosierung.
- Subtotale ein- oder beidseitige asymptomatische Stenose mit Gefahr der Okklusion bei Kontrastmitteluntersuchung.
- Karotisstenose bei Multigefäßprozeß, wobei die Angiographie nur selektiv und nicht im Sinne einer Panarteriographie eingesetzt wird.
- Kontrastmittelallergie.

Auch bei proximaler Subklaviastenose/-verschluß ist eine Angiographie entbehrlich, wenn der Verschlußprozeß hämodynamisch kritisch und nicht emboligen ist. Im Falle von Kontrastmittelallergien reichte in unserer Arbeitsgruppe die Dopplerdiagnostik in den Händen eines erfahrenen Untersuchers als Grundlage für den operativen Eingriff bislang in jedem Falle aus. Bei emboligener Stenose sollte jedoch unbedingt angiographiert werden, um die Auswirkungen der Embolie im peripheren Bereich zu

Tabelle 4.6. Emboligenes Insultrisiko

Allgemeines Risiko	Hyperkoagulopathie (Nikotin, Neoplasma), Rhythmusstörungen
Vaskuläres Risiko	Oberfläche und Struktur des Verschlußprozesses
Untersuchungsmethoden	*B-Scan, Duplex* Oberfläche: glatt, flaches Ulkus, tiefes Ulkus Konsistenz: heterogener Plaque, Verkalkung *Angiographie* Pseudoaneurysma, Ulzeration prä- und poststenotische Emboliequellen (Knickstenose, Kinking, Siphonläsion, distales Aneurysma)

Tabelle 4.7. Hämodynamisches Insultrisiko

Allgemeines Risiko	Hypertonie (Plaqueruptur)
	Hypotonie (Appositionsthrombose)
Vaskuläres Risiko	Querschnitt, Länge und Kompensation des Verschlußprozesses
Untersuchungsmethoden	*Dopplersonographie der Halsarterien (direkt, indirekt)*
	Stenosegrad: gering, mittelgradig, kritisch, Verschluß
	Transkranielle Dopplersonographie
	Flußgeschwindigkeit: normal, vermindert, Nullfluß, Umkehrfluß
	Angiographie
	Kollateralisation, Stenosegrad, prä- und poststenotische Pathologie, Ätiologie der Läsion, technische Operabilität

erfassen. Vielfach sind emboligene Stenosen hämodynamisch noch nicht signifikant, so daß sie sich dem Nachweis durch den CW-Doppler entziehen und allenfalls duplexsonographisch erfaßbar sind. Man sollte bei emboligenem Insultrisiko wesentlich großzügiger die Angiographieindikation stellen, da Pseudoaneurysma, prä- und poststenotische Gefäßveränderungen genauer und mit höchster Trefferquote (99,5%) zu entdecken und zu beurteilen sind (Tabelle 4.6). Kann die Emboliequelle nicht aufgefunden werden und ist differentialdiagnostisch auch an eine Kleingefäßerkrankung (lakunäre Infarkte im CT) zu denken, so muß ebenfalls angiographiert werden.

Bei der Abklärung des hämodynamischen Insultrisikos wird die Angiographie von uns heute bei Eingefäßprozessen nur noch bei unklaren doppler-/duplexsonographischen Befunden eingesetzt. Hierzu zählen Patienten mit Segmentverschluß an der Karotisbifurkation und Verschluß der A. iliaca communis bei offener A. carotis interna und externa sowie Pseudookklusion der A. carotis interna. Grundsätzlich ist die Angiographieindikation um so weiter zu stellen, je mehr hirnversorgende extrakranielle Arterien in die Verschlußerkrankung einbezogen sind (Tabelle 4.7).

4.2.3 Schlußfolgerungen

Bei Verdacht auf zerebrovaskuläre Durchblutungsstörungen ergibt sich ein abgestuftes Entscheidungsdiagramm (Abb. 4.6).

Der asymptomatische Risikopatient mit negativem Dopplerbefund kommt in die regelmäßige angiographische Kontrolle. Eine Gefäßtherapie ist nicht erforderlich, einer anderen großen Operation, etwa der Ausschaltung eines Bauchaortenaneurysma, steht nichts entgegen. Die allgemeinen Risikofaktoren der arteriellen Verschlußerkrankung müssen ausgeschaltet werden.

Ist der Dopplerbefund positiv, schließt sich als orientierende Untersuchung hinsichtlich stummer Infarkte eine Computertomographie an. Bleibt diese ohne pathologischen Befund, so kann der hämodynamisch signifikante Prozeß bei klarer Abgrenzbarkeit prophylaktisch operiert werden, ohne daß eine Angiogrpahie den Prophylaxeerfolg verbessern kann. Schließlich kann ein asymptomatischer Patient nicht noch weniger symptomatisch werden. Vorausgesetzt, die nichtinvasive Untersu-

4.2 Diagnostik bei Verdacht auf zerebrovaskuläre Durchblutungsstörung

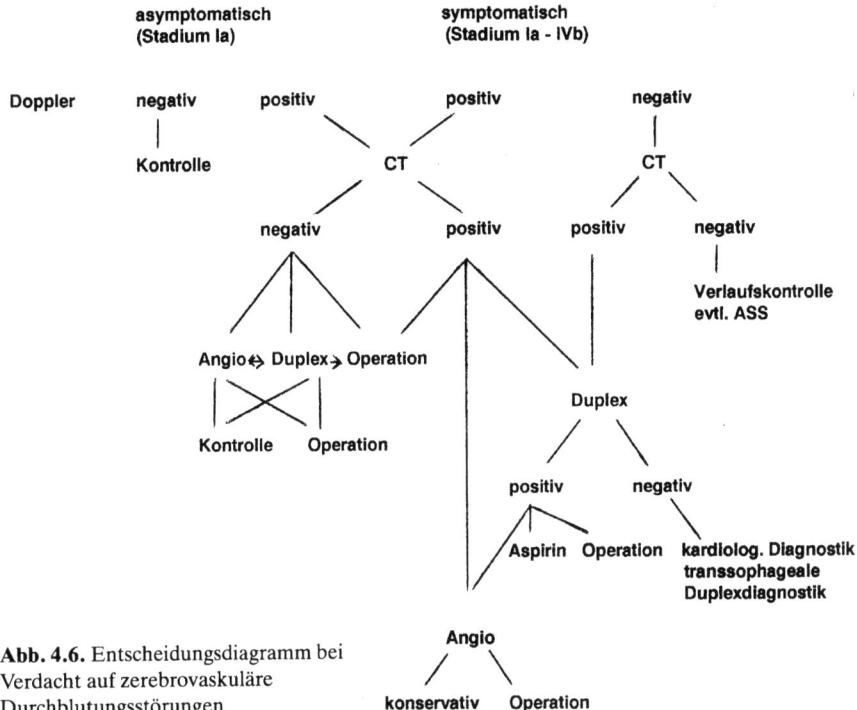

Abb. 4.6. Entscheidungsdiagramm bei Verdacht auf zerebrovaskuläre Durchblutungsstörungen

chung wird durch einen versierten Untersucher vorgenommen, ergibt die Angiographie keine zusätzliche Sicherheit.

Ist der Dopplerbefund jedoch fraglich, schließt sich eine Duplexuntersuchung und bei weiterhin fraglichem Befund die Angiographie an, bevor für die operative oder die konservative Therapie entschieden wird.

Der dopplerpositive, symptomatische Patient durchläuft in etwa den gleichen Weg. Wenn die Duplexuntersuchung einen fraglichen, hämodynamisch nicht signifikanten CW-Dopplerbefund nicht bestätigen kann, so schließt sich die kardiologische Untersuchung zur Abklärung einer kardialen und Aortenbogenemboliequelle an. Gleiches gilt für den dopplernegativen, neurologisch symptomatischen Patienten mit positivem CT-Befund. Können beim symptomatischen Patienten mit negativem Doppler- und Duplexbefund auch keine CT-Veränderungen nachgewiesen werden, kommt der Patient in die Verlaufskontrolle zur Bekämpfung der Risikofaktoren unter Einsatz von Aspirin.

Literatur

1. Colgan MP, Strode GR, Sommer JD, Gibbs JL, Sumner DS (1988) Prevalence of asymptomatic carotid disease: results of duplex scanning in 348 unselected volunteers. J Vasc Surg 8: 674–678

2. Gee W, Lucke JF, Madden AE (1989) Collateral compensation of severe carotid stenosis. Eur J Vasc Surg 3: 297–301
3. Graor RA, Hertzer NR (1988) Management of coexistent carotid artery and coronary artery disease. Stroke 19/11: 1441–1444
4. Gray-Weale AC, Graham JC, Burnett JR et al. (1988) Carotid artery atheroma: Comparison of preoperative B-mode ultrasound appearance with carotid endarterectomy specimen pathology. J Cardiovasc Surg 29: 676
5. Hennerici M, Aulich A, Sandmann W, Freund HJ (1981) Incidence of asymptomatic extracranial arterial disease. Stroke 12/6: 750–758
6. Hennerici M, Steinke W (1988) Three-dimensional ultrasound imaging for the evaluation of progression and regression of carotid atherosclerosis. In. Hennerici M, Sitzer G, Wegner H-D (eds) Carotid artery plaques: pathogenesis – development – evaluation – treatment. Karger Bertelsmann Foundation, Basel, pp 115–132
7. Jeans WD, Machenzie S, Baird RN (1983) Improvements in the angiographic demonstration of carotid bifurcation lesions. In: Greenhalgh RM, Clifford Rose F (eds) Progress in Stroke Research 2. Pitman, London, pp 154–161
8. Moneta GL, Taylor DC, Nicholls SC et al. (1987) Operative versus nonoperative management of asymptomatic high-grade internal carotid artery stenosis: Improved results with endarterectomy. Stroke 18/6: 1005–1010
9. Rosenblatt K (1992) Neurologische Komplikationen bei operativen Eingriffen an großen Schlagadern oberhalb des Leistenbandes. Inauguraldissertation, Düsseldorf
10. Sandmann W, Hennerici M, Nüllen H, Aulich A, Knab K, Kremer K (1983) Carotid artery surgery without angiography: risk or progress? In. Greenhalgh RM, Clifford Rose F (eds) Progress in storke Research 2. Pitman, London, pp 447–460
11. Sandmann W, Hennerici M, Aulich A, Kniemeyer H, Kremer K (1984) Progress in carotid artery surgery at the base of the skull. J Vasc Surg 1: 734–742
12. Sandmann W (1985) Rekonstruktive Chirurgie der supraaortischen Arterien: Fortschritte und Kontroversen. In: Sperling M (Hrsg) Gefäßrekonstruktion und Gefäßersatz im Wandel der letzten 25 Jahre. TM-Verlag, Hameln, S 79–88
13. Widder B, Kleiser B, Krapf H (1991) Bestimmung der zerebrovaskulären Reservekapazität mit dem transkraniellen Doppler-CO_2-Test. Läßt sich die Operationsindikation von Karotisstenosen präzisieren? In: Maurer PC, Dörrler J, Sommoggy Sv (Hrsg) Gefäßchirurgie im Fortschritt. Thieme, Stuttgart, S 22–29

5 Präoperative Abklärung und postoperative Nachkontrolle

5.1 Beurteilung des Operationsrisikos vor Interventionen an den großen extrakardialen Gefäßen

A. GALLINO

5.1.1 Einleitung

Interventionen an den großen extrakardialen Arterien werden wegen der zunehmend älter werdenden Bevölkerung und der Verbreitung und Verfeinerung der Interventions- und Narkosetechniken zunehmend häufiger durchgeführt [1, 2].

Zur korrekten Indikationsstellung und zum Erfolg der Intervention gehört an vorderster Stelle die richtige Einschätzung des Interventionsrisikos und die globale Beurteilung des Krankheitszustandes des Patienten. Dies darf u. E. nicht nur dem kompetenten Narkosearzt überlassen werden, sondern ist eine äußerst wichtige und bereichernde Aufgabe des angiologisch interessierten Arztes [1–4].

In der Folge wird die Problematik der präoperativen Risikoeinschätzung aufgrund einer bewußt negativen Auswahl von klinischen Beispielen einer medizinisch-gefäßchirurgischen Universitätsklinik bzw. eines mittelgroßen Spitals geschildert.

5.1.2 Fallbeispiele

Fall 1
Klinik	73jähriger Patient: Claudicatio intermittens IIb links; Risikofaktoren: Nikotinabusus (50 py), Diabetes mellitus, arterielle Hypertonie.
Arteriographie	Vollständiger, 4 cm langer Verschluß der A. femoralis superficialis links mit gutem distalem „run off".
Ruhe-EKG	Status nach altem, stummem, inferiorem Infarkt.
Behandlung	PTA des kurzstreckigen Verschlusses der A. femoralis superficialis.
Endpunkte	Erfolgreiche PTA, Exitus letalis am 1. Tag nach der Intervention infolge eines ausgeprägten Vorderwandinfarktes mit kardiogenem Schock.
Retrospektiv	Anamnese von typischer kardialer Dyspnoe und Lungenvenenstauung in der Röntgenaufnahme des Thorax.
Schlußfolgerung	Gefährdete Patienten durch sorgfältige Anamnese und einfache Untersuchungsmethoden erkennen.

Fall 1 schildert beispielhaft, wie bei älteren Patienten auch sog. risikoarme Interventionen von schweren potentiell tödlichen Komplikationen begleitet sein können. Eine

sorgfältige Anamneseerhebung und die korrekte Beurteilung der einfachen Thoraxaufnahme hätte die Diagnose einer Linksherzinsuffizienz erlaubt und allenfalls eine bessere Risikoeinschätzung und Betreuung des Patienten ermöglicht. Patienten mit Linksherzinsuffizienz haben eine mindestens 10fach höhere Mortalität während invasiv therapeutischen Interventionen [3].

Viel besser als komplexe moderne Untersuchungsmethoden erlaubt eine präzise klinische Beurteilung das korrekte Interventionsrisiko einzustufen [3, 4]. Fall 1 beweist, daß die Präsenz einer peripheren arteriellen Verschlußkrankheit per se ein wichtiger Risikofaktor für eine koronare Herzkrankheit darstellt [5].

Fall 2

Klinik	55jähriger Patient: Claudicatio intermittens IIb bilateral. Negative Vorgeschichte und negative Fahrradbelastungstest für Myokardischämie (niedrige Belastungsstufe).
Angiographie	Infrarenales Aortenaneurysma (6,5 cm) mit multiplen peripheren distalen arteriellen Embolien.
Behandlung	Y-Graft aortobiiliakal.
Endpunkte	Überlebend, keine Klaudikation; Herzinsuffizienz (NYHA III–IV) bei früh postoperativem Myokardinfarkt; dialysebedürftige Niereninsuffizienz.
Retrospektiv	Pathologische präoperative Nierenfunktion (Kreatinin 220 mmol/l) und postoperativer pathologischer Dipyridamoltest (Myokardischämie)
Schlußfolgerung	Überprüfen des globalen Risikos (inklusiv Nierenfunktion) und Wahl des korrekten Tests zur Diagnose der Myokardischämie (in diesem Fall Dipyridamoltest).

Fall 2 schildert die Situation eines Patienten bei dem nach primär erfolgreicher Operation eines infrarenalen Aortenaneurysmas eine schwere renale und kardiale Komplikation auftrat. Auch in diesem Fall wäre das Interventionsrisiko unter Berücksichtigung einfacher Laborparameter (Kreatininwert) und der Wahl der korrekten Untersuchungsmethode (Dipyridamoltest) besser beurteilbar gewesen [3, 4, 6].

Die strikt anatomische Abgrenzung eines infrarenalen Aneurysmas von den Nierenarterien ist keine Garantie für eine risikoarme Gefäßintervention, speziell in bezug auf die Nierenfunktion. In diesem Fall war die leichte präoperative Nierenfunktionseinschränkung, zusammen mit der hämodynamischen Folge des früh postoperativ aufgetretenen Myokardinfarktes, fatal für die Nierenfunktion des Patienten.

Fall 3

Klinik	69jähriger Patient: Kritische Ischämie (Stadium III–IV) am rechten Unterschenkel; Status nach multiplen gefäßchirurgischen Interventionen und Oberschenkelamputation links; Vorgeschichte eines akuten Myokardinfarkts mit kardiogenem Schock und Lungenödem.
Arteriographie	Vollständiger Verschluß (9 cm) der rechten A. femoralis superficialis, schlechter distaler „run-off".

Echokardiographie	Schlechte linksventrikuläre Auswurffraktion (20%)
Behandlung	Keine Chirurgie, keine PTA, konservative Therapie.
Endpunkte	Überlebend, Fontaine-Stadium-III, Herzinsuffizienz II.
Schlußfolgerung	In der Risk-benefit-Beurteilung darf die konservative Behandlungsvariante nicht vergessen werden.

Fall 3 schildert, wie eine konservative medikamentöse Behandlung für ausgewählte Fälle wahrscheinlich die relativ bessere therapeutische Variante darstellt. Ein kardiogener Schock hat per se eine Mortalität von 60–90%; obwohl wir sicher nicht die Advokaten der Interventionsgegner sind [7], sollten u. E. Patienten mit einer Vorgeschichte von kardiogenem Schock und/oder manifester schwerer Herzinsuffizienz nur als Ultima ratio einer invasiven Intervention unterzogen werden.

Fall 4

Klinik	61jähriger Patient: Angina-pectoris-HYHA-III bei Status nach ausgedehntem Vorderwandinfarkt; negative Vorgeschichte für zerebrovaskuläre oder periphere arterielle Verschlußkrankheit.
Präoperative Voruntersuchung	Karotisduplex, arterielle Druckmessung (Doppler) an den unteren Extremitäten, Ultraschall Abdomen, Lungen-, Nieren- und Leberfunktion normal.
Koronarangiographie	Schwere Dreigefäßerkrankung mit eingeschränkter linksventrikulärer Auswurffraktion (30%).
Behandlung	6facher aortokoronarer Bypass.
Endpunkt	Überlebend, keine Angina pectoris, Hemiplegie links (Arm und Bein).
Retrospektiv	Vorgeschichte vereinbar mit präoperativ aufgetretenen Cholesterinembolien an den unteren Extremitäten.
Schlußfolgerung	Nicht selten frustrierende ausgedehnte präoperative Abklärungen.

Fall 4 schildert das Beispiel eines zum Zeitpunkt der Operation noch aktiven Philosophieprofessors, der nach einer aortokoronaren Bypass-Operation eine bleibende Hemiplegie erlitt. Diese Komplikation trat trotz ausgedehnten apparativen Untersuchungen auf. Retrospektiv hätte die Vorgeschichte von Cholesterinembolien an den unteren Extremitäten auf die potentielle Gefahr hinweisen, die schwere neurologische Komplikation aber nicht vermeiden können [8].

5.1.3 Schlußfolgerungen

Die bewußt negative Auswahl der oben genannten Verläufe sollte nicht die großen Verdienste der gefäßchirurgischen Interventionen oder der PTA in Verruf bringen, sondern zeigen, wie wichtig für den Patienten die korrekte Risikoeinschätzung vor der Intervention ist.

146 A. Gallino

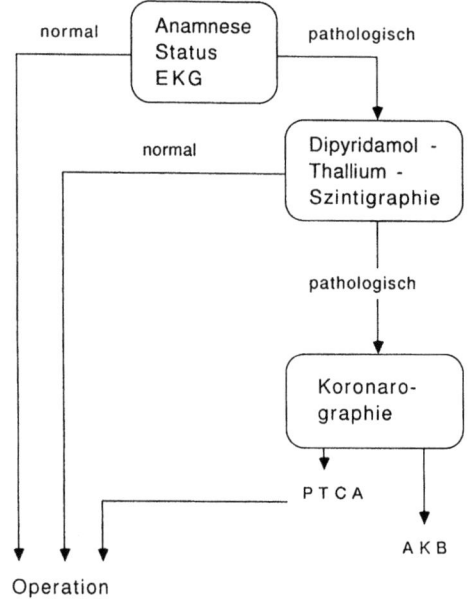

Abb. 5.1. Abklärung der koronaren Herzkrankheit vor Operation an den großen Gefäßen: Grundlage sind Anamnese, Status und EKG. Weist einer dieser Befunde auf eine koronare Herzkrankheit hin, empfehlen wir ein Dipyridamol-Thallium-Szintigramm. Weist dieses ebenfalls auf eine koronare Herzkrankheit hin (Narbe/Umverteilung), ist die Koronarographie zur Planung einer perkutanen transluminalen koronaren Angioplastie *(PTCA)* oder einer aortokoronaren Bypass-Operation *(AKB)* angezeigt. Weisen Anamnese, Status und EKG auf eine verminderte Pumpfunktion, ist eine Echokardiographie zu empfehlen.

Wegweisend sollten in erster Linie folgende einfache klinischen Kriterien sein:

- Alter über 70 Jahre: 10fach höheres Risiko,
- Myokardinfarkt (< 3 Monate = 20fach höheres Risiko),
- manifeste Herzinsuffizienz (Thoraxröntgen, 3. Herzton),
- Aortenstenose,
- ventrikuläre Arrhythmien (ventrikuläre Extrasystole > als 5/min),
- selektive/Notfallintervention,
- Typ der Intervention (Chirurgie: abdominal/thorakal/PTA),
- Allgemeinzustand (Nieren-/Leber-/Lungenfunktion).

Wegen der häufigen Assoziation zwischen peripherer arterieller Verschlußkrankheit und konkomitierender koronarer Herzkrankheit sollen diese Patienten durch sorgfältige Anamnese und allenfalls zusätzliche Untersuchungsmethoden beurteilt werden:

- *Anamnese*,
- Ruhe-EKG,
- Belastungs-EKG,
- Dipyridamol-EKG oder Thallium oder MIBI-scan,
- Echokardiographie (Ruhe, Belastung),
- Holter-EKG (ST-Strecke),
- Koronarangiographie.

Die Vorgeschichte eines frisch durchgemachten Infarktes oder instabiler Angina pectoris stellt ein hohes Mortalitätsrisiko für jegliche extrakardiale invasive Intervention

Abb. 5.2. Zerebrovaskuläre Abklärung vor großem gefäßchirurgischem Eingriff: Grundlage ist die gezielte Befragung nach Zeichen einer durchgemachten transienten ischämischen Attacke *(TIA)* oder zerebrovaskulärem Insult sowie die Auskultation der Karotiden. Bei pathologischem Befund wird eine Duplexsonographie durchgeführt. Bei signifikanter Stenose (50–75%), aber asymptomatischem Patienten *(asym)* erfolgt die Entscheidung aufgrund des nuklearmedizinisch gemessenen zerebralen Blutflusses *(CBF)*. Fällt diese Messung pathologisch aus, wird ebenso wie beim symptomatischen Patienten mit 50–70%iger Stenose und den Patienten mit hochgradiger Stenose (75–99%) eine Arteriographie durchgeführt. Gegebenenfalls kann dann die Operation kombiniert durchgeführt werden.

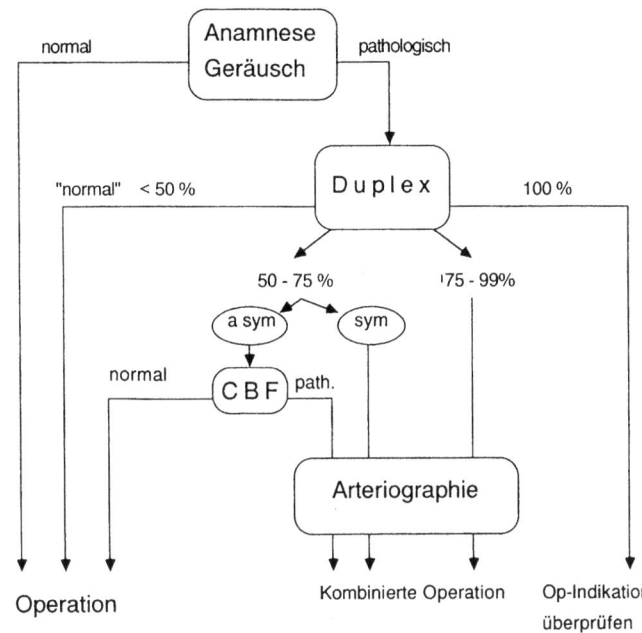

dar [9–12]. Ein nichttransmuraler oder Non-Q-Infarkt im Ruhe-EKG, auch bei asymptomatischen Patienten, sollte prognostisch nicht unterschätzt werden. Zur Diagnose der Myokardischämie ist der klassische Fahrradbelastungsversuch wegen der meistens sehr begrenzten Belastbarkeit (Klaudikation) dieser Patienten in der Regel nicht zuverlässig; vielversprechender scheint demgegenüber die Durchführung der Dipyridamol-Thallium- oder Dipyridamol-MIBI-scans [6]. Der Stellenwert der Holter-Untersuchung zur Beurteilung der ST-Strecke und die Streßechokardiographie ist in diesen Fällen noch nicht definitiv beurteilbar [13]; bei Patienten mit Verdacht auf schwere koronare Herzkrankheit und bewiesener Myokardischämie sollte die Durchführung der Koronarangiographie immer in Betracht gezogen werden [14]. Bei Eingriff an den großen Gefäßen, wie der Aorta abdominalis oder den Beckenarterien, ist zur Beurteilung des Risikos einer koronaren Herzkrankheit das Abklärungsschema der Abb. 5.1, zur Beurteilung des zerebrovaskulären Risikos jenes der Abb. 5.2 zu empfehlen.

Literatur

1. Widmer LK, Biland L, Delley A, da Silva A (1983) Zum Stellenwert der peripher-arteriellen Verschlußkrankheit in der Praxis. Folgerungen aus der Basler Studie. Schweiz Med Wochenschr 113: 1824–1827
2. Widmer LK, Greensher A, Kannel WB (1964) Occlusion of peripheral arteries: A study of 6400 working subjects. Circulation 30: 836–852
3. Goldman L (1983) Cardiac risks and complications of noncardiac surgery. Ann Intern Med 98: 504–513
4. Goldman L, Caldera DL, Nussbaum SR et al. (1977) Multifactorial index of cardiac risk in noncardiac surgical procedures. N Engl J Med 297: 845–850
5. European Coronary Surgery Study Group (1980) Prospective randomized study of coronary artery bypass surgery in stable angina pectoris. Lancet 2: 491–495
6. Boucher CA, Brewster DC, Darling C, Okada R, Strauss HW, Pohost GM (1985) Determination of cardiac risk by Dipyridamole-Thallium imaging before peripheral vascular surgery. N Engl J Med 312: 389–394
7. Gallino A, Mahler F, Probst P, Nachbur B (1984) Percutaneous transluminal angioplasty of the arteries of the lower limbs: a 5 year follow-up. Circulation 70/4: 619–623
8. Ivey TD (1986) Combined carotid and coronary disease – A conservative strategy. J Vasc Surg 3: 687–689
9. Tarhan S, Moffitt EA, Taylor WF, Giuliani ER (1972) Myocardial infarction after general anaesthesia. JAMA 220: 1451–1454
10. Steen PA, Tinker JH, Tarhan S (1987) Myocardial reinfarction after anesthesia and surgery. JAMA 239: 2566–2570
11. Goldman L, Caldera DL, Southwick FS et al. (1978) Cardiac risk factors. Medicine 57: 357–370
12. Chierchia S, Gallino A, Smith G, Deanfieed J, Morgan M, Croom M, Maseri A (1984) Role of heartrate in pathophysiology of chronic stable angina. Lancet 2: 1353–1357
13. Hertzer NR, Beven EG, Young JR et al. (1984) Coronary artery disease in peripheral vascular patients: a classification on 1000 coronary angiograms and results of surgical management. Ann Surg 199: 223–233

5.2 Kontrolle nach Gefäßoperationen oder Kathetertherapie: Was und wann?

A. Lauber, J. Landmann und K. A. Jäger

5.2.1 Einleitung

Jedem primär erfolgreichen lumeneröffnenden peripheren Gefäßeingriff, sei dieser kathetertechnisch oder chirurgisch, liegt die immanente Gefahr eines Reverschlusses zugrunde. Schon 1973 kam Szylagyi zu dieser Erkenntnis, als er feststellen mußte, daß sich in über 30% der femoropoplitealen Venen-Bypasses fibröse Stenosen entwickeln. Er folgerte aus dieser Erkenntnis, daß diese Stenosen für eine große Anzahl Reverschlüsse veranwortlich sein könnten, und befürwortete ein aggressives, prophylaktisch chirurgisches Vorgehen [1]. Zahlreiche Arbeiten haben seither die Notwendigkeit von regelmäßigen Nachkontrollen nach peripherer Gefäßchirurgie und nach perkutaner transluminaler Angioplastie (PTA) belegt [2–6]. Diesen verdanken wir wesentliche Erkenntnisse über das physiologische Verhalten der Gefäßwand und deren Interaktionen mit den zirkulierenden Blutbestandteilen [7, 8]; sie führten zum Verständnis für die Thrombusbildung auf der Basis endothelial vorgeschädigter Gefäßwandabschnitte wie auch für die Entstehung der gefürchteten myointimalen Hyperplasie [9–13].

Neben diesen spezifischen Reaktionen auf gezielte therapeutische Interventionen können eine Reihe weiterer Mechanismen als Ursache von Reokklusionen aufgelistet werden:

1. Frühverschluß (< 1 Monat)
   - Ungenügender Ein- und Ausfluß,
   - technischer Fehler
     - Anastomose,
     - torquierte Vene,
     - kompetente Klappe,
   - inadäquate Vene,
   - Hyperkoagulabilität,
   - Infekt.
2. Intermediärer Verschluß (bis 1 Jahr)
   - Myointimale Hyperplasie,
   - Klappenfibrose,
   - aneurysmatische Degeneration.
3. Spätverschluß (> 1 Jahr)
   - Fortschreitende Arteriosklerose
     - proximal
     - Graft,
     - distal.

5.2.2 Klinischer Verlauf

Der Zeitpunkt des Auftretens eines Reverschlusses wird durch den zugrundeliegenden pathophysiologischen Mechanismus bestimmt (s. Aufzählung S. 149). So sind Frühverschlüsse innerhalb von 30 Tagen oft auf technische Fehler, inadäquaten „outflow", falsche Indikationsstellung oder verkannte Gerinnungsstörungen zurückzuführen [14]. Demgegenüber weisen Reverschlüsse, die nach 1–6 Monaten auftreten, auf myointimale Arterien- oder Graft-Veränderungen hin. Den Spätverschlüssen nach Ablauf eines Jahres liegt meistens eine Progression des arteriosklerotischen Grundleidens zugrunde.

Wir wissen heute, daß stenotische Läsionen in Form myointimaler Hyperplasien in 25–30% nach Rekonstruktionen in den ersten 6 Monaten zu erwarten sind [4–6, 15–17]. Diese unterliegen einer 3- bis 4fach höheren Verschlußrate und zeichnen für bis zu 80% der Reverschlüsse verantwortlich. Da die Wiedereröffnung einmal rethrombosierter Gefäße aufwendig und deren Langzeitprognose ungünstig ist [18], müssen wir bestrebt sein, Graft-Stenosen oder Stenosen nach primär erfolgreicher PTA frühzeitig zu identifizieren und zu korrigieren [4, 17–19]. Zumindest für Gefäßrekonstruktionen konnte nachgewiesen werden, daß die Durchgängigkeitsrate elektiv korrigierter Stenosen jener von hämodynamisch unveränderten Grafts entspricht [20, 21]. Dementsprechend hat sich das Augenmerk unserer Nachkontrollen auf diesen Zeitabschnitt im ersten Jahr zu konzentrieren.

5.2.3 Fragestellung und Methodik

Welche Nachkontrollverfahren stehen dem nachbehandelnden Arzt zur Verfügung? Welchem „Nachkontrollfahrplan" haben unsere Patienten zu folgen und welche technischen Möglichkeiten sollen zu welchem Zeitpunkt eingesetzt werden? Wie haben wir uns den Einbezug des Hausarztes als auch des Spezialisten vorzustellen?

Patient
Der Patient wird angehalten, geringste Veränderungen an seinen Extremitäten unverzüglich seinem nachbehandelnden Arzt zu melden. Der Patient kontrolliert sich selbst:

Patient beobachtet:
– Gehstrecke,
– Ruheschmerzen,
– Kältegefühl,
– Sensibilität,
– Parästhesien.

Patient tastet:
– Periphere Pulse,
– In-situ-Bypass.

Dies gilt in besonderem Maße für Verkürzungen der freien Gehstrecke, neu auftretende Klaudikation oder Ruheschmerzen. Er wird instruiert und auch entsprechend motiviert, seine peripheren Pulse sowie die Pulsationen eines Bypass' selber zu kontrollieren. Es ist unerläßlich, daß er den Nikotinkonsum aufgibt, wenn nötig eine Diät befolgt und daß seine Risikofaktoren konsequent behandelt werden.

Voraussetzung. Notwendigkeit einer exakten Patienteninstruktion, Patientencompliance.

Nachteil. Kooperationsvermögen bei älteren Patienten. Zirka 60% der verschlußgefährdeten Stenosen können vom Patienten nicht wahrgenommen werden, da diese ohne klinische Symptome auftreten [22, 23].

Nachbehandelnder Arzt
Beim Hausarzt (Allgemeinpraktiker oder Internist) werden regelmäßig Nachkontrollen durchgeführt. Dabei werden Anamnese und klinische Befunde erhoben:

- Anamnese
  - Allgemeinbefinden,
  - Gehstrecke/Ruheschmerzen,
  - Risikofaktoren.
- Klinik
  - Inspektion: Hautfarbe, Mikrozirkulation,
  - Palpation: Rekapillarisation
                   Pulse, Temperatur (-stufe),
  - Auskultation: Ganze Gefäßstrecke!
                   Belasten lassen,
                   Geräusche: Hochfrequent, peitschend?

Bei Verschlechterung der Befunde weist er den Patienten dem Spezialisten zu. Der Hausarzt kontrolliert und behandelt die Risikofaktoren, überwacht die medikamentöse Rezidivprophylaxe und achtet auch auf die Manifestation der Atherosklerose an anderen Orten wie den Koronarien oder den hirnversorgenden Gefäßen. Steht ein einfaches Dopplergerät zur Verfügung, so kann der periphere Knöchelarterienverschlußdruck bestimmt und der Knöchel-Arm-Index (KAI) berechnet werden (s. S. 19). Bei einem Abfall um mehr als 0,15 ist eine weitergehende angiologische Abklärung indiziert.

- Druckmessung
  - Systemischer Blutdruck,
  - periphere Dopplerdrücke,
  - KAI (Knöchel-Arm-Index)
    → Bei Abfall > 0,15

    Angiologische Abklärung

Vorteil. Der Patient ist in regelmäßiger Beobachtung.

Nachteil. Relativ ungenaue Methode mit eingeschränkter Sensitivität. In mehreren Studien konnte gezeigt werden, daß durch klinische Methoden alleine oder durch Messung der peripheren Verschlußdrucke, selbst unter Belastung, lediglich ca. 30% der verschlußgefährdeten Stenosen erfaßt werden [2, 24–27]. Dementsprechend sollten komplexere Rekonstruktionen vermehrt dem Spezialisten vorgestellt werden.

Spezialist (Angiologe, Gefäßchirurge)
Der Arzt, der die lumeneröffnende oder -wiederherstellende Behandlung vollzogen hat, kennt oft den Patienten am besten bezüglich abgelaufener Probleme während der Intervention und der kritischen Stellen seiner Rekonstruktion, was ihm möglicherweise eine Voraussicht auf die Lokalisation und im günstigsten Fall auf den Zeitpunkt der zu erwartenden Stenose erlaubt. Er kann daher das Nachsorgeprogramm gezielt den gegebenen Umständen anpassen. Er verfügt – neben der auf S. 151 bereits erwähnten Dopplerverschlußdruckmessung – über die folgenden diagnostischen Verfahren:

Oszillogaphie. Die segmentale Oszillographie findet Anwendung bei sich verschlechternder peripherer Durchblutung oder bei der Dokumentation abgelaufener Ereignisse (Abb. 5.3). Als alleinige Screeningmethode im Follow-up-Procedere ist sie zu wenig sensitiv.

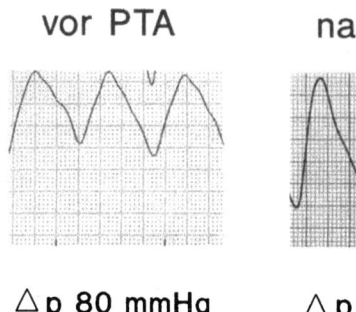

Abb. 5.3. Oszilogramm (Wade) eines Patienten mit Stenose des femoropoplitealen Venenbypass 4 Monate postoperativ. Vor PTA: Verzögerte Anstiegszeit, nach außen gebuckelter Abfall ohne Dikrotie, kleine Amplitude. Der dopplersonographisch gemessene Druckgradient (Arm minus Knöchel) betrug 80 mmHg, entsprechend einem Knöchel-Arm-Index (KAI) von 0,5. Nach PTA weitgehend normalisierte Pulsform. Der Dopplerdruckgradient reduzierte sich auf 5 mmHg, entsprechend einem KAI von 0,96.

Farbduplexsonographie. Die Farbduplexsonographie ist die Nachkontrollmethode der Wahl [15, 20, 24–27]. Neben der bildlichen Darstellung veränderter Gefäßsegmente ermöglicht sie auch die Beurteilung des Flußmusters. Es werden verschiedene Beurteilungskriterien beschrieben, wobei die Veränderung der Flußgeschwindigkeit der wichtigste Indikator für eine Stenosierung ist. In einer Stenose kommt es zur Flußbeschleunigung (Abb. 5.4). Die Flußgeschwindigkeit in der Stenose wird zur prästenotisch abgeleiteten Flußgeschwindigkeit in Beziehung gebracht. Bei der hämodynamisch signifikanten Stenose beträgt die Zunahme der Flußgeschwindigkeit mindestens 100%, entsprechend einem Faktor 2. Sinkt in einem Bypass (3 Meßpunkte) die Flußgeschwindigkeit unter eine kritische Schwelle von 45 cm/s („thrombotic threshold velocity"), so muß die Ursache dieser Flußverlangsamung abgeklärt werden, indem der Bypass in seiner ganzen Länge abgesucht wird [22, 26, 28, 29, 31]. Entscheidend sind die proximale und die distale Anastomose, es muß aber auch der Inflow des zuführenden Gefäßes und der Run-off der ableitenden Arterie überprüft werden. Im Zweifelsfalle ist die Arteriographie zu veranlassen.

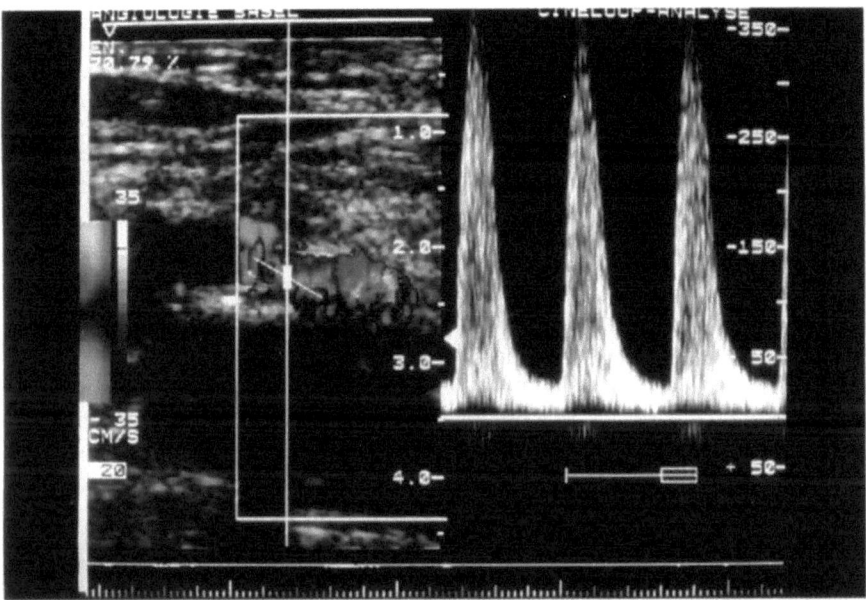

Abb. 5.4. Signifikante Stenose mit entsprechender Veränderung der Farbkodierung. Die systolische Spitzengeschwindigkeit ist auf 350 cm/s erhöht (Norm < 100 cm/s). Die spätsystolische Rückflußkomponente ist aufgehoben, es besteht Vorwärtsfluß während des gesamten Herzzyklus.

Vorteil: Nichtinvasiv und somit nach Bedarf wiederholbar.

Nachteile: Verfügbarkeit zur Zeit nur in spezialisierten Zentren. Relativ hohe Anschaffungskosten. Die Methode ist in hohem Maße abhängig von der Erfahrung des Untersuchers.

Angiographie. Sie galt bislang als „Goldstandard" zur Erfassung peripherer Durchblutungsverhältnisse. Sie dient dem Chirurgen zur topographischen Darstellung der Gefäßstrombahn und dem Katethertherapeuten als „Landkarte" zur Planung der Dilatation stenosierter Gefäßsegmente (Abb. 5.5).

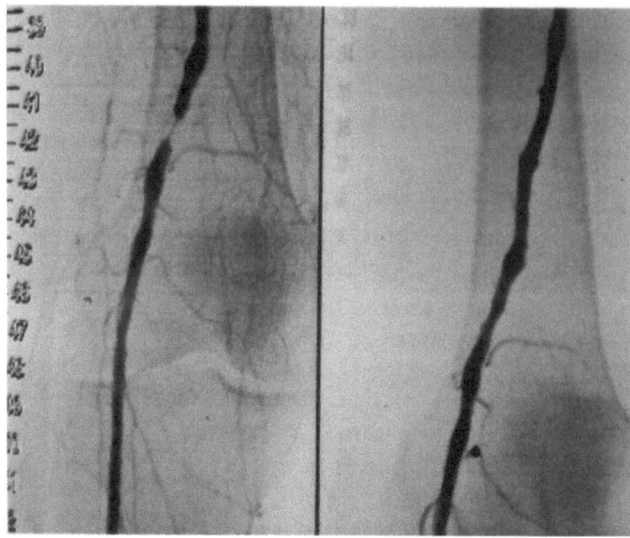

Abb. 5.5. Hochgradige Anastomosenstenose eines supragenualen femoropoplitealen Venenbypass (gleicher Patient wie Abb. 5.3). *Links:* Bild vor PTA. *Rechts:* nach PTA. Die Stenose konnte vollständig aufgedehnt werden.

Vorteil: Hohe Verfügbarkeit.

Nachteil: Eingeschränkter Patientenkomfort, invasives Verfahren, Strahlen- und Kontrastmittelbelastung, teure Untersuchungsmethode. Die zwar patientengerechtere, weniger belastende i.v.-DSA [2, 6, 16, 25] hat den Nachteil der geringeren Kontrastmittelfüllung. Dadurch können exzentrische Stenosen dieser Technik entgehen. Die Komplikationshäufigkeit beträg ca. 1–2%: Dissektion, Hämatom, Pseudoaneurysma, Thrombose. Als Screeningmethode ist sie daher ungeeignet. Die Indikation ist bei duplexsonographischem Verdacht auf eine hämodynamisch relevante Stenose gegeben [30].

5.2.4 Zeitplan

Nach Kathetertherapie oder Gefäßoperation entwickeln sich die meisten Stenosen innerhalb der ersten 6 Monate nach dem Eingriff. Nur in 2–3% treten nach Ablauf eines Jahres neue Stenosen aus [4, 20]. Besondere Aufmerksamkeit verdienen frühzeitig (innerhalb 6–12 Wochen) auftretende Stenosen. Diese zeigen in der Regel eine rasche Progredienz und unterliegen einem besonders hohen Thromboserisiko. Dementsprechend hat sich der zeitliche „Fahrplan" eines Nachsorgeschemas zu richten. Da einerseits die verfügbaren technischen Ressourcen landesweit unterschiedlich gestreut sind und sich andererseits nicht jeder Patient dem gleichen Follow-up-Programm unterziehen muß [35], halten wir uns an die in Tabelle 5.1 und Tabelle 5.2 aufgezeigten, patientenfreundlichen Schemen.

Bei den Nachkontrollen folgen wir dem in Abb. 5.6 gezeigten Algorithmus. Wir empfehlen, Stenosen mit einer Lumenreduktion von < 50% gemäß unserem Schema nachzukontrollieren. Bei Stenosen im Ausmaß von 50–75% soll individuell entschie-

5.2 Kontrolle nach Gefäßoperationen oder Kathetertherapie

Tabelle 5.1. Schema der Nachkontrollen nach Kathetertherapie

Follow up	Beckenstrombahn	Peripherie
6 Wochen	Angiologe	Angiologe
3 Monate	HA	Angiologe
6 Monate	–	HA
12 Monate	HA	HA
Jährlich	HA	HA

HA Hausarzt

Tabelle 5.2. Schema der Nachkontrollen nach Chirurgie

Follow up	AAA	Aortofemorale Rekonstruktion	Femoropopliteale Rekonstruktion supragenual	Femoropopliteale Rekonstruktion infragenual
6 Wochen	HA/Spez	HA/Spez	HA/Spez	HA/Spez
3 Monate	–	Spez	Spez: Duplex	Spez: Duplex
6 Monate	–	–	HA	HA/Spez: Duplex
12 Monate	HA	HA	HA	HA
Jährlich	HA	HA	HA	HA

AAA Aneurysma Aorta abdominalis, *HA* Hausarzt, *Spez* Spezialarzt (Angiologe/Gefäßchirurg)

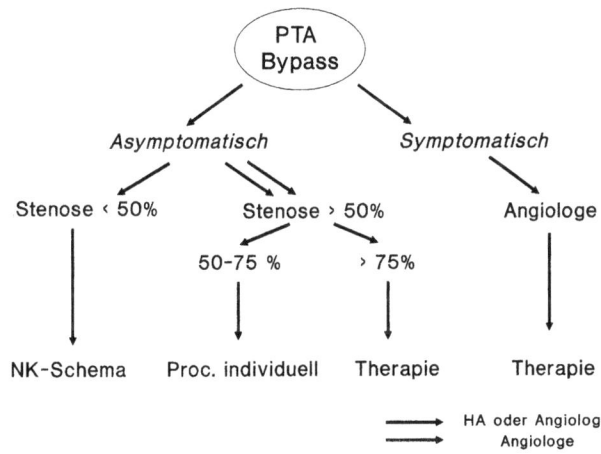

Abb. 5.6. Empfohlener Algorithmus für die Nachkontrolle. Einzelheiten s. Text

den werden. Sind diese rasch postoperativ/postinterventionell aufgetreten, hat die Nachkontrolle engmaschiger zu erfolgen. Hierbei spielt auch die Lokalisation eine Rolle: je weiter proximal ein Hindernis lokalisiert ist, desto eher wird man sich zu einem aktiven Vorgehen entscheiden. Stenosen mit > 75%iger Lumeneinengung bedürfen der kathetertherapeutischen oder der chirurgischen Korrektur.

Im Bestreben, dem drohenen Reverschluß zuvorzukommen, ist der Einbezug aller Beteiligten, d. h. Patient, Hausarzt, Internist, Angiologe, Angioradiologe und Chirurg, in einem interdisziplinär optimierten, patientengerechten Follow-up-Programm unsere vordringliche Aufgabe.

Literatur

1. Szylagyi DE, Elliott JP, Hagermann JH, Smith RF, Dallomolino CA (1973) Biologic fate of autologous vein implants as arterial substitutes. Ann Surg 178: 232–246
2. Moody AP, Gould DA, Harris PL (1990) Vein graft surveillance improves patency in femoropopliteal vein grafts. Eur J Vasc Surg 4: 117–121
3. Brennan JA, Walsh AKM, Beard JD, Bolia AA, Bell PRF (1991) The role of simple non-invasive testing in infrainguinal vein graft surveillance. Eur J Vasc Surg 5: 13–17
4. Berkowitz H, Hobbs CH, Roberts B, Friedmann D, Oleaga J, Ring E (1981) Value of routine vascular laboratory studies to identify vein graft stenoses. Surgery 90: 971–979
5. Taylor PR, Wolfe JHN, Tyrell MR, Mansfield AO, Nicolaides AN, Houson RN (1990) Graft Stenosis: justification for 1-year surveillance. Br J Surg 77: 1125–1128
6. Turnipseed WD, Acher CW (1985) Postoperative surveillance. An effective means of detecting correctable lesions that threaten graft patency. Arch Surg 120: 324–328
7. Jäger K, Frauchiger B, Eichlisberger R (1993) Pharmacologic prevention of restenosis following angioplasty. In: Steinbrich W, Gross-Fengels W (eds) Interventional radiology. Springer, Berlin Heidelberg New York Tokyo, pp 247–258
8. Esquivel CO, Blaisdell FW (1986) Why small caliber vascular grafts fail: a review of clinical and experimental experience and the significance of the interaction of blood at the interface. J Surg Res 41: 1–15
9. Berguer R, Higgins F, Reddy DJ (1980) Intimal hyperplasia. Arch Surg 115: 3325
10. Callow AD (1982) Current status of vascular grafts. Surg Clin North Am 62: 501–513
11. Clowes AW, Gown AM, Hansn SR, Reidy MA (1984) Mechanisms of arterial graft failure: 1. Role of cellular proliferation in early healing of PTFE prostheses. Am J Pathol 95: 309–325
12. Clowes AW, Krikman R, Clowes MM (1986) Mechanisms of arterial graft failure: 2. Chronic endothelial and smooth muscle cell proliferation in healing polytetrafluoroethylene prostheses. J Vasc Surg 3: 877–884
13. Buch HL, Jabukowski JA, Curl R, Deykin D, Nabseth DC (1986) The natural history of endothelial structure and function in arterialized vein grafts. J Vasc Surg 3: 204–215
14. Brewster DL, La Salle A, Robison JC, Strayhorn EC, Darling RC (1983) Factors affecting patency of femoro-popliteal bypass grafts. Surg Gynecol Obstet 157: 437–442
15. Grigg MJ, Nicolaides AN, Wolfe JHN (1988) Femoro-distal vein bypass graft stenosis. Br J Surg 75: 737–740
16. Moody P, de Cossart LM, Douglas HM, Harris PL (1989) Asymptomatic strictures in femoropopliteal vein grafts. Eur J Vasc Surg 3: 389–392
17. Brewster CD, La Salle AJ, Robison JG (1983) Femoro-popliteal failures: clinical consequences and success of secundary reconstructions. Arch Surg 118: 1043–1047
18. Whittemore AD, Clowes AW, Couch NP, Mannick JA (1981) Secondary femoro-popliteal reconstruction. Ann Surg 193: 35–42
19. Sladen JG, Gilmour J (1983) Vein graft stenosis: characteristics and effects of treatment. Am J Surg 41: 549–553
20. Grigg MJ, Nicolaides AN, Wolfe JHN (1988) Can postoperative surveillance of femoro-distal vein grafts be justified? In: Greenhalgh RM, Jamieson CW, Nicolaides AN (eds) Limb salvage and amputation for vascular disease. Saunders, London, pp 259–270
21. Bandyk DF, Bergamini TM, Towne JB, Schmitt DD, Seabrook GR (1991) Durability of vein graft revision: the outcome of secundary procedures. J Vasc Surg 13: 200–210
22. Idu MM, Truyen E, Buth J (1992) Surveillance of lower extremity vein grafts. Eur J Vasc Surg 6: 456–462
23. Moody P, de Cossart LM, Douglas HM, Harris PL (1989) Asymptomatic strictures in femoropopliteal vein grafts. Eur J Vasc Surg 3: 389–392

5.2 Kontrolle nach Gefäßoperationen oder Kathetertherapie   157

24. Disselhoff B, Buth J, Jakimowicz J (1989) Early detection of stenosis of femoro-distal grafts. A surveillance study using colour duplex scanning. Eur J Vasc Surg 3: 43–48
25. Wolfe JHN, Thomas ML, Jamieson CW, Browse NL, Burnand KG, Rutt DL (1987) Early diagnosis of femoro-distal graft stenosis. Br J Surg 74: 268–270
26. Bandyk DF (1986) Postoperative surveillance of femoro-distal grafts: the application of echo-doppler (Duplex) ultrasonic scanning. In: Bergan JJ, Yao JST (eds) Reoperative arterial surgery. Grune & Stratton, Orlando, pp 59–79
27. Cullen PJ, Lehay AL, Ryan SB, McBride KD, Moore DJ, Shanik GD (1986) The influence of duplex scanning on early patency rates of in situ bypass to the tibial vessels. Ann Vasc Surg 1: 340
28. Bandyk DF, Cates RF, Towne JB (1985) A low flow velocity predicts failure of femoro-popliteal and femoro-tibial bypass grafts. Surgery 98: 799–809
29. Le MC, Luscomb Ja, Figg-Hobblyn L, Taylor LM, Porter JP (1988) Decreased graft velocity is a reliable early indication of impending failure of reversed vein grafts. J Vasc Technol 12: 133–137
30. McShane MD, Gazzard VM, Clifford PC, Humphries KN, Webster JHH, Chant ADB (1987) Duplex ultrasound monitoring of arterial grafts: prospective evaluation in conjunction with ankle pressure indices after femoro-distal bypass. Eur J Vasc Surg 1: 385–390
31. Mills JL, Harris JE, Taylor LM, Beckett WC, Porter JM (1990) The importance of routine surveillance of distal bypass grafts with duplex scanning: a study of 379 reversed vein grafts. J Vasc Surg 12: 379–389
32. Greenhalgh RM, Laing P, Cole PV, Taylor GW (1981) Smoking and arterial reconstruction. Br J Surg 68: 605–607
33. Duffield RGM, Miller NE, Brunt JNH, Lewis B, Jamieson CW, Colchester ACF (1983) Treatment of hyperlipidaemia retards progression of symptomatic femoral atherosclerosis. Lancet 639–641
34. Blankenhorn DH, Nesim SA, Johnson RL, San Marco ME, Azen SP, Cashin-Hemphil L (1987) Beneficial effects of combined cholestipol-niacin therapy on coronary atherosclerosis and coronary venousbypass grafts. JAMA 257: 3233–3240
35. Harris PL (1991) Follow-up after reconstructive arterial surgery. Eur J Vasc Surg 5: 369–373

II Venenprobleme

6 Stufendiagnostik

6.1 Anamnese und klinische Untersuchung des Venenpatienten

H. PARTSCH

6.1.1 Einleitung

In der Reihenfolge des praktischen Vorgehens stehen Anamnese, Inspektion und Palpation in einem diagnostischem Stufenplan an erster Stelle:

- – Anamnese
  – Inspektion
  – Palpation
- – Dopplerultraschall
  – Photoplethysmographie
  – Venenstauplethysmographie
- – Duplexsonographie
- – Fußvolumetrie
  – Venendruckmessung
- – Phlebographie.

Jeder klinisch tätige Arzt sollte mit den Grundzügen dieses ersten diagnostischen Schrittes vertraut sein. Diese erste Stufe kann nicht übersprungen oder durch apparative Techniken ersetzt werden.

6.1.2 Anamnese

Allein schon aufgrund einer gezielten Befragung kann bei einem großen Teil der Patienten entschieden werden, ob das Beschwerdebild venös, arteriell oder nichtvaskulär bedingt ist.

In Tabelle 6.1 sind schlagwortartig die wichtigsten anamnestischen Hinweise angedeutet.

Venöse Beschwerden
Venöse Beschwerden treten besonders nach längerem Sitzen und Stehen auf. Relativ „venenspezifisch" sind dabei die Angaben von Anschwellen, Müdigkeit und Schweregefühl in den Unterschenkeln, wobei durch Hochlagerung, Gehen, Kälteanwendung oder unter Kompression eine Verbesserung auftritt.

Wenn auch unkomplizierte Varizen gelegentlich ziehende Sensationen verursachen können (gelegentlich bei Frauen mit zyklusabhängiger Betonung, auch im Bereich

Tabelle 6.1. Beschwerdebild

	Arteriell	Venös	Nichtvaskulär (meist spondylogen, neuromuskulär)
Schmerzen bei	Gehen	Sitzen, Stehen	Auch Liegen
Spezifizierung	Belastungsabhängig, reproduzierbar evtl. nächtlicher Ruheschmerz	Schweregefühl, Müdigkeit, Anschwellen	Nächtliche Krämpfe, Parästhesien, evtl. Gelenkschmerzen
Lokalisierung des Schmerzes	Wade, Fuß. Bei proximalen Verschlüssen: Oberschenkel, Gesäß	Unterschenkel, Wade	Lateraler Oberschenkel („Meralgia paraesthetica") Dorsalseite des Beines, in das Gesäß ziehend
Besserung durch	Stehenbleiben, Wärme	Gehen, Kälte, Kompression	Z. B. aus dem Bett hüpfen, Wärme

von hämodynamisch irrelevanten Besenreiservarizen), so ist doch ein großer Teil der geäußerten Beschwerden nicht durch die Krampfadern bedingt.

Aufgrund der Baseler Studie wissen wir, daß 55% der Patienten mit Varizen Beinbeschwerden angeben, wie sie auch von 45% von Menschen ohne Krampfadern geäußert werden.

In der Familienanamnese weisen Varizen, Phlebitiden, Thrombosen, Embolien und Ulzera auf eine genetische Prädisposition hin.

In der Eigenanamnese des Venenkranken ist nicht nur nach früher durchgemachten Phlebitiden und Thrombosen zu fragen, sondern immer auch an die Möglichkeit einer klinisch stummen oder übergangenen Thrombose im Rahmen von Bettlägerigkeit oder Unfällen (Fraktur mit Gipsruhigstellung) zu denken.

Bei Verdacht auf eine tiefe *Beinvenenthrombose* können nicht selten auslösende Faktoren wie langes Sitzen („car-driver-thrombosis", „economy-class-thrombosis") erfragt werden. Bei sorgfältigem und gezieltem Fragen nach einer evtl. Belastungsdysnpoe kann die diagnostische Trefferquote einer symptomatischen Lungenembolie erhöht werden.

Typische Beinschmerzen des Thrombosepatienten werden besonders beim Auftreten und beim Gehen geäußert.

Allgemeine Fragen, welche in keiner Anamnese fehlen sollten, beziehen sich auf die Berufstätigkeit (Sitzen, Stehen), Rauchgewohnheiten sowie auf derzeit eingenommene Medikamente (Pille!).

Arterielle Verschlußkrankheit

Beschwerden aufgrund einer arteriellen Verschlußkrankheit treten besonders beim Gehen auf (Claudicatio intermittens), wobei in Abhängigkeit von der Gehleistung, beim Bergaufgehen früher, in der Ebene erst später, Schmerzen auftreten, die den Patienten zum Stehenbleiben zwingen. Besonders bei einer Gehstrecke unter 150 m (Stadium IIb einer AVK) geben die Patienten sehr klar an, daß sie jeweils nach der gleichen kurzen Strecke stehen bleiben müssen.

Dem erfahrenen Untersucher kann die Gegend, in der der Patient seine Schmerzen verspürt, ein wertvoller Hinweis für die Verschlußlokalisation sein. Bei proximalen Verschlüssen in der Aorta und in den Beckenarterien treten Schmerzen im Gesäß und im Oberschenkel auf, der häufige Femoralisverschluß geht mit Schmerzen in der Wade einher.

Im Stadium des Ruheschmerzes (Stadium III) wird oft eine Besserung beim Herunterhängenlassen der Beine angegeben. Manche Patienten können in diesem Stadium sowie im Stadium IV (Nekrose, Gangrän) nur mehr im Sitzen schlafen.

Beim Diabetiker kann das Stadium II und III übersprungen werden, so daß eine periphere Gangrän das erste Symptom darstellt. Die lanzinierenden Schmerzen sind hierbei oft Ausdruck einer Neuropathie und nicht einer Ischämie.

Nichtvaskulär bedingte Beinbeschwerden
Bei den nichtvaskulär bedingten Beinbeschwerden handelt es sich um sehr inhomogene Erscheinungen, welche oft spondylogen (radikuläre Nervenreizung), aber auch neuromuskulär bei orthopädischer Fehlhaltung, arthrogen (Sprunggelenk, Gonarthrose, Coxarthrose) sowie durch Tendinosen, Myogelosen oder Nervenkompressionssyndrome bedingt sein können.

Typisch sind hier Parästhesien, ziehende Schmerzen, Gelenkschmerzen sowie nächtliche Krämpfe, welche mit den Krampfadern nichts zu tun haben (Krampfader = Krummader, nicht eine Krämpfe verursachende Ader!). *Crampi nocturni* treten vor allem dann auf, wenn die Füße etwa durch eine straffe Decke oder bei Bauchlage im Bett maximal plantar flektiert sind. Kommt es nun zu einer unwillkürlichen Innervation der Fußbeuger, entstehen in den Muskelendplatten hohe, mit einer Art tetanischer Kontraktion einhergehende Innervationspotentiale. Eine extreme Dorsalflexion des Fußes bzw. jede Art einer brüsken Bewegungsänderung, z. B. aus dem Bett hüpfen, führt in der Regel zu einem Nachlassen des Schmerzes.

Die „typische Handbewegung" des Patienten, welcher auf seine Oberschenkelaußenseite weist, deutet auf eine *Meralgia paraesthetica*, also eine Reizung des N. cutaneus femoris lateralis hin. Zeigt die Hand noch weiter dorsalwärts und gleitet in Richtung zum Gesäß hinauf, handelt es sich meistens um eine Lumboischialgie. Schmerzen in den Knien beim Bergabgehen sprechen für eine Gonarthrose, Schmerzen in der Leistengegend besonders bei Extremhaltung des Hüftgelenks für eine Coxarthrose bzw. für Insertionstendinosen.

Nicht selten werden ziehenden Schmerzen an der Innenseite des Oberschenkels mit einem Punctum maximum im Bereich des Adduktorenkanals geäußert. Eine schlagartige Verbesserung nach lokaler Infiltration mit 1% Xylocain unterstützt in diesem Fall die Annahme eines *N.-saphenus-Syndroms*. Kribbeln und Parästhesien sind sehr uncharakteristische Symptome („*restless legs*"). Bei *brennenden Schmerzen* in den Fußsohlen und den Zehen sollte immer an eine Polyzyhämie bzw. Thrombozytose gedacht werden.

6.1.3 Inspektion

Die Inspektion der vollständig unbedeckten Beine und Füße erfolgt am besten im Stehen von vorn und von hinten bei ausreichender Beleuchtung. Aus der Vielzahl von sichtbaren Veränderungen können hier nur die wichtigsten, für phlebologische Belange interessierenden Erscheinungen hervorgehoben werden.

Varizen
Vom klinischen Bild können vor allem 5 Varizentypen unterschieden werden:

Stammvarikose der V. saphena magna bzw. parva. Erweiterte und geschlängelte Varizen an der Innenseite von Oberschenkel und Unterschenkel lassen zunächst an eine V.-saphena-magna-Varikose denken. Häufig kann dabei der Oberschenkelanteil entweder im subkutanen Fett verborgen sein oder gestreckt verlaufen, so daß störende Varizen vor allem distal des Kniebereiches zu sehen sind. In diesem Fall kann durch den Schwartz-Klopfversuch bzw. den Trendelenburg-Test (s. Palpation) eine V.-saphena-magna-Mündungsinsuffizienz vermutet und durch Dopplerultraschalluntersuchung verifiziert werden.

Eine *Parvavarikose* wird besonders vom wenig Erfahrenen häufig übersehen. Die Untersuchung erfolgt von dorsal mit leicht gebeugtem Kniegelenk („griechische Statue"), wobei auch hier durch Klopfversuch und Dopplerultraschall die Einmündung der V. saphena parva in die Kniekehle als insuffizient beurteilt werden kann. Parvavarizen erstrecken sich im weiteren Verlauf vorwiegend auf die Dorsal- und Lateralseite des Unterschenkels.

Nebenastvarikose. Hier handelt es sich um Varizen von akzessorischen V.-saphena-magna-Ästen, welche semizirkulär das Bein nach ventral bzw. dorsal umspannen können. Am Oberschenkel entspricht der oberste Insuffizienzpunkt vorwiegend einer insuffizienten Krosse (V.-saphena-magna-Mündung).

Retikuläre, netzartige Varizen. Hier ist keine Verbindung zu einem insuffizienten Saphenastamm zu erkennen (Durchmesser 1–4 mm).

Besenreiservarizen. Treten vorwiegend bei Frauen auf und sind mehr kosmetisch als hämodynamisch bedeutsam (Durchmesser unter 1 mm).

Perforansvarikose. Isolierte insuffiziente Verbindungsvenen zwischen oberflächlichem und tiefem Venensystem (Vv. perforantes) können der Ausgangspunkt von Varizen sein. *Differentialdiagnostisch* können gelegentlich Vorwölbungen im Bereich der Tibialis-anterior-Loge im Stehen zu erwägen sein, welche durch Muskelhernien aufgrund von Faszienlücken bedingt sind.

Chronisch-venöse Insuffizienz
Von der unkomplizierten Varikose kann in der Regel durch die Inspektion das Bild einer *chronischen Veneninsuffizienz* (CV I) differenziert werden. Definitionsgemäß handelt es sich hierbei um eine venöse Funktionsstörung, welche zu charakteristischen Hautveränderungen geführt hat (L.K. Widmer):

CVI I. Ödem, subfasziale Stauung (Palpation!), Corona phlebectatica paraplantaris (erweiterte Pinselfiguren unterhalb des Innenknöchels).

CVI II. Verhärtung der Haut (Lipodermatosklerose) am distalen Unterschenkel vorwiegend medial, Pigmentverschiebungen, Ekzem.

CVI III. Venöses Ulkus bzw. Ulkusnarbe.

Die typischen Hautveränderungen einer CVI haben ihr Punctum maximum jeweils in der Gegend des Innenknöchels.

Phlebitis
Bei der Phlebitis bzw. Varikophlebitis sind die klassischen Entzündungssymptome im Bereich von oberflächlichen Hautvenen bzw. Varizen auch für den Laien klar erkennbar.

Tiefe Beinvenenthrombose
Dagegen kann der inspektorische Befund einer tiefen Beinvenenthrombose ein oft völlig unauffälliges Bild liefern. Lediglich bei proximalen tiefen Thrombosen ist eine Umfangsdifferenz der Beine zu erwarten. Bei venösen Verschlüssen, die ins Becken reichen, kann die Leiste verstrichen sein, wobei erweiterte suprapubische Venen *("Spontanpalma")* sich meist erst nach Wochen und Monaten abzeichnen. Relativ charakteristisch ist eine Lividverfärbung des Beines im Stehen. Jeder Verdacht auf eine Beinvenenthrombose muß durch weiterführende apparative Methoden abgeklärt werden.

Dermatologische Differentialdiagnose
Hautveränderungen am Bein, wie sie beim phlebologischen Patienten häufig vorkommen, lassen gewisse dermatologische Grundkenntnisse des Untersuchers wünschenswert erscheinen. Neben dem *Unterschenkelekzem*, welches als Stauungsdermatitis beginnt und dann sehr häufig durch Sensibilisierung gegen Kontaktsubstanzen aufrechterhalten wird, sind hier vor allem *Hautblutungen*, die große Gruppe der *Livedosyndrome* und der *Vaskulitis, Atrophie blanche, prätibiale pigmentierte Flecken* (beim Diabetiker) sowie die *Acrodermatitis chronica atrophicans* zu nennen, welche oft als tiefe Thrombose fehlgedeutet wird.

Differentialdiagnostisch zum Erysipel können oft erysipelähnliche Stauungszustände des Unterschenkels Schwierigkeiten bereiten, welche als *Hypodermitis* bzw. als Pseudoerysipel beschrieben wurden.

Auch bei der Beurteilung von *Unterschenkelgeschwüren* sind dermatologische Kenntnisse vorteilhaft. Dabei sollte immer berücksichtigt werden, daß das Ulcus cruris keine Diagnose, sondern ein Symptom darstellt. Im Einzelfall ist eine Differenzierung der verschiedenen Ulkusursachen, welche auch fließende Übergänge aufweisen können, oft schwierig und problematisch. Besonders bei lange bestehenden und atypisch erscheinenden Ulzera ist immer an ein *Malignom* zu denken und durch entsprechende Probebiopsie auszuschließen.

Differentialdiagnose der Beinschwellung
Auch eine durch Inspektion feststellbare Dickenzunahme eines Beines *("dickes Bein")* kann sehr verschiedene Ursachen haben: Neben einer venös bedingten Stau-

ung ist vor allem an ein *Lymphödem* zu denken, wobei auch hier Mischformen („Phlebolymphödem" etwa bei Malignomen im Beckenbereich) vorkommen. Die Haut ist beim Lymphödem in der Regel blaß und zeigt eine teigige Konsistenzerhöhung mit Nichtabhebbarkeit (positives Stemmer-Zeichen) und Reliefvergröberung mit Ausbildung vertiefter Gelenksfalten, z. B. im Bereich der Zehen.

Während das Lymphödem meist einseitig beginnt, handelt es sich beim *Lipödem* um symmetrische Schwellungen vorwiegend im Bereich von Ober- und Unterschenkel, welche in der Knöchelgegend mit „zuavenhosenartigen" Fettwülsten sich gegen einen flachen, unauffälligen Fußrücken absetzen. Das Lipödem tritt vor allem bei mittelalten Frauen auf.

Kardiale, nephrogene, hepatische und dysproteinämische Beinödeme treten symmetrisch auf. Stark schwankende Ödeme bei sonst gesunden Frauen werden als *„zyklisch idiopathische Beinödeme"* beschrieben.

Das *Dependency-Syndrom* kann bei Patienten, welche vorwiegend mit unbewegten Beinen sitzen, beobachtet werden.

Bei einer *Längendifferenz* von Extremitäten ist in erster Linie an eine *Angiodysplasie* zu denken.

Gelenksdeformationen sollten orthopädisch abgeklärt werden. Eine venöse Stauung etwa bei massiver V.-saphena-magna-Varikose kann zu einer Schwellung im Bereich des Kniegelenkes führen *(Phlebarthrose)*. Eine schmerzbedingte Ruhigstellung des Sprunggelenkes bei einem Unterschenkelgeschwür führt nicht selten zu einer Gelenksversteifung in Spitzfußstellung.

6.1.4 Palpation

Eine insuffiziente V.-saphena-magna-Mündung kann durch den Schwartz-Klopfversuch geortet werden. Dabei tastet eine Hand die Gegend knapp unterhalb des Leistenbandes, mit der zweiten Hand werden Varizen im Bereich des distalen Oberschenkels oder auch in Kniehöhe beklopft. Die fortgepflanzte Stoßwelle ist in der Gegend der V.-saphena-magna-Mündung tastbar. Läßt man nun den Patienten wie zum Stuhl pressen bzw. husten, können Rückflußwellen mit beiden Händen palpiert werden, wenn die V. saphena magna insuffizient ist.

Die V. saphena parva wird mit einem analogen Klopfmanöver untersucht. Dabei steht der Patient nach Art einer griechischen Statue auf einem Bein, das andere, im Kniegelenk leicht gebeugte Bein, wird untersucht. Eine hohe Parvamündung kann klinisch nicht sicher aufgedeckt werden.

Der Trendelenburg-Versuch ist heute in der Praxis weitgehend durch eine Dopplerultraschalluntersuchung verdrängt worden.

Neben der Beurteilung von Varizen ist eine sorgfältige Palpation zur Beurteilung von Konsistenzveränderungen im Prä- und Subfaszialraum von großer klinischer Bedeutung.

Präfasziale Konsistenzerhöhungen sind ein typisches Zeichen jeder akuten oder chronischen venösen Stauung. Die Palpation der subfaszialen Gewebeschichten, am besten bei sitzendem Patienten und entspannten Beinen, ist schwierig und bedarf besonderer Erfahrung. In der Hand des Geübten hat diese Untersuchung eine besondere Bedeutung für die Diagnose eines venösen Stauungszustandes (dankbare Indikation für eine Kompressionstherapie).

Für die Diagnose einer Entzündung hat der Tastsinn eine besondere Bedeutung: Neben dem Tumor, also der Vorwölbung und dem Dolor, also der Schmerzhaftigkeit auf Druck, kann eine Calor, also die Überwärmung, besonders im Seitenvergleich, mit großer Sensitivität erfaßt werden (Phlebitis, Erysipel, Hypodermitis, Arthritis, Bursitis).

Das Tasten der Fußpulse gehört zu jeder Beinuntersuchung! (A. dorsalis pedis bei 10–15% von Gesunden nicht an typischer Stelle vorhanden und damit auch nicht tastbar!)

Anamnese, Inspektion und Palpation sind bei einem Großteil der Patienten ausreichend, um ein zielführendes weiteres Vorgehen einzuschlagen.

Apparative Untersuchungsmethoden können diese Diagnostik ergänzen, in keinem Fall aber ersetzen.

Literatur beim Verfasser

6.2 Venenprobleme: Einfache apparative Zusatzuntersuchungen in der Praxis

M. PFYFFER

6.2.1 Einleitung

Die Erhebung einer detaillierten Anamnese und Durchführung einer exakten klinischen Untersuchung sind die Grundbausteine jeder medizinischen Abklärung. Durch den Einsatz apparativer Zusatzuntersuchungen kann die Treffsicherheit und Genauigkeit der Diagnosestellung noch wesentlich erhöht werden. In der phlebologisch orientierten Praxis kommen zu diesem Zweck vor allem die Doppleruntersuchung und die Photoplethysmographie zur Anwendung. Diese apparativen Zusatzuntersuchungen sollen bei der Beantwortung folgender konkreter Fragestellungen helfen:

- Die akute tiefe Venenthrombose soll mit großer Sicherheit nachgewiesen bzw. ausgeschlossen werden können. Zudem soll die Lokalisation der Thromben, insbesondere die Ausdehnung nach proximal, bestimmt werden können.
- Die Prüfung der Durchgängigkeit und Klappenfunktion im tiefen und oberflächlichen Venensystem am Unterschenkel und Oberschenkel ist essentiell bei der Beurteilung eines Patienten mit chronisch-venöser Insuffizienz. Nach Möglichkeit sollen auch insuffiziente Perforansvenen lokalisiert werden können. In therapeutischer Hinsicht interessiert die Frage nach der Besserbarkeit einer chronisch venösen Insuffizienz durch Operation oder Sklerotherapie.
- Bei der Beurteilung von Stamm- und Nebenastvarizen soll ein Reflux sicher nachgewiesen werden und die Zugehörigkeit der einzelnen Nebenäste zu den Stämmen der V. saphena magna bzw. parva gezeigt werden können. Aufgrund dieser Befunde wird dann ein differenzierter Therapievorschlag bezüglich Operation, Phlebektomie oder Sklerotherapie möglich.

Im Verlauf der folgenden Ausführungen wird sich zeigen, inwieweit diese Anforderungen erfüllt werden können.

6.2.2 CW-Doppler bei Venenproblemen

Auf fließendes Blut treffende Ultraschallwellen werden reflektiert und in ihrer Frequenz verändert (Dopplerprinzip). Aus dieser Frequenzverschiebung können grundsätzlich Fließgeschwindigkeit und Flußrichtung des Blutes im untersuchten Gefäß bestimmt werden [8, 15].

6.2 Venenprobleme: Einfache apparative Zusatzuntersuchungen in der Praxis

Kostengünstige unidirektionale Geräte (sFr. 1 000–1 500) erlauben nur eine Analyse der Fließgeschwindigkeit, nicht aber der Flußrichtung. Die differenzierte Beurteilung von Fragestellungen in der phlebologischen Praxis ist damit möglich, aber eingeschränkt [13, 14]. Bidirektionale Geräte hingegen erlauben die Bestimmung der Flußrichtung: Zur Sonde hin bzw. von der Sonde weg. Dadurch wird die Treffsicherheit der Untersuchung wesentlich erhöht. Diese Geräte sind meist zusätzlich zur 8-MHz-Sonde mit einer 4-MHz-Sonde ausgerüstet, was die Beurteilbarkeit tiefer liegender Venen (V. poplitea, V. femoralis superficialis Mitte Oberschenkel) verbessert. Ist das Gerät mit einem Schreiber ausgerüstet, so kann der Untersuchungsbefund dokumentiert werden. Je nach Zusatzausrüstung kostet ein solches bidirektionales Gerät sFr. 8 000–12 000.

Die Dopplruntersuchung des oberflächlichen und tiefen Venensystems der unteren Extremitäten erfolgt in der Regel im Liegen (Ausnahme: Varizen). Der Oberkörper ist ca. 30° angehoben, die Beine werden entspannt, leicht außenrotiert gelagert. Die Zimmertemperatur ist warm, die Atmosphäre gemütlich. Die Ableitung der Dopplersignale erfolgt in der Regel über der V. tibialis posterior am medialen Knöchel, der V. saphena magna auf Kniegelenkshöhe, der V. femoralis communis in der Leiste und der V. poplitea in der Kniekehle (in Bauchlage). Wir unterscheiden zwischen spontanen und induzierten Flußsignalen. Unter physiologischen Bedingungen ist das Flußmuster der *spontanen Signale* durch die Atmung bestimmt: Die Erhöhung des abdominalen Druckes führt endinspiratorisch zu einem Flußstopp bzw. einer Strömungsverlangsamung [8, 15]. Durch Valsalva-Manöver und Kompression der Weichteile proximal und distal der Sonde können zusätzlich *induzierte Signale* ausgelöst werden [1, 9]. Die abgeleiteten Signale werden mit denjenigen am „gesunden" Gegenbein verglichen und interpretiert. In Kenntnis der Anatomie, Physiologie und Pathophysiologie ist es so möglich, verschiedene Erkrankungen des Venensystems exakt zu diagnostizieren. Ein grundsätzlicher Nachteil dieser Methode liegt in der ausgesprochenen Untersucherabhängigkeit. Erst nach einer längeren Lernphase ist es möglich, auch komplexe Situationen zuverlässig zu beurteilen.

Die V. femoralis communis zeigt beim Gesunden immer ein atemmoduliertes bzw. atemphasisches Flußmuster. Das Ausmaß der Atemvariabilität hängt vom Atemtyp ab: Bei ausgesprochen thorakaler Atmung (Jugendlicher, Sportler) kann das Signal in der Leiste praktisch kontinuierlich sein, bei ausgesprochen abdominalem Atemtyp ist es streng atemphasisch mit deutlichem endinspiratorischem Stopp. Bei kooperativen Patienten kann der Wechsel von thorakaler zu abdominaler Atmung gut eingeübt werden. Die V. poplitea zeigt normalerweise ein atemphasisches Flußmuster. Über der V. saphena magna bzw. der V. tibialis posterior läßt sich oft kein spontanes Flußsignal ableiten (zu geringe Strömungsgeschwindigkeit). Durch rhythmische, leichte Kompression bzw. Beklopfen des Gefäßes ca. handbreit oberhalb der Ableitungsstelle wird die stehende Blutsäule bewegt und so ein Dopplersignal induziert. Auf diese Weise gelingt es fast immer, diese Gefäße zuverlässig zu orten. Bei der V. tibialis posterior wird neben dem evtl. vorhandenen Spontansignal vor allem das Flußmuster einer induzierten Strömungsspitze nach Kompression der Wade während einiger Sekunden beurteilt.

CW-Doppler bei akuter tiefer Beinvenenthrombose

Das Auftreten einer akuten tiefen Venenthrombose bringt eingreifende Veränderungen der Hämodynamik im oberflächlichen und tiefen Venensystem mit sich. Diese Änderungen können mit dem CW-Doppler zuverlässig erfaßt werden [15]. Liegt z. B. eine akute Beckenvenenthrombose vor, läßt sich in der Leiste an der üblichen Stelle medial der Arterie kein venöses Dopplersignal ableiten. Hingegen finden sich meist medial oder lateral der Arterie hochfrequente, nichtatemvariable venöse Signale aus Kollateralvenen. Bei einer Unterschenkel-/Poplitea-/Oberschenkelvenenthrombose fehlt das typische atemphasische Signal über der V. poplitea, dafür übernimmt die V. saphena magna die Funktion einer Kollateralvene und zeigt jetzt (bei offener Beckenstrombahn) ein kontinuierliches, leicht atemmoduliertes Signal. Die Sensitivität und Spezifität der Doppleruntersuchung bei diesen Thromboselokalisationen liegt über 90% [2, 5, 10, 12, 29, 30]. Diese guten Daten werden auch in einer neueren Arbeit mit einer leicht modifizierten Untersuchungstechnik voll bestätigt [16]. Auch ausgedehnte Unterschenkelvenenthrombosen können, mit deutlich geringerer Treffsicherheit, nachgewiesen werden. Eine Sensitivität von zwischen 80–90% erreichen wohl nur erfahrene Untersucher mit großen Fallzahlen [2, 29, 31, 35]. Liegen hingegen nur kurze Segmentverschlüsse einzelner der sechs Unterschenkelstammvenen vor, so können diese verständlicherweise mit der Dopplermethode weder sicher nachgewiesen noch sicher ausgeschlossen werden [26]. In dieser Situation und bei Unklarheiten bei Thrombosen anderer Lokalisation sind die Farbdoppleruntersuchung und die aszendierende Phlebographie die weiterführenden Untersuchungsmethoden der Wahl.

Die oben erwähnten Zahlen der Treffsicherheit der Methode können nur dann zuverlässig erreicht werden, wenn günstige Voraussetzungen vorhanden sind (Tabelle 6.2).

Tabelle 6.2. Günstige und schlechte Voraussetzungen zur sicheren Diagnose einer akuten tiefen Beinvenenthrombose mittels CW-Doppler

	Günstige Voraussetzungen	Schlechte Voraussetzungen
Untersuchtes Bein	Normaler Vorzustand	Status nach Thrombose Status nach Stripping
Gegenbein	Normaler Zustand	Status nach Thrombose Status nach Stripping
Thrombosealter	Ganz frisch	Tage bis Wochen
Thromboselokalisation	Unterschenkel/Oberschenkel oder Becken	Isoliert Unterschenkel
Patient	Kooperativ	Nicht kooperativ

Postthrombotische Veränderungen an beiden Beinen, ein St. n. Stripping sowie eine subakute Thrombose (mehrere Tage bis Wochen) bieten also schlechte Voraussetzungen für den sicheren Nachweis oder Ausschluß einer Thrombose. Eine Reihe von Faktoren kann falsch-positive oder falsch-negative Befunde vortäuschen. Die wichtigsten Gründe sind in der Tabelle 6.3 aufgelistet.

Tabelle 6.3. Situationen, die zu falsch-positiver bzw. falsch-negativer Interpretation der Dopplersignale führen können

Falsch-positiv	Falsch-negativ
Status nach Thrombose	Doppelläufige V. poplitea
„Entzündungen":	Umspülte Thromben
– Erysipel	
– Hämatom	
– Muskelriß	
Kompression von außen:	Thromben nicht im Hauptleiter:
– Tumor	– Muskelvene Unterschenkel
– Baker-Zyste	– V. iliaca interna
	Kavathrombose
Mangelnde Übung	Mangelnde Übung

Zusammenfassende Beurteilung. Der CW-Doppler ermöglicht eine ausreichend sichere Diagnosestellung bei der akuten Becken- bzw. Unterschenkel-/Oberschenkelvenenthrombose. Bei isolierten Unterschenkelvenenthrombosen ist die Aussagekraft eingeschränkt. Die Methode ist nichtinvasiv, rasch, mobil, billig und wiederholt einsetzbar. Voraussetzung zum Erreichen guter Resultate ist ein geübter Untersucher, welcher die Möglichkeiten und Grenzen der Methode genau kennt. Kann so eine akute Beinvenenthrombose nicht mit genügender Sicherheit nachgewiesen bzw. ausgeschlossen werden, muß als weiterführende Methode die Farbduplexuntersuchung oder Phlebographie eingesetzt werden.

CW-Doppler bei chronisch venöser Insuffizienz
Die Einteilung einer chronisch-venösen Insuffizienz nach ihrem Schweregrad richtet sich einzig nach dem klinischen Bild mit den typischen Hautveränderungen [6, 18, 36]. Zu dieser Stadieneinteilung trägt die Doppleruntersuchung also nichts bei. Einer schweren chronisch-venösen Insuffizienz liegen immer eine Obstruktion oder Klappeninsuffizienz der tiefen Venen, eine Insuffizienz von Perforansvenen, eine Stammvarikose der V. saphena magna oder parva oder eine Insuffizienz der Wadenmuskelpumpe durch eine Muskelparese oder Gelenksaffektion zugrunde [7]. Mit der Doppleruntersuchung kann sehr einfach ein vorhandener Reflux (= retrograder Fluß) als Ausdruck einer Klappeninsuffizienz im oberflächlichen oder tiefen Venensystem nachgewiesen werden.

Am liegenden Patienten wird über der V. femoralis communis, der V. saphena magna und der V. poplitea nicht die Atemvariabilität des Spontanflusses analysiert, sondern das Auftreten oder Fehlen eines Refluxes während eines Valsalva-Manövers bzw. einer Kompression der Weichteile proximal der Sonde untersucht. Bei funktionstüchtigen Klappen kommt es zu keinem Reflux und am Ende des Manövers zu einem überschießenden orthograden Fluß. Die korrekte Durchführung dieses Valsalva-Manövers (Atem anhalten, Aufbauen eines hohen intraabdominalen Druckes – „Pressen wie beim Stuhlgang" – über mehrere Sekunden) muß mit dem Patienten geübt werden. Ein kurzer initialer Reflux über der V. femoralis communis während 1 s bis zum vollständigen Klappenschluß gilt noch als normal [17]. Die Prüfung des

Refluxes in der V. tibialis posterior (und evtl. V. tibialis anterior) erfolgt durch Weichteilkompression der Waden handbreit oberhalb der Sonde. Liegen anatomische Varianten oder ein atypischer Reflux vor (z. B. Reflux aus der V. pudenda externa), ist die richtige Interpretation mit dem CW-Doppler möglich, aber sehr schwierig [27]. In dieser Situation muß die Preßphlebographie oder Farbduplexuntersuchung zu Hilfe genommen werden.

Die Suche nach insuffizienten Perforansvenen erfolgt zunächst klinisch: Verdächtige Stellen (Faszienlücken, „blow out") werden markiert. Nach Abbinden proximal davon gelegener Varizen mit einem Tourniquet wird die Sonde auf der fraglichen Stelle plaziert. Tritt nun während der Kompression der Weichteile distal der Sonde ein (retrograder) Fluß auf, liegt eine insuffiziente Perforansvene vor. Dieser Test läßt sich am besten im Sitzen mit locker herunterhängenden Beinen durchführen. Die Untersuchung ist relativ schwierig, braucht Geduld und Erfahrung und ist nicht immer konklusiv [15, 19].

Zusammenfassende Beurteilung. Der Nachweis eines Refluxes als Ursache einer chronisch-venösen Insuffizienz femoropopliteal, am Unterschenkel sowie in der V. saphena magna kann mittels (bidirektionalem) Doppler rasch und zuverlässig erbracht werden. Hingegen ist das sichere Identifizieren insuffizienter Perforansvenen nicht immer einfach. Weiterführende Untersuchungen sind der Farbduplex und die Phlebographie, wobei auch letztere häufig nicht alle insuffizienten Perforansvenen darstellen kann.

CW-Doppler bei Varizen

Unkomplizierte Varizen können klinisch diagnostiziert werden und bedürfen prinzipiell keiner apparativen Zusatzuntersuchung. Ob der Stamm der V. saphena magna insuffizient ist oder nicht, kann so allerdings oft nicht sicher beurteilt werden. Dies ist aber bei der Planung einer invasiven Therapie entscheidend und kann mit dem Doppler einfach und sicher nachgewiesen werden. Dabei ist die Methode in dieser Fragestellung der aszendierenden Preßphlebographie überlegen [38].

Die Untersuchung erfolgt in der Regel im Stehen. Die V. saphena magna wird auf einer bestimmten Höhe mit der Sonde lokalisiert und der Patient zum Husten aufgefordert: Ertönt ein kurzer Reflux, so ist die V. saphena magna bis zu diesem Punkt insuffizient. Bei intakten proximalen Klappen kann eine Insuffizienz der distalen Anteile des Stammes wie folgt nachgewiesen werden: Durch intermittierende leichte Kompression des Stammes distal der Sonde wird in der stehenden Blutsäule ohne funktionierende Klappen eine pendelnde Bewegung ausgelöst, was ein entsprechendes Dopplersignal bewirkt. In analoger Weise kann die sichere Verbindung eines Nebenastkonvolutes zum Stamm der V. saphena magna bzw. parva nachgewiesen werden. Der proximale Anteil der V. saphena magna kann am Spielbein (griechische Statue) meist palpiert bzw. perkutiert werden. Wird nach Plazierung der Sonde die Wade komprimiert, ertönt ein orthogrades Signal. Liegt eine Klappeninsuffizienz vor, so folgt nach Kompressionsende ein Reflux. Das Vorgehen zum Auffinden von insuffizienten Perforansvenen wurde schon oben beschrieben. Liegen Rezidivvarizen bei St. n. Varizenoperation vor, so soll zur Klärung der genauen anatomischen Verhältnisse großzügig die Preßphlebographie oder Farbduplexuntersuchung eingesetzt werden.

Zusammenfassende Beurteilung. Der Wert der CW-Doppleruntersuchung in der Abklärung von Varizen liegt im sicheren und einfachen Nachweis einer Klappeninsuffizienz im Verlaufe der V. saphena magna und der sicheren Zuordnung von Nebenastkonvoluten zur V. saphena magna bzw. parva. Somit wird eine differenzierte Therapie (Sklerotherapie, Phlebektomie, Krossektomie, partielles Stripping) möglich.

6.2.3 Photoplethysmographie bei Venenproblemen

Infrarotes Licht wird von Hautgewebe reflektiert. Das Ausmaß der Reflexion ist auch vom Blutgehalt des Gewebes abhängig. Die reflektierten Lichtanteile werden von einem Phototransistor in ein elektrisches Signal umgewandelt und anschließend mittels eines Schreibers aufgezeichnet [11]. Die Photoplethysmographie kann sowohl arterielle Pulswellen („akrale Oszillographie") als auch venöse Volumenschwankungen erfassen [4, 24, 34]. Der Preis für ein solches kombiniertes Gerät beträgt ca. sFr. 10 000.

In der Phlebologie wird die Photoplethysmographie als Belastungstest zur Beurteilung der Funktion der venösen Muskelpumpe eingesetzt. Dabei wird während einer standardisierten Belastung mit Fußwippen oder Kniebeugen die Änderung des Blutgehaltes im Bereich der Meßsonde am medialen Unterschenkel bzw. Fußrücken aufgezeichnet. Ausgewertet wird im wesentlichen die venöse Wiederauffüllzeit am Ende der Belastung. Dieser Wert verkürzt sich beim Vorliegen eines Refluxes im tiefen und/ oder oberflächlichen Venensystem. Das Mittel aus drei Messungen beträgt beim Venengesunden über 25 s [24, 34, 37]. Einschränkend muß festgehalten werden, daß die Methode nicht kalibrierbar ist und die Resultate nur eingeschränkt reproduzierbar sind. Bei der Durchführung der Untersuchung soll die Außentemperatur warm sein, die Sonde darf nicht direkt über Varizen oder im Bereich größerer Pigmentverschiebungen plaziert werden [25, 34]. Eine Quantifizierung des venösen Rückflusses oder des venösen Druckes ist mittels Photoplethysmographie nicht möglich [34]. Falls eine entsprechende Fragestellung besteht, muß eine Venenverschlußplethysmographie oder eine blutige Druckmessung durchgeführt werden [3, 21, 32, 33].

Photoplethysmographie bei akuter tiefer Beinvenenthrombose
In der Diagnostik der akuten tiefen Beinvenenthrombose kommt die Photoplethysmographie nur sehr begrenzt zum Einsatz. Die Sensitivität nimmt vom Unterschenkel zum Oberschenkel bis zum Becken stark ab. Eine normale Photoplethysmographie macht allerdings das Vorliegen einer tiefen Venenthrombose mit Einbezug der Unterschenkelvenen unwahrscheinlich [28]. Die Methode eignet sich somit nicht zum Nachweis, sondern allenfalls zum Ausschluß einer tiefen Venenthrombose am Unterschenkel. Diese Resultate wurden bisher an größeren Kollektiven noch nicht bestätigt.

Photoplethysmographie bei chronisch-venöser Insuffizienz
Der Haupteinsatzbereich der Photoplethysmographie liegt in der Beurteilung von Patienten mit schwerer chronisch-venöser Insuffizienz. Dabei stellt sich in der Praxis die Frage nach der Besserbarkeit des venösen Rückflusses durch eine Operation oder Sklerotherapie. Die Bestimmung der venösen Wiederauffüllzeit vor und nach Abbin-

den von (Stamm-)Varizen bzw. Kompression von insuffizienten Perforansvenen kann den postinterventionellen Zustand simulieren [22]. Eine Wiederholung der Messung nach der Operation zeigt häufig, daß die vorhergesehene Funktionsverbesserung übertroffen wurde [23].

Photoplethysmographie bei Varizen
Bei Patienten mit Stamm- oder Nebenastvarizen kann mittels Photoplethysmographie ein Hinweis auf das Vorliegen von insuffizienten Perforansvenen gewonnen werden. Kommt es nach Ausschluß einer Klappeninsuffizienz im tiefen Venensystem mittels CW-Doppler bei der Photoplethysmographie nach Abbinden der oberflächlichen Varizen nicht zu einer Verbesserung der venösen Wiederauffüllzeit, liegen insuffizente Perforansvenen vor („falsch nicht besserbare chronisch-venöse Insuffizienz" [27]).

Zusammenfassende Beurteilung. Die Photoplethysmographie ist eine wertvolle, nichtinvasive Untersuchungsmethode zur Beurteilung einer chronisch-venösen Insuffizienz. Die Frage nach Besserbarkeit durch Operation oder Sklerotherapie kann im Einzelfall recht zuverlässig beantwortet werden.

6.2.4 Schlußfolgerung

Die CW-Doppleruntersuchung und die Photoplethysmographie eignen sich gut als nichtinvasive apparative Zusatzuntersuchungen bei Venenproblemen in der Praxis (Tabelle 6.4). Der CW-Doppler ermöglicht in der Hand eines geübten Untersuchers den sicheren Nachweis bzw. Ausschluß sowohl einer Becken- als auch einer Unterschenkel-/Oberschenkelvenenthrombose. Bei der Abklärung einer chronisch-venösen Insuffizienz oder von Varizen gelingt mittels CW-Doppler ein sicherer Nachweis des Refluxes im oberflächlichen und tiefen Venensystem.

Die Photoplethysmographie ist wertvoll in der Beurteilung einer chronisch-venösen Insuffizienz und erlaubt eine Voraussage bezüglich Besserbarkeit durch eine Operation oder Sklerotherapie.

Tabelle 6.4. Anwendungsbereich und Aussagekraft der CW-Doppleruntersuchung und der Photoplethysmographie als einfache apparative Zusatzuntersuchungen in der Praxis

	Akute tiefe Beinvenenthrombose	Chronisch-venöse Insuffizienz	Varizen
CW-Doppler	Sicherer Nachweis/Ausschluß bei Lokalisation Unterschenkel/Oberschenkel und Becken	Sicherer Nachweis der Klappeninsuffizienz im oberflächlichen und tiefen Venensystem	Einfacher und sicherer Nachweis des Refluxes bei Stamm- und Nebenastvarizen
Photoplethysmographie	Eventuell zum Ausschluß einer Unterschenkelvenenthrombose	Prüfung der venösen Muskelpumpe. Voraussage Besserbarkeit durch Operation/Sklerotherapie	Hinweis auf insuffiziente Perforansvenen

Literatur

1. Barnes RW (1976) Accuracy by Doppler ultrasound in clinically suspected calf vein thrombosis. Surg Gynecol Obstet 143: 425
2. Barnes RW (1985) Doppler ultrasonic diagnosis of venous disease. In: Bernstein EF (ed) Noninvasvie diagnostic techniques in vascular disease. Mosby, St. Louis
3. Blank AA (1987) Haben heute die nicht invasiven Untersuchungsmethoden die blutige Venendruckmessung in der Dermatophlebologie ersetzt? Hautarzt 38: 385–387
4. Blazek V, Wienert V, May RL (1985) Gesicherte Erkenntnisse und neue Anwendungsmöglichkeiten der Licht-Reflexions-Rheographie. Phlebol Proktol 14: 74–77
5. Bollinger A (1975) Was leistet die Doppler-Ultraschall-Technik in der Diagnose der tiefen Beinvenenthrombose? Vasa 4: 16–21
6. Bollinger A (1979) Funktionelle Angiologie, Lehrbuch und Atlas. Thieme, Stuttgart
7. Bollinger A, Franzeck UK (1984) Apparative Untersuchung bei chronisch venöser Insuffizienz. Therapeutische Umschau 41: 846–850
8. Bollinger A, Mahler F, de Sèpibus G (1968) Diagnostik peripherer Venenerkrankungen mit Doppler-Strömungsdetektoren. Dtsch Med Wochenschr 93: 2197
9. Bollinger A, Franzeck UK (1982) Diagnose der tiefen Becken- und Beinvenenthrombose. Schweiz Med Wochenschr 112: 550
10. Grüntzig A, Bollinger A, Zehender O (1971) Möglichkeiten und Grenzen der qualitativen Venen-Diagnostik mit Doppler-Ultraschall (Ergebnisse einer Blindstudie). Klin Wochenschr 49: 245
11. Hertzmann AB (1938) The blood supply of venous skin areas as estimated by the photoelectric plethysmograph. Am J Physiol 124: 328
12. Howe HR, Kimberly JH, Hansen J, Plonk GW (1984) Expanded criteria for the diagnosis of deep venous thrombosis. Arch Surg 119: 1167
13. Hull R, Hirsh H, Sackett DL, Stoddart G (1981) Cost effectiveness of clinical diagnosis, venography, and noninvasive testing in patients with symptomatic deep-vein thrombosis. N Engl J Med 304: 1561
14. Jäger K (1987) Apparative Untersuchungen zur Diagnose der tiefen Venenthrombose. Internist 28: 299–307
15. Kriessmann A, Bollinger A, Keller HM (1990) Praxis der Doppler-Sonographie. Thieme, Stuttgart
16. Lensing AWA, Levi MM, Büller HR et al. (1990) Diagnosis of deep-vein thrombosis using an objektive Doppler method. Ann Intern Med 113: 9–13
17. Lindemayr W, Lotterer O, Mostbeck A, Partsch H (1972) Zur Beurteilung der Klappenfunktion der Oberschenkelvenen mit einer direktionalen Dopplersonde. Vasa 1: 120
18. Madar G, Widmer LK, Zemp E, Maggs M (1986) Varicosis veins and chronic venous insufficiency disorder or disease? A critical epidemiological review. Vasa 15 [Suppl 2]: 126–234
19. May R, Partsch H, Staubesand J (1981) Venae perforantes. Urban & Schwarzenberg, München
20. Miles C, Nicolaides AN (1981) Photoplethysmography: principles and development. In: Nicolaides AN, Yao JST (eds) Investigations of vascular disorders. Churchill Livingstone, New York, pp 501–515
21. Nachbur B (1971) Die periphere Venendruckmessung: Eine Methode zur Bestimmung der venösen Leistungsreserve der unteren Extremitäten. Zentralbl Phlebol 10: 149–157
22. Partsch H (1980) „Besserbare" und „nicht besserbare" chronisch venöse Insuffizienz. Vasa 9: 165–167
23. Partsch H (1981) Meßmethoden in der dermatologischen Angiologie. Z Hautkrankbl 57: 227–246
24. Partsch H (1981) Photoplethysmographie: Eine einfache Methode mit breiter klinischer Anwendung. Folia Angiol 29: 174–178
25. Partsch H (1985) Apparative Zusatzuntersuchungen bei den häufigsten peripheren Gefäßerkrankungen in der Praxis. Hautarzt 36: 203–211

26. Partsch H, Mostbeck A (1979) Die Früherkennung der tiefen Unterschenkelthrombophlebitis. Vasa 8. 237–246
27. Schultz-Ehrenburg U, Hübner HJ (1987) Refluxdiagnostik mit Doppler-Ultraschall. Schattauer, Stuttgart (Ergebnisse der Angiologie und Phlebologie 35)
28. Schultz-Ehrenburg U, Tiedjen KU (1986) Zur Eignung der Photoplethysmographie (Licht-Reflexions-Rheographie) für die Thrombosediagnostik des Unterschenkels. Phlebol Proktol 15: 130–135
29. Sumner D, Lambeth D (1979) Reliability of Doppler ultrasound in the diagnosis of acute venous thrombosis both above and below the knee. Am J Surg 138: 205
30. Strandness DE, Sumner DS (1972) Ultrasonic velocity detector in the diagnosis of thrombophlebitis. Arch Surg 104: 180
31. Strandness DE (1980) Invasive and noninvasive techniques in the detection and evaluation of acute venous thrombosis. Vasc Surg 22: 205
32. Varady Z (1982) Diagnostische Möglichkeiten der Venendruckmessung. Phlebol Proktol 11: 114–119
33. Weindorf N, Schultz-Ehrenburg U (1984) Der Wert der Venenverschlußplethysmographie in der Phlebologie. Aktuel Dermatol 10: 83–87
34. Weindorf N, Schultz-Ehrenburg U (1986) Der Wert der Photoplethysmographie (Lichtreflexionsgraphie) in der Phlebologie. Vasa 15 [Suppl 4]: 397–406
35. Wheeler HB, Anderson FA (1985) Can noninvasive tests be used as the basis for treatment of deep vein thrombosis? In: Bernstein EF (ed) Noninvasive diagnostic techniques in vascular disease. Mosby, St. Louis
36. Widmer LK, Stähelin HB, Nissen C, da Silva A (1981) Venen-Arterien-Krankheiten, koronare Herzkrankheit bei Berufstätigen. Prospektiv-epidemiologische Untersuchung Basler Studie II–III 1959–1978. Huber, Bern
37. Wienert V, Blazek V (1982) Eine neue, apparative nichtinvasive Diagnostik der chronisch-venösen Insuffizienz. Phlebol Proktol 11: 110–116
38. Wuppermann T, Exler U, Mellmann J, Kestilä M (1981) Non-invasive quantitative measurement of regurgitation in insufficiency of the superior saphenous vein by Doppler ultrasound: a comparison with clinical examination and phlebography. Vasa 10: 24–27

6.3 Duplexsonographie der oberflächlichen und der tiefen Venen

D.-D. Do

6.3.1 Einleitung

Aufgrund der bisher bekannten Daten braucht es heute nicht mehr bewiesen zu werden, daß die klinische Untersuchung bei Krankheiten des oberflächlichen und des tiefen Venensystems vor allem der unteren Extremitäten zur Festlegung der adäquaten Therapie ungenügend ist. Zum Beispiel kann bei klinischem Verdacht auf eine tiefe Venenthrombose diese Diagnose nur bei 30% der Fälle gesichert werden [7, 19]. Es wurde deshalb immer wieder nach technischen Untersuchungsmethoden gesucht, um die klinischen Befunde zu objektivieren.

In den 40er Jahren kam dank der Erfindung von i. v. verabreichbaren Kontrastmitteln die Phlebographie als invasive Methode auf. Sie blieb bis heute der Goldstandard, an dem sich sämtliche neu eingeführten Verfahren messen müssen [35]. Durch Kontrastmittelanfärbung des im Lumen fließenden Blutes ist allerdings keine Information über die Gefäßwand bzw. perivaskulären Strukturen erhältlich. Zudem ist die Aussage über die Hämodynamik bei der Phlebographie nur beschränkt. Diese und mehrere andere Nachteile, verbunden mit der invasiven Natur dieser Technik, führten bald zur Suche nach Alternativen. Die neueren Methoden wie CT und MRI könnten die Phlebographie teilweise ersetzen, sind aber viel aufwendiger und nicht allgemein verbreitet. Unter den anderen nichtinvasiven Methoden sind der Dopplerultraschall und verschiedene plethysmographische Methoden zu erwähnen [44, 47]. Während die letzteren eine globale Information über die venöse Hämodynamik vermitteln, erlaubt die sog. CW-Dopplertechnik schon eine spezifische Information über die Durchgängigkeit und die Klappenfunktion der Venen im untersuchten Segment *(s. Kap. 6.2)*. Ohne gleichzeitige topographische Information können die Dopplersignale allerdings den Gefäßen nicht genau zugeordnet werden [23]. Erst die in den letzten Jahren entwickelte Technik der Duplexsonographie, eine Kombination des Ultraschall-B-Bildes mit dem gepulsten Doppler, ermöglicht eine gleichzeitige morphologische Untersuchung sowohl der Gefäße als auch der umgebenden Strukturen und eine gezielte hämodynamische Abklärung [9, 13, 14, 23, 27, 39, 39a, 49]. Eine interessante Weiterentwicklung stellt die farbcodierte Duplexsonographie dar, bei der die beweglichen Elemente auf dem B-Bild farbig wiedergegeben werden. Dadurch können die Gefäße mit Fluß leichter identifiziert werden. Die Technik ist im Kap. 2.1 näher beschrieben. Diese neue, nichtinvasive, primär in der Untersuchung von zentralen und peripheren Arterien etablierte Methode fand in den letzten Jahren vermehrt auch bei den Venen Anwendung.

6.3.2 Normale Venen

Das Lumen einer normalen Vene ist im B-Bild in der konventionellen Duplexsonographie echofrei [10, 38, 49]. Die Innenfläche der Venenwand ist glatt. Die Wand selber ist üblicherweise sehr dünn und somit kaum sichtbar. Bei den moderneren Apparaten mit hohem Auflösungsvermögen lassen sich schon im Schwarzweißbild, vor allem in den oberflächlichen Venen manchmal Echos von fließenden Blutkörperchen nachweisen [49]. Bei den Apparaten mit Farbdoppler werden die zum Aufbau des B-Bildes reflektierten Ultraschallwellen auch nach ihrer Frequenz analysiert und die durch bewegliche Teilchen bewirkte Frequenzverschiebung durch eine Farbkodierung wiedergegeben [13, 32, 39, 39a, 49]. Das Lumen der normalen Vene ist auf dem Bildschirm somit mit Farbe gefüllt, wobei Fluß gegen die Ultraschallsonde üblicherweise rot und Fluß von ihr weg blau kodiert wird (Abb. 6.1). Ein so nachweisbarer Fluß und, falls erkennbar, die feinen atemabhängigen Bewegungen der Venenklappen sprechen gegen einen thrombotischen Prozeß in diesem Bereich. Die venösen Sinus sind erweiterte, mit Venenklappen versehene Stellen des Lumens. Bei Stase können sich kleine, schwach echogene Aggregate von Blutkörperchen an den Klappentaschen anhäufen und so Thromben bilden [37].

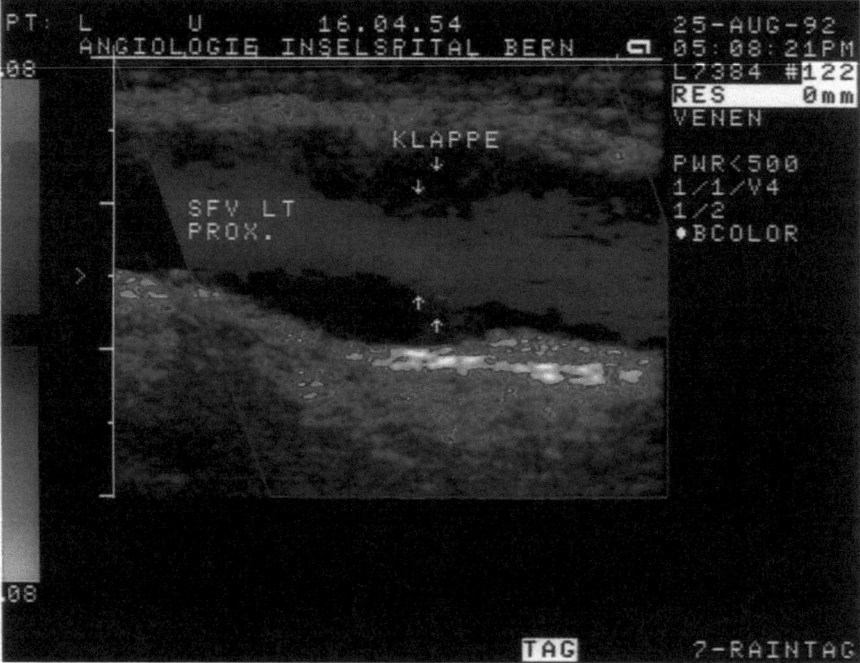

Abb. 6.1. Normale Vene mit freiem Lumen und normaler Kompressibilität sowie feinen atemabhängigen Bewegungen der Klappen. Im Farbdoppler ist der Fluß während der Exspiration durch die blaue Farbkodierung sichtbar, wobei es hinter den Klappentaschen zu keiner Anfärbung kommt wegen der langsamen Geschwindigkeit.

6.3 Duplexsonographie der oberflächlichen und der tiefen Venen   179

Die normale Vene läßt sich im Gegensatz zu den Arterien durch Druck von außen mit dem Schallkopf leicht und komplett komprimieren. Dies gilt besonders für oberflächlich gelegene Venen und schließt eine Obstruktion praktisch aus. Dieses Kriterium ist von großer Bedeutung in der duplexsonographischen Diagnostik der Venenthrombose [8–10, 13]. Die Hauptvenen der oberen und unteren Extremitäten weisen im Normalfall einen im Vergleich zu den begleitenden Arterien größeren Durchmesser auf. Der Durchmesser der größeren Venen ist atemabhängig und nimmt besonders bei der Valsalva-Preßprobe zu. Dies spricht für eine normale Venendurchgängigkeit proximal der untersuchten Stelle. Die Hämodynamik läßt sich in der Vene mit Farbdoppler qualitativ und im gepulsten Doppler quantitativ beurteilen: Im Normalfall ist der Fluß spontan vorhanden, weist eine deutliche respiratorische Phasik auf, steht still bei Valsalva-Manöver, nimmt zu bei distaler Kompression und ist zum Herzen gerichtet [1, 49]. Bei normaler Klappenfunktion ist sowohl im tiefen als auch im oberflächlichen Venensystem bei Valsalva oder bei proximaler Kompression kein oder ein kurzer Reflux bis zum Klappenschluß nachweisbar. Dies kann am besten mittels Farbdoppler demonstriert und wenn notwendig mit gepulstem Doppler dokumentiert werden (Abb. 6.2). Bei jungen und gesunden Probanden, aber auch bei älteren Patienten mit Rechtsherzbelastung, kann auch in den Beinvenen neben der respiratorischen Flußphasik eine zusätzliche kardiale Modulation beobachtet werden [13, 23].

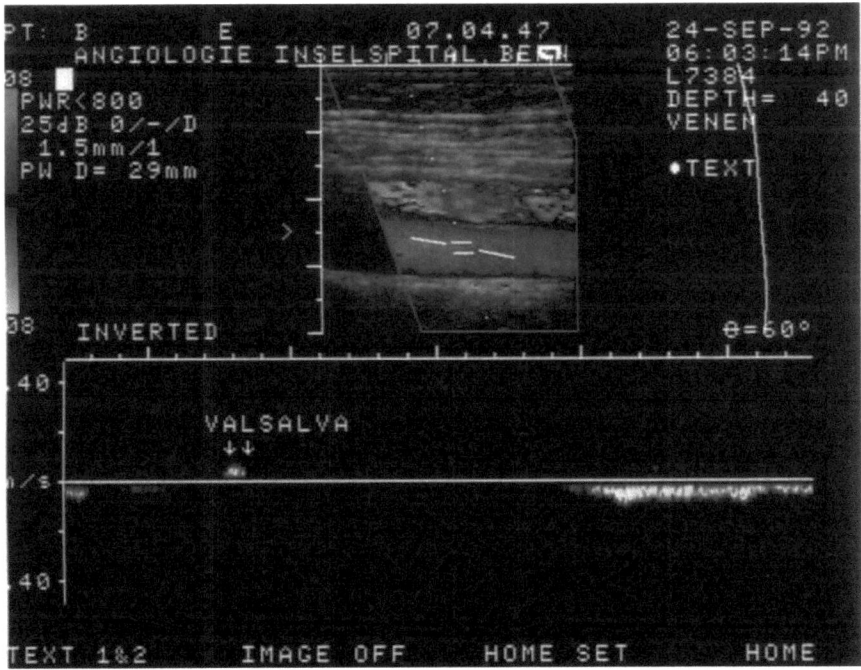

Abb. 6.2. Normaler Fluß in der V. femoralis superficialis mit respiratorischer Flußphasik und mit einem bei Valsalva nur initial kurzen Reflux bis zum Klappenschluß

6.3.3 Venenthrombose

Die tiefe Venenthrombose mit der damit verbundenen Mortalität durch Lungenembolie und Morbidität durch chronisch-venöse Insuffizienz ist auch heute noch trotz Thromboseprophylaxe eine häufige und ernstzunehmende Krankheit. Die klinische Diagnose ist unzuverlässig. Der Screeningtest mit radioaktiv markiertem Fibrinogen oder Plasminogen ist heute u. a. wegen der Gefahr einer HIV-Übertragung obsolet geworden. Die Flüssigkristallthermographie ist wenig spezifisch, und es bestehen noch zu wenig Grundlagen für eine allgemeine Anwendung. Die anderen herkömmlichen nichtinvasiven Methoden wie CW-Doppler und Plethysmographie haben in der Thrombosediagnostik beim proximalen Befall eine große Sensitivität mit guter Spezifität. In der Literatur liegen die Sensitivität des CW-Dopplers für Thrombose der Poplitealvene und weiter proximal zwischen 87 und 96%, während sich die Spezifität zwischen 81 und 92% bewegt [26, 47]. Für die Plethysmographie betragen diese Werte in einer Sammelstatistik von 16 Studien mit über 2500 Patienten 93 bzw. 94% zur Feststellung von proximaler Venenthrombose [44]. Zum Nachweis von Unterschenkelvenenthrombose sind beide Methoden aber ungenügend [4]. Es können im weiteren Befunde wie Kompression von außen auf die Vene, z. B. durch eine Baker-Zyste, Hämatome, Lymphknoten, nicht vom Befund einer Phlebothrombose unterschieden werden. Außerdem können nichtokkludierende Thromben oder eine Thrombose lediglich in einer der doppelt angelegten Hauptvenen wegen Fehlens der entsprechenden Morphologie übersehen werden.

Die Phlebographie war bis jetzt die Referenzmethode [35], ist jedoch invasiver Natur und stellt die Nebenachsen, z. B. die V. iliaca interna, oft nicht dar. Mit der Duplexsonographie steht uns nun ein Instrument ohne oben erwähnte Nachteile zur Verfügung. Für die duplexsonographische Diagnose der tiefen Venenthrombose haben sich inzwischen mehrere direkte und indirekte Zeichen etabliert [9, 13, 14, 23, 27, 30, 32, 49]:

- Direkte Zeichen
  - Thrombus im B-Bild und/oder Farbdoppler.
- Indirekte Zeichen:
  - Kein Fluß in der Vene detektierbar,
  - Kompressibilität fehlend oder vermindert,
  - vergrößerter Venendurchmesser,
  - Klappenparese,
  - Nachweis von Kollateralfluß.

Die frischen Thromben sind nicht sehr echogen und können im B-Bild übersehen, im Farbdoppler dank Ausbleiben von farbigem Fluß im thrombosierten Segment besser identifiziert werden. Mit der Zeit, im subakuten Stadium, werden die Thromben mehr echogen und nähern sich der Echogenität der perivaskulären Strukturen an. Ältere Thromben von Monaten bis Jahren sind normalerweise sehr echogen, evtl. noch mehr als die umgebenden Gewebe. Zwischen diesen zwei Extremen kann bis heute das Thrombusalter nicht mit Sicherheit bestimmt werden [29, 49]. Obwohl der direkte Thrombusnachweis für eine Venenthrombose beweisend ist, beträgt die Sensitivität für dieses Zeichen in der Literatur lediglich zwischen 50 und 75% [32].

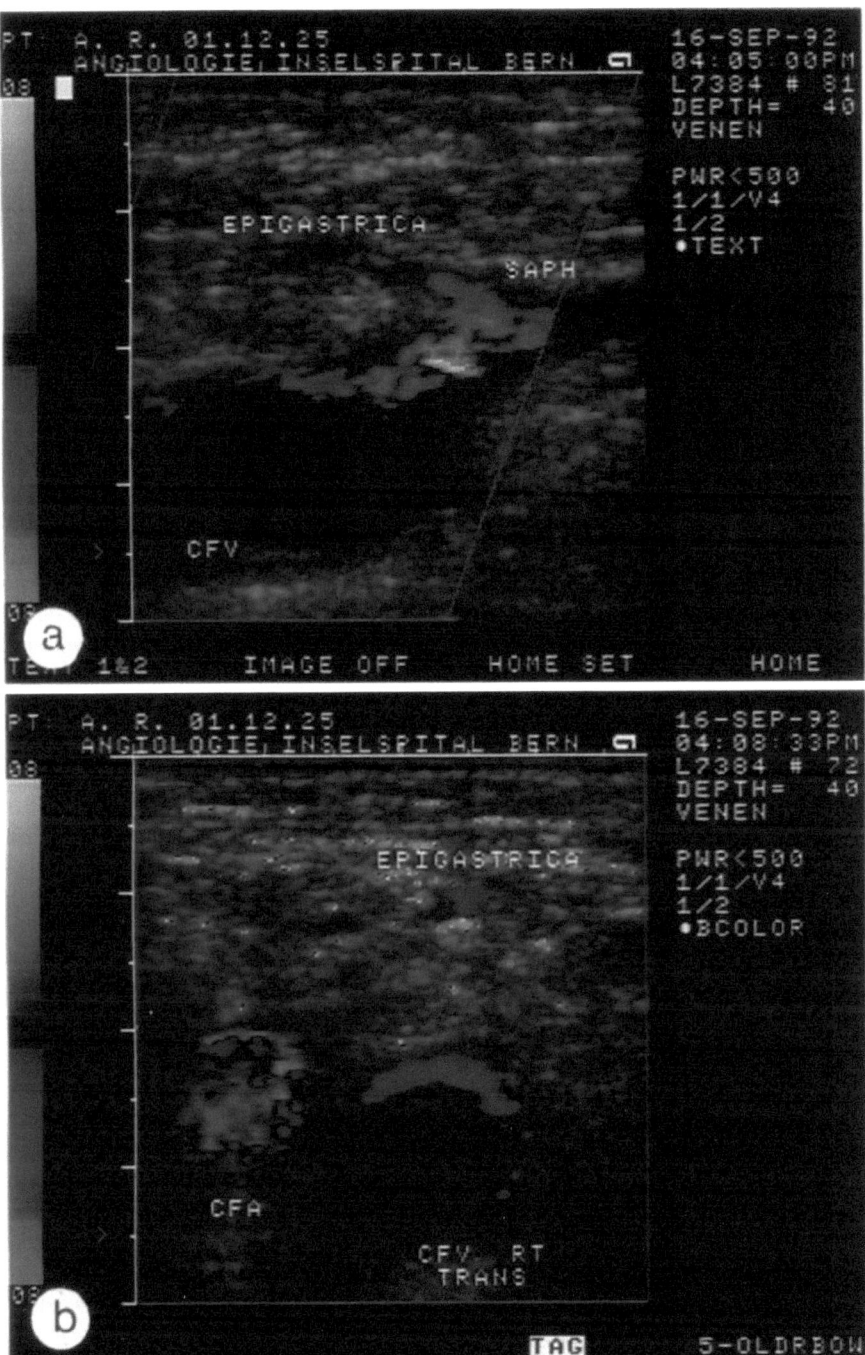

Abb. 6.3 a,b. Tiefe Venenthrombose des rechten Beines mit subakutem, noch echoarmem und umspültem Thrombus im Bereich der V. femoralis communis *(CFV)*: **a.** im Längsschnitt, ebenfalls dargestellt die V. saphena magna und V. epigastrica und **b.** im Querschnitt, ebenfalls dargestellt die A. femoralis communis *(CFA)* und die V. epigastrica

Der Durchmesser der Vene mit einer frischen, okkludierenden Phlebothrombose ist gegenüber dem Normalfall deutlich vergrößert. Bei nichtokkludierenden, kleinen frischen Thromben kann der Venendurchmesser normal bleiben, ebenso wird er im subakuten Stadium durch Thrombusretraktion und/oder Spontanthrombolyse wieder normal breit. Nach Monaten bis Jahren können die thrombosierten Venen gleich groß oder sogar kleiner als die begleitende Arterie sein.

Im Gegensatz zu den normalen Venen ist eine thrombosierte Vene nicht oder nur teilweise kompressibel [8, 9, 10, 33]. Zur Vermeidung von Fehlinterpretationen sollte die Kompression durch die Ultraschallsonde so stark sein, daß die begleitende Arterie auch leicht deformiert wird [32, 49]. Aus den verschiedenen Studien geht hervor, daß die Kompression das Zeichen mit der höchsten Sensitivität und Spezifität in der Thrombosediagnostik ist [8, 9, 33]. Ein hilfreiches Kriterium in der Diagnostik der Unterschenkel- und/oder Wadenmuskelphlebothrombose bildet der Schmerz durch die Kompression [9, 13, 14]. Im weiteren lassen sich im thrombosierten Segment keine Flußsignale mehr detektieren, während das Vorhandensein eines Flusses eine Phlebothrombose mit einer Wahrscheinlichkeit um 90% ausschließt [32]. Proximal davon kann der Fluß deutlich reduziert sein, während er im distalen Bereich sogar beim Valsalva-Manöver eher kontinuierlich ist [1]. Diese Dopplerabnormitäten können bei fehlender Rekanalisation und/oder ungenügender Kollateralbildung über Jahre bestehen bleiben. Bei akuten Phlebothrombosen können die Kollateralvenen allerdings noch nicht ausgebildet und somit noch nicht nachweisbar sein. Ein weiteres indirektes Zeichen stellt die fehlende Beweglichkeit der im akuten oder subakuten Stadium noch zarten Klappen bei der Real-time-Untersuchung dar.

Untere Extremitäten
Zur Untersuchung der V. cava inferior und Beckenvenen ist üblicherweise eine Sonde mit einem Frequenzspektrum von 3 MHz erforderlich, hingegen eine mit 5–7,5 MHz für die Beinvenen. Duplexsonographie und Farbdoppler werden intermittierend während der Untersuchung eingesetzt. Für die Untersuchung liegt der Patient auf dem Rücken mit abduzierten und außenrotierten Beinen. Die V. cava kann oft in linker Seitenlage besser beurteilt werden, die iliakalen Venen durch einen anterolateralen Zugang mit der Sonde lateral vom M. rectus. Die Beinvenen werden von der Leiste aus nach distal sowohl im Quer- als auch im Längsschnitt beurteilt, wobei die Kompression mit dem Schallkopf in Abständen von 1–2 cm vorgenommen wird [30]. Abbildung 6.3 zeigt ein Beispiel einer subakuten Venenthrombose im Bereich der V. femoralis communis rechts. Wegen der Tiefe sind die Venen am femoropoplitealen Übergang ähnlich wie die iliakalen Venen schwierig zu untersuchen. Für diesen Bereich ist das Einsetzen des Farbdopplers hilfreich, da der letztgenannte mit der im Vergleich zur B-Mode benützten tieferen Frequenz mehr in die Tiefe penetriert. Eventuell können Weichteile des distalen Oberschenkels mit der freien Hand des Untersuchers gegen die Sonde gedrückt werden, um die Gefäße zur besseren Beurteilung näher zur Sonde zu bringen [32]. Die Popliteavene kann in Rückenlage mit leicht flektiertem Kniegelenk untersucht werden. Besser beurteilbar ist sie allerdings in Bauchlage mit leicht gehobenem Unterschenkel. In dieser Stellung ist auch der femoropopliteale Übergang am besten zu beurteilen. Nach distal läßt sich die Popliteavene bis in die Aufzweigung in die V. tibialis posterior und fibularis hinein verfolgen [32]. Beim lie-

6.3 Duplexsonographie der oberflächlichen und der tiefen Venen 183

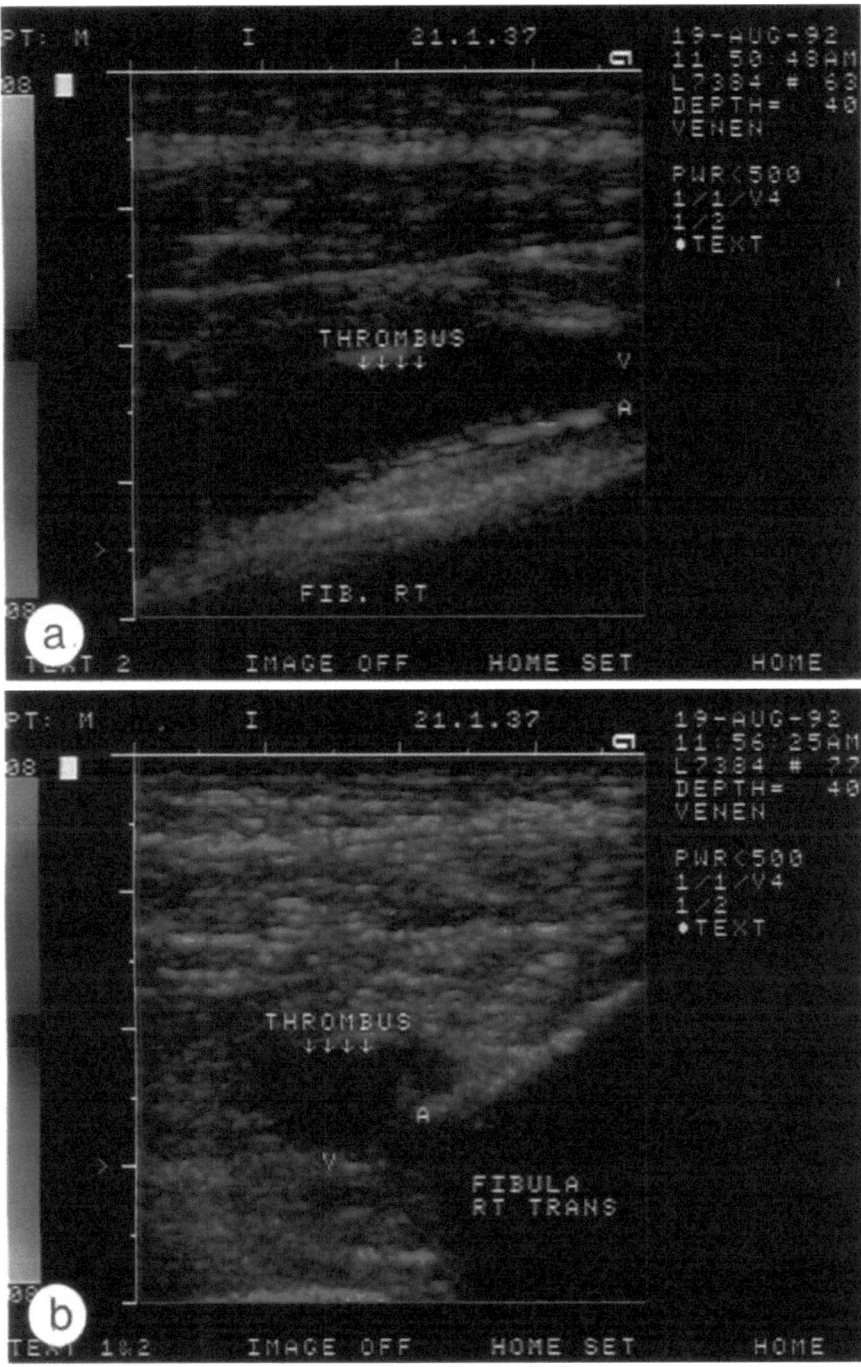

Abb. 6.4 a,b. Venenthrombose am rechten Bein, u.a. in den Fibularisvenen eines 55jährigen Patienten mit massiven Lungenembolien. **a.** im Längsschnitt (V), ebenfalls dargestellt die A. fibularis (A) und **b.** im Querschnitt, mitdargestellt die rechte Fibula

genden Patienten sind die Unterschenkelvenen allerdings praktisch vollständig kollabiert und dadurch schlecht sichtbar. In sitzender Stellung des Patienten am Bettrand mit hängenden entspannten Beinen sind sie hingegen stärker gefüllt und dadurch besser darstellbar. Die Gastroknemiusvenen sind typischerweise im medialen Kopf der Gastroknemiusmuskeln lokalisiert und münden üblicherweise in die untere Poplitealvene. Manchmal weisen sie distal Verbindungen zu den Vv. tibiales posteriores und Vv. fibulares auf. Die Soleusvenen sind häufig nur zu sehen, wenn sie beim Vorliegen einer Phlebothrombose erweitert sind. Die Vv. tibiales posteriores liegen posteromedial der Tibia und sind durch den entsprechenden Zugang am besten identifizierbar. Dieselbe Position des Schallkopfes kann zur Darstellung der Fibularisgruppe benutzt werden, wobei sie im Vergleich zu den Vv. tibiales posteriores verständlicherweise ferner von der Sonde erscheinen. Der posterolaterale Zugang stellt eine Alternative dar, wobei die Fibularisvenen direkt hinter der Fibula zu sehen sind. Die Vv. tibiales anteriores sind üblicherweise klein und nur selten isoliert von Thrombose betroffen. Trotzdem sollten sie vollständigkeitshalber auch untersucht werden, am besten durch einen anterolateralen Zugang [32, 49].

In sitzender Stellung ist der Fluß in den Unterschenkelvenen praktisch Null. Erst durch die verschiedenen Kompressionsmanöver kann der Fluß mittels gepulstem Doppler gemessen oder durch Farbdoppler sichtbar gemacht werden. Dank Flußsignalen der begleitenden Arterien erleichtert der Farbdoppler auch eine Identifizierung der Venen.

Treffsicherheit der Duplexsonographie
Eine große Anzahl der Studien, welche die Duplexsonographie (in letzter Zeit mit Farbdoppler) mit der gleichzeitig durchgeführten Phlebographie verglichen haben, wurden bei symptomatischen Patienten durchgeführt. Becker et al. [2] haben die 15 wichtigsten Studien zusammengefaßt, wobei die Arbeit von Elias et al. mit n = 854 untersuchten Extremitäten mit insgesamt 333 Phlebothrombosen die bisher größte darstellt [14]. Für die iliofemorale und popliteale Region beträgt die Sensitivität über 95%, und die Spezifität nähert sich 100% [14, 45]. Die Unterschenkelvenenthrombosen wurden bisher nur in wenigen Studien systematisch evaluiert. Es wurde über tiefere Sensitivität und Spezifität als bei den proximalen Phlebothrombosen berichtet. Mit dem Farbdoppler wird die Beurteilung der zahlreichen, kleineren Unterschenkelvenen mit häufig segmentären und isolierten Thromben erleichtert. Bei adäquater Bildqualität sind die Sensitivität und Spezifität durchaus vergleichbar mit der Phlebographie, mit Werten über 90 bzw. 95% [14, 28, 32, 48].

Bis heute existieren noch sehr wenig Daten über diese Methode bei den asymptomatischen Patienten. Für die proximalen Regionen scheinen sich die Resultate nicht von denjenigen der symptomatischen Patienten zu unterscheiden [6]. Für Unteschenkelvenen fanden Rose et al. bei 66 Extremitäten in asymptomatischen, postoperativen, orthopädischen Patienten eine Sensitivität von 75% und eine Spezifität von 97% [34]. Es ist allerdings zu erwähnen, daß lediglich 58% der Untersuchungen qualitativ genügend waren und diagnostisch ausgewertet werden konnten. In der Tat sind die meisten Thromben bei den asymptomatischen Patienten klein, häufig isoliert und nicht okklusiv. Es ist auch zu sagen, daß eine asymptomatische tiefe Unterschenkelvenenthrombose nicht unbedingt eine orale Antikoagulation braucht, da sich der

Thrombus lediglich in 20% der Fälle nach proximal ausdehnt, dabei aber symptomatisch wird [31]. Die letztgenannten Fälle können durch Wiederholung der Untersuchung mit größter Wahrscheinlichkeit erfaßt werden. Aufgrund der bisher bekannten Daten, u. a. der Resultate von Vaccaro et al. [40], kann heute vertreten werden, daß eine orale Antikoagulation bei normaler Duplexsonographie nicht durchgeführt werden muß. Die Wahrscheinlichkeit, daß in der Folge doch ein thromboembolisches Ereignis auftritt, scheint sehr klein zu sein.

Obere Extremitäten
Im Gegensatz zu den Beinvenen erfolgt der venöse Rückfluß primär sowohl über das tiefe als auch über das oberflächliche System [49]. Die tiefen Venen sind im allgemeinen paarig angelegt und immer von einer Arterie begleitet. Ein Teil oder die ganze V. cava superior ist der Ultraschalluntersuchung wegen Verschattungen durch Sternum und Lungen nicht immer zugänglich, so daß eine Aussage bezüglich Phlebothrombose manchmal nur indirekt durch sorgfältige Evaluation des Flußes in der V. subclavia bzw. axillaris möglich ist. Im Vergleich zu den Beinvenen sind Normvarianten häufiger. Im Fall einer Obstruktion können sehr rasch dicke Kollateralen auftreten, welche zu Fehlinterpretationen führen können. Häufig beginnt ein Thrombus im Gegensatz zu den unteren Extremitäten zentral und dehnt sich in der Folge in die Peri-

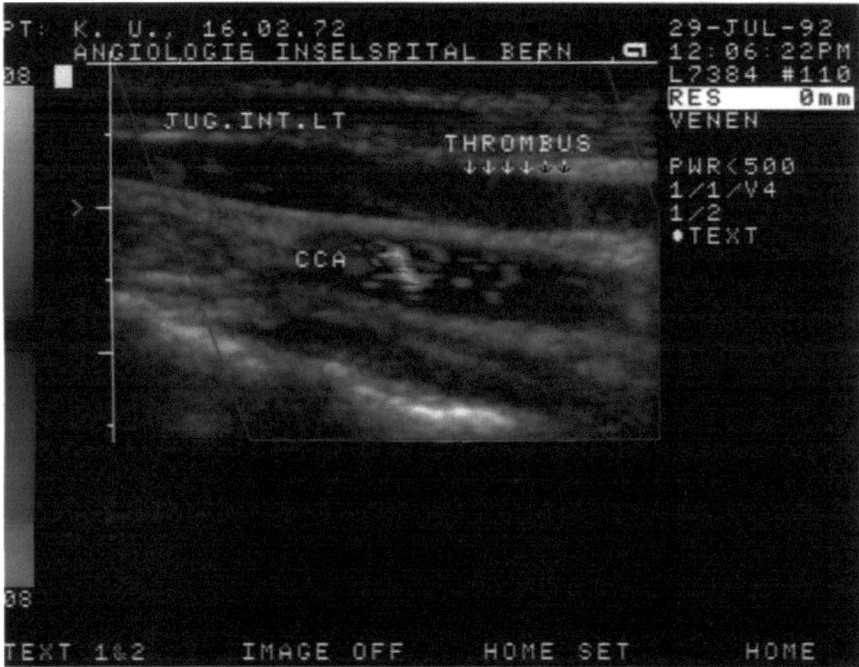

Abb. 6.5. Dank der oberflächlichen Lokalisation unmittelbar bei den Karotiden (*CCA:* A. carotis communis) ist die V. jugularis interna sehr gut zu sehen. Hier eine Thrombose der linken V. jugularis interna bei einem 20jährigen Patienten mit Morbus Hodgkin. Die Thrombusspitze ist sehr gut abgrenzbar.

pherie aus. Neben den verschiedenen Ursachen wie Klavikulafraktur, Thoracic-inlet-Syndrome, „thrombose par effort", kongestive Herzinsuffizienz und extravasale Kompression durch Tumor nimmt der eingelegte Katheter für einen venösen Zugang als Ursache den ersten Platz ein [22].

Für die Untersuchung eignet sich am besten die Rückenlage beim entspannten Patienten, der mit dem Kopf abgewendet vom Untersucher liegt. Die Jugularisvene läßt sich sowohl im Quer- als auch Längsschnitt in unmittelbarer Nähe der Karotisarterien mit den respiratorisch bedingten Durchmesser- sowie Flußänderungen ausgezeichnet darstellen (Abb. 6.5). Die V. cava superior, V. anonyma und der proximale Anteil der V. subclavia sind am besten via supraklavikulären Zugang beurteilbar. Der infraklavikuläre Zugang eignet sich hingegen besser für die distale V. subclavia. Eventuell sind zur Beurteilung der mittleren V. subclavia wegen der Klavikulaschallschatten mehrere Schnitte mit unterschiedlichen Blickwinkeln notwendig [32, 49]. Die Untersuchung der V. axillaris und brachialis wird am abduzierten Arm vorgenommen. Die Vorderarmvenen sind von geringerer klinischer Bedeutung. Nur beim Verdacht auf Phlebothrombose werden die Radialis- und Ulnarisvenen entlang den begleitenden Arterien vom Ellenbogen aus nach distal verfolgt und beurteilt. Die V. cephalica von der Einmündungsstelle in die V. subclavia und die V. basilica mit der Verbindung zur V. axillaris lassen sich am besten im Längsschnitt nach distal darstellen, wobei sie wegen ihrer oberflächlichen Lage durch geringsten Druck des Schallkopfes vollständig kollabieren und sehr leicht aus der Sicht verlorengehen.

Für die oberen Extremitäten gelten dieselben Kriterien wie für die duplexsonographische Thrombosediagnostik (s. Aufzählung S. 180). Ein vollständiger Kollaps der Subklaviavene durch tiefe und rasche Inspiration z. B. schließt einen obstruierenden Prozeß der zentralen Venen praktisch aus. Die Kompression ist am besten möglich bei den Arm-, Axilla- und Jugularisvenen und bleibt das wichtigste Kriterium. Ein Thrombus mit evtl. verschiedener Echogenizität kann vor allem in den oberflächlich gelegenen Venen direkt gesehen werden. Der Farbdoppler ist sehr hilfreich zur Identifikation von kleinen, partiell okkludierenden Thromben, ebenso von Kollateralen.

Die Duplexsonographie der oberen Extremitäten steht noch im Anfangsstadium. Bisher existieren noch sehr wenig Studien mit großer Patientenzahl bzw. genügender Zahl mit vergleichender Phlebographie. Es wurde bereits über eine Sensitivität um 80% und Spezifität um 92% berichtet [16, 20, 22, 25]. In Fällen von Thrombose „par effort" und in den Fällen von katheterinduzierten Thrombosen scheint die Treffsicherheit am größten zu sein.

6.3.4 Chronisch-venöse Insuffizienz

Dieses Krankheitsbild mit einer Prävalenz um 3% in der allgemeinen Bevölkerung ist die Folge einer venösen Hypertension durch venöse Obstruktion und/oder Reflux der tiefen und/oder oberflächlichen Venensysteme. Dies ist entweder im Rahmen eines postthrombotischen Syndroms und/oder Dysfunktion des Venenklappenapparates bei Varikose zu sehen. Zur Festlegung des therapeutischen Vorgehens sollte möglichst die Ursache der chronisch-venösen Insuffizienz ermittelt werden. Wird eine aktive Maßnahme in Betracht gezogen, sollten neben den klinischen Befunden auch die Verhältnisse im tiefen und oberflächlichen System mit Hilfsuntersuchungsmethoden weiter abgeklärt werden. Die invasiven Methoden wie blutige Venendruckmessung oder Phlebograhie sind zwar genau, allerdings unvollständig, da man damit entweder nur die Hämodynamik oder die Gefäßmorphologie erfaßt. Unter den nichtinvasiven Methoden ist bisher der CW-Doppler am meisten verbreitet und relativ zuverlässig. Mit der Duplexsonographie kann man dank des B-Bildes einerseits die Obstruktionen lokalisieren und andererseits mit dem gepulsten Doppler die Refluxe der tiefen und oberflächlichen Venen spezifisch nachweisen [3, 5, 13, 15, 17, 36, 39, 39a]. Mit dem Farbdoppler kann die Strömungsumkehr, also Farbwechsel bei Provokation, einfach dokumentiert und mit der Frequenzanalyse quantifiziert werden [24].

Die Technik für die duplexsonographische Untersuchung der chronisch-venösen Insuffizienz ist im großen und ganzen dieselbe wie bereits oben beschrieben. Beurteilt werden:

- Durchgängigkeit und Ausdehnung von evtl. postthrombotischen Veränderungen.
- Reflux durch die tiefen und oberflächlichen Venen, inklusive Perforanten, und
- Evaluation der Varikosisursachen.

Für die Beinvenen sollte bezüglich Reflux auf Höhe der V. femoralis communis, der proximalen V. femoralis superficialis, V. poplitea und der Tibialis- sowie Fibularisvenen untersucht werden. Selbstverständlich schließt die Untersuchung auch die beiden Vv. saphena magnae und parvae an der Mündungsstelle ein. Für die Evaluation der Refluxe wird die Untersuchung in der Stellung mit den möglichst maximalen Abnormitäten, also meist in stehender Stellung durchgeführt.

Für semiquantitative Aussagen genügen zum Auslösen der Refluxe Valsalva-Preßprobe oder manuelle Kompression proximal des untersuchten Segments. Von verschiedenen Autoren werden zur quantitativen Evaluation die Refluxe durch Standardkompression des Oberschenkels bzw. -dekompression der Wade mittels Manschetten ausgelöst und mit Hilfe von gepulstem Doppler gemessen [5, 41–43].

Postthrombotisches Syndrom
In den meisten Fällen ist die Ursache der chronisch-venösen Insuffizienz bei einer durchgemachten tiefen Phlebothrombose zu suchen. Lediglich in 20% der Fälle hinterläßt eine akute Phlebothrombose keine dauernden Veränderungen [49]. Die Residuen können sich als ausgedehnte Obstruktionen mit Bildung von Kollateralen, aber auch als fokale Veränderungen manifestieren. Im Gegensatz zur akut thrombosierten Vene ist die postthrombotisch veränderte Vene meist dünner. Die Venenwand ist üblicherweise diffus verdickt und manchmal unregelmäßig. Die Venenklappen sind häufig in diesen diffusen Prozeß miteinbezogen. Wird ein Reflux entweder mittels Farbdoppler oder gepulstem Doppler in einer wie oben beschriebenen veränderten Vene festgestellt, ist ein postthrombotisches Syndrom praktisch bewiesen (Abb. 6.6). Manchmal kann eine Differenzierung zwischen akuter Rezidivthrombose und postthrombotischem Syndrom schwierig sein. Neben den oben beschriebenen direkten und indirekten Zeichen einer Thrombose ist in solchen Fällen eine Wiederholung der Untersuchung nach ca. 3 Tagen hilfreich, da eine Befundänderung eher für eine akute Phlebothrombose spricht.

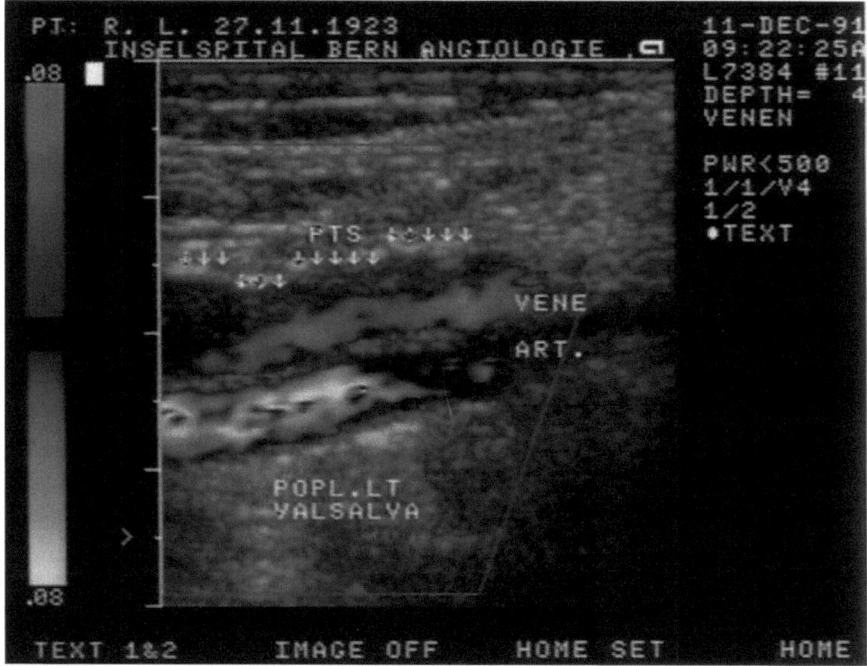

Abb. 6.6. Chronisch-venöse Insuffizienz bei einem 68jährigen Patienten mit St. n. (=Status nach) Phlebothrombose am linken Bein vor Jahren. Die postthrombotischen Veränderungen der V. poplitea links sind gut sichtbar (enges Lumen, dicke und unregelmäßige Wand) mit bei Valsalva eindeutigem Reflux im Farbdoppler (rote Farbe, gleichgerichtet wie arterieller Fluß).

Die chronisch-venöse Insuffizienz wird in seltenen Fällen durch eine kongenitale Klappenagensie oder -hypoplasie verursacht. Bis auf Reflux und eine Venendilatation weisen diese Venen sonst keine Wandveränderungen auf.

Stamm- und Astvarikose

Für die Untersuchung wird eine 7,5- bis 10-MHz-Sonde benutzt. Variköse Venen sind von der oberflächlichen Lokalisation her der duplexsonographischen Untersuchung sehr gut zugänglich. Sie sind besonders gut mit dem Farbdoppler zu identifizieren und zu verfolgen. Die Krosse der V. saphena magna und parva, die insuffizienten Perforanten der femoropoplitealen Verbindung (V. Giacomini) können präzis lokalisiert und genau auf die Haut aufgezeichnet werden (Abb. 6.7). Dies erleichtert die Operation, zumal diese häufig in Blutsperre durchgeführt wird.

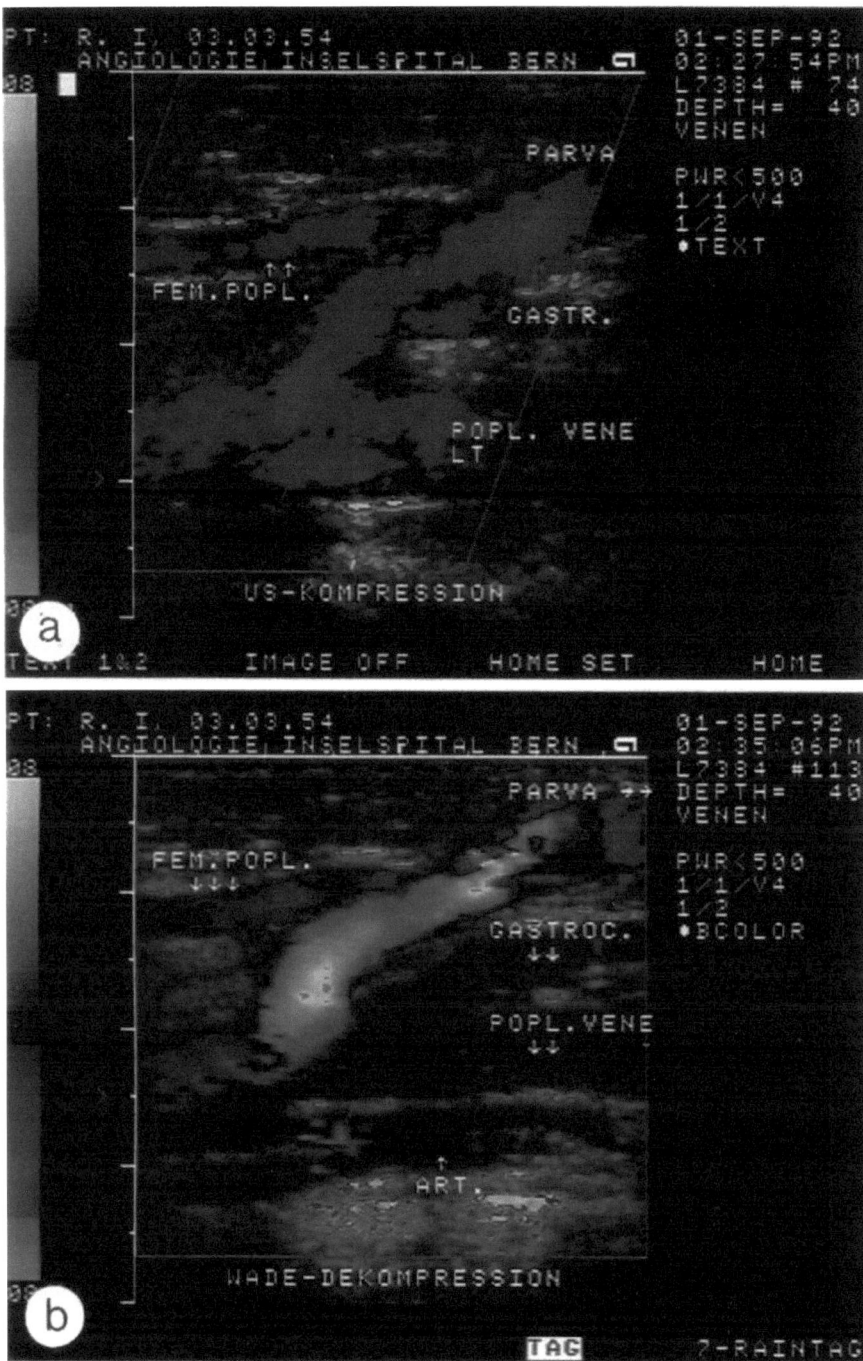

Abb. 6.7 a, b. Stammvarikose der V. saphena parva links bei einer jungen Patientin: **a.** orthograder Fluß (blau) im Farbdoppler in der V. poplitea, parva, femoro-poplitea und in der Gastroknemiusvene. **b.** Nach Wadendekompression kommt es zu Reflux (rot) in die V. saphena parva.

6.3.5 Spezielle Indikationen

V.-saphena-Mapping
Das Interesse an autologen Venen, an der Anatomie, dem Verlauf des Stamms und der Durchgängigkeit der Saphenavenen sowie Seitenäste nimmt in den letzten Jahren im Hinblick auf aortokoronare aber auch periphere Bypass-Operation zu. Besonders in der In-situ-Technik für infragenuale arterielle Rekonstruktionen, bei der die Venen bei der Operation nur partiell exploriert werden sollten, sind diese Informationen für den Chirurgen von großer Bedeutung. Der Untersuchungsgang ist ähnlich wie bei der Varizendiagnostik, wobei neben der Durchgängigkeit und Morphologie vor allem der Durchmesser auf verschiedenen Standardetagen ermittelt wird. Dabei wird eine 7,5-MHz- oder 10-MHz-Sonde benutzt. Eigene Erfahrungen haben wir bei 110 Patienten gesammelt, bei denen die Saphenavenen als potentieller Gefäßersatz beurteilt wurden [11]. Einem chirurgischen Eingriff mit Venenexploration bzw. -entnahme haben sich schließlich 74 Patienten unterzogen. Der Vergleich zwischen den zur Analyse zur Verfügung stehenden operativen Befunden und den duplexsonographischen Resultaten ergab eine Übereinstimmung bei 93%. Die Treffsicherheit liegt gemäß verschiedener anderer Autoren auch über 90%, also mindestens gleich hoch wie diejenige der Venographie. Die Duplexsonographie vermittelt im weiteren auch Information über die präzise Lokalisation der Saphenaverläufe bzw. Seitenäste. Da diese gleich durch entsprechende Hautmarkierung eingezeichnet werden, entfällt auch die oft problematische Übertragung der venographischen Befunde auf das Bein.

Kavafilter
Dieser wird zur Verhinderung von Lungenembolien in die V. cava inferior unterhalb der Nierenvenen perkutan eingesetzt. Im B-Bild läßt er sich als stark echogene Stränge gut darstellen [21]. Neben der Durchgängigkeit des Filters kann die Kava nach thrombotischen Auflagerungen und perikavalen Hämatomen infolge Filterperforation oder -dislokation bzw. -migration überprüft werden.

Messung der venösen Hämodynamik
Dank verschiedener Parameter, z. B. Durchmesser bzw. Querschnittfläche im B-Bild und durch Frequenzanalyse ermittelte Geschwindigkeiten, können auch Flußvolumina in einzelnen Venensegmenten bei normalen Verhältnissen, aber auch bei pathologischen Zuständen wie dem postthrombotischen Syndrom errechnet werden. Als weitere Anwendung ist z. B. die Prüfung der Einflüsse sog. phlebotroper Substanzen möglich [12].

6.3.6 Vorteile und Nachteile sowie mögliche diagnostische Fehler

Die Haupteigenschaften der Duplexsonographie sind im folgenden zusammengefaßt.

- *Vorteile der Duplexsonographie:*
  - Funktion und Morphologie,
  - Nebenachsen,
  - vielseitige DD-Abgrenzung,
  - nichtinvasiv,
  - mobile Einheit,
  - relativ kostengünstig.
- *Nachteile der Duplexsonographie:*
  - Ausgeprägte Untersucherabhängigkeit,
  - kein Übersichtsbild,
  - (noch) nicht allgemein verbreitet,
  - Probleme bei Adipositas, Luft, Knochen, Muskelkontrakturen, nach frischer abdominaler Operation,
  - sehr tiefe, sehr oberflächliche Befunde.

Ein wesentlicher Vorteil gegenüber der Phlebographie ist im weiteren die direkte Information über pathologische Prozesse, die das klinische Bild einer Thrombose vortäuschen wie Baker-Zyste, Hämatome, Abszesse, Adenopathie, Lymphödem, Raumforderung im kleinen Becken und Aneurysma spurium oder a.v.-Fistel [49].

Um Fehlinterpretationen zu vermeiden, sollte der Untersucher die Grenzen der Methode kennen, die z. T. technisch, also abhängig von Apparaten, z. T. durch Patienten bedingt sind [46]. Zwiebel und Mitarbeiter [49, 50] haben Resultate von 60 Studien mit konventioneller Duplexsonographie und von über 140 Arbeiten mit Farbdoppler mit der Phlebograhie verglichen und einen Katalog von möglichen diagnostischen Fehlern herausgearbeitet:

- Suboptimale Bildqualität, z. B. bedingt durch Adipositas, Weichteilödem, Darmgas, tief liegendes Venensegment wie im Adduktorenkanal.
- Kompressionsschwierigkeiten, z. B. der iliakalen Venen.
- Falsche Identifikation von Venen, besonders am Unterschenkel.
- Venenduplikation, vor allem wenn nur die eine, offene, der doppelt angelegten Venen identifiziert wird.
- Falsches Abschätzen des Thrombusalters, besonders bei postthrombotischen Zuständen und
- falsche Untersuchungstechnik, z. B. durch Über- oder Untersteuerung des Farbdopplers.

6.3.7 Schlußfolgerung

In der Abklärung von Venenleiden, sowohl der oberflächlichen als auch der tiefen Venensysteme, findet die Duplexsonographie in den letzten Jahren vermehrt Anwendung. Im Vergleich zur Phlebographie ermöglicht diese neue nichtinvasive Methode eine Abklärung sowohl der Morphologie als auch der Hämodynamik, z. B. zur genauen Refluxlokalisation bei chronisch-venöser Insuffizienz. Daneben erlaubt die Information über die umgebenden Strukturen in vielen Fällen das Erkennen der Ursachen bzw. die Differentialdiagnose der Phlebothrombose. Die neueste, erfolgversprechendste Technik in diesem Gebiet stellt die Duplexsonographie mit farbkodiertem Doppler dar. Durch die Farbkodierung wird die Untersuchung um einiges erleichtert und zeitlich verkürzt. Diese neue, nichtinvasive Methode nimmt in der Abklärung der Phlebothrombose und der chronisch-venösen Insuffizienz unseres Erachtens zunehmend einen zentralen Platz in den Abklärungsschemata ein, die in Abb. 6.8 und Abb. 6.9 dargestellt sind. Dadurch ist die Anzahl der Phlebographien in vielen Zentren drastisch zurückgegangen. Bei fehlender Infrastruktur oder bei unklaren Befunden der nichtinvasiven Untersuchungsmethoden müßte nach wie vor eine Phlebographie durchgeführt werden. Sie ist besonders indiziert bei einem Hochrisikopatienten mit klinischer Wahrscheinlichkeit einer tiefen Phlebothrombose von über 50%, welche mittels nichtinvasiven Methoden nicht bestätigt werden kann [18].

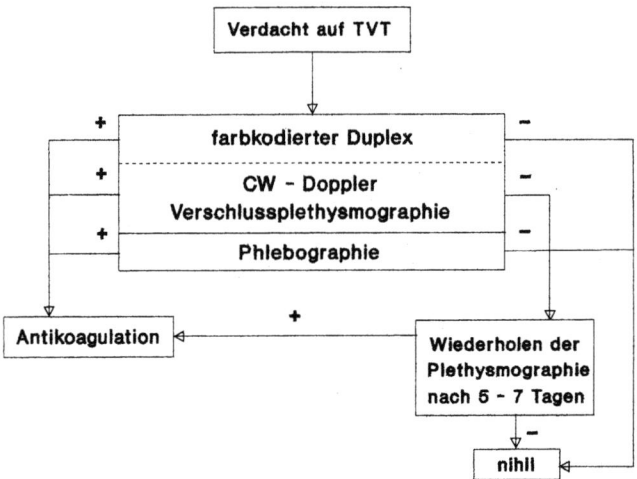

Abb. 6.8. Bei Verdacht auf tiefe Venenthrombose sollte die Diagnose möglichst mittels Duplexsonographie objektiviert werden. Bei fehlender Infrastruktur kann ein CW-Doppler oder eine Plethysmographie durchgeführt werden. Sind keine nichtinvasiven Abklärungsmöglichkeiten vorhanden, muß bei unklaren Befunden der nichtinvasiven Methoden oder wenn eine aktive Therapie (Thrombolyse, Thrombektomie) geplant ist eine Phlebographie gemacht werden.

6.3 Duplexsonographie der oberflächlichen und der tiefen Venen   193

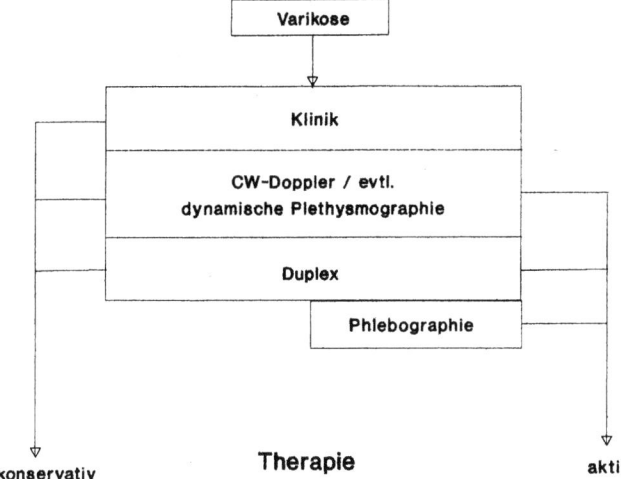

Abb. 6.9. Bei der Varikose bestimmt die Klinik das therapeutische Vorgehen. Wird eine aktive Maßnahme in Betracht gezogen, sollte möglichst die Ursache ermittelt werden, wobei unter den nichtinvasiven Methoden bisher der CW-Doppler am meisten verbreitet und relativ zuverlässig ist. Bei unklaren Befunden und vor allem bei Parva- oder Rezidivvarikosis ist eine Duplexsonographie durchzuführen. Bei fehlender Infrastruktur oder aus forensischen Gründen ist die Phlebographie indiziert.

Literatur

1. Barnes RW (1986) Doppler techniques for lower-extremity venous disease. In: Zwiebel WJ (ed) Introduction to vascular ultrasonography. Grune & Stratton, Orlando, pp 333–350
2. Becker DM, Philbrick JT, Abbit PL (1989) Real-time ultrasonography for the diagnosis of lower extremity deep venous thrombosis. The wave of the future? Arch Intern Med 149: 1731–1734
3. Bork-Wolwer L, Wuppermann T (1989) Duplexsonographie der primären Varikosis. VASA [Suppl] 27: 149
4. Bygdeman S, Aschberg S, Hindmarsch T (1971) Venous plethysmography in the diagnosis of chronic venous insufficiency. Acta Clin Scand 137: 423–428
5. Christopoulos D, Nicolaides AN, Szendro G (1988) Venous reflux: quantification and correlation with the clinical severity of chronic venous disease. Br J Surg 75: 352–356
6. Comerota AJ, Katz ML, Greenwald LL, Leefmans E, Czeredarczuk M, White JV (1990) Venous duplex imaging: should it replace hemodynamic tests for deep venous thrombosis? J Vasc Surg 11: 53–61
7. Cranley JJ, Canos AJ, Sull WJ (1976) The diagnosis of deep venous thrombosis: fallibility of clinical symptoms and signs. Arch Surg 111: 34–36
8. Cronan JJ, Dorfmann GS, Scola FH et al. (1987) Deep venous thrombosis: US assessement using vein compression. Radiology 163: 747–751
9. Dauzat M, Laroche JP, Charras C et al. (1986) Realtime B-Mode ultrasonography for better specificity in the noninvasive diagnosis of deep venous thrombosis. J Ultrasound Med 5: 625–631
10. Effeney DJ, Friedman MB, Gooding GAW (1984) Iliofemoral venous thrombosis: Real-time ultrasound diagnosis, normal criteria and clinical application. Radiology 150: 787–792
11. Do DD, Mahler F (1991) „Mapping" von oberflächlichen Venen zum Gefäßersatz mit Duplexultraschall. Ther Umsch 48: 708–714

12. Eichlisberger R, Huber P, Jäger K (1989) Duplexsonographie der Vena poplitea unter physiologischen Bedingungen und nach intravenöser Gabe von Dihydroergotamin (DHE). VASA 18: 221–226
13. Eichlisberger R, Jäger K (1991) Place de l'echo-doppler (duplex) en pathologie veineuse. Med Hyg 49: 160–167
14. Elias A, Le Corff G, Bouvier JL, Benichou M, Serradimigni A (1987) Value of real-time B-mode ultrasound imaging in the diagnosis of deep vein thrombosis of the lower limbs. Inter Angio 6: 175–182
15. Fischer R (1990) Die chirurgische Behandlung der Varizen. Grundlagen und heutiger Stand. Schweiz Rundsch Med Praxis 79: 155–167
16. Grassi CJ, Polak JF (1990) Axillary and subclavian venous thrombosis: follow-up evaluation with color Doppler flow US and venography. Radiology 175: 651–654
17. Hanrahan LM, Araki GT, Fischer JB et al. (1991) Evaluation of the perforating veins of the low extremity using high resolution duplex imaging. J Cardiovasc Surg 32: 87–97
18. Hillner BE, Philbrick JP, Becker DM (1992) Optimal management of suspected lower extremity deep vein thrombosis. An evaluation with cost assessment of 24 management strategies. Arch Intern Med 152: 165–175
19. Hirsh J, Hull RD, Raskob GE (1986) Clinical features and diagnosis of venous thrombosis. J Am Coll Cardiol 8: 114B–127B
20. Horattas MC, Wright DJ, Fenton AH et al. (1988) Changing concepts of deep venous thrombosis of the upper extremity: report of a series and review of the literature. Surgery 104: 561–567
21. Huber P, Zuber M, Schmitt HE, Pfisterer M, Stulz P, Jäger K (1989) Funktionskontrolle von Vena-Cava-Filtern mittels Duplexsonographie. VASA [Suppl] 27: 135–136
22. Hübsch PJS, Stiglbauer RL, Schwaighofer BWAM, Kainberger FM, Barton PPA (1988) Internal jugular and subclavian vein thrombosis caused by central venous catheters: evaluation using. Doppler blood flow imaging. J Ultrasound Med 7: 629–636
23. Jäger K, Bollinger A (1990) Duplexsonographie der Extremitätenvenen und der Beckenvenen. In: Kriessmann A, Bollinger A, Keller H (Hrsg) Praxis der Dopplersonographie. Thieme, Stuttgart
24. Knighton R, Priest D, Zwiebel W et al. (1990) Techniques for color flow sonography of the lower extremity. Radio-Graphics 10: 775–786
25. Knudson GJ, Wiedmeyer DA, Erickson SJ et al. (1990) Color Doppler sonographic imaging in the assessment of upper extremity deep venous thrombosis. AJR 154: 399–403
26. Lensing AWA, Prandoni P, Brandjes D et al. (1989) Detection of deep vein thrombosis by real-time B-mode ultrasonography. N Engl J Med 320: 341–345
27. Marshall M (1989) Phlebologische Indikationen zur Duplexsonographie. Fortschr Med 107: 325–329
28. Mattos MA, Londrey GL, Leutz DW, Hodgson KJ (1992) Color-flow duplex scanning for the surveillance and diagnosis of acute deep venous thrombosis. J Vasc Surg 15: 366–376
29. Murphy TP, Cronan JJ (1990) Evolution of deep venous thrombosis: a prospective evaluation with US. Radiology 117: 543–548
30. Needleman L (1991) Peripheral venous US. In: Syllabus: Special course Ultrasound 1991, Seventy-Seventh Scientific Assembly and Annual Meeting of the Radiological Society of North America, pp 201–210
31. Philbrick JT, Becker DM (1988) Calf deep venous thrombosis. A wolf in sheep's clothings? Arch Intern Med 148: 2131–2138
32. Polak JF (1992) Venous thrombosis. In: Peripheral vascular sonography. Williams and Wilkins (eds) Baltimore
33. Raghavendra BN, Horii SC, Hilton S et al. (1986) Deep venous thrombosis: Detection by probe compression of veins. J Ultrasound Med 5: 89–95
34. Rose SC, Zwiebel WJ, Miller FJ (1989) Accuracy of colorflow duplex sonography for diagnosis of lower extremety deep venous thrombosis. Presented at the Seventy-Fifth Scientific Assembly of the Radiological Society of North America, Chicago, November 25– December 1989

35. Schmitt HE (1972) Aszendierende Phlebographie bei tiefer Venenthrombose. Huber, Bern
36. Scott HJ, McMullin GM, Coleridge-Smith PD, Scurr JH (1990) Venous disease: investigation and treatment, fact or fiction? Ann R Coll Surg Engl 72: 188–192
37. Sevitt S, Gallagher NG (1961) Venous thrombosis and pulmonary embolism. A clinico-pathological study in injured and burned patients. Br J Surg 48: 475–489
38. Talbot SR (1988) B-Mode evaluation of peripheral veins. Semin Ultrasound CT MR 9: 295–319
39. Taylor KJW, Scott H (1990) Doppler US part I. Basic principles, instrumentation and pittfalls. Radiology 174: 297–307
39a. Scout LM, Zawin ML, Taylor KJW (1990) Doppler US part II. Clinical applications. Radiology 174: 309–319
40. Vaccaro JP, Cronan JJ, Dorfman GS (1990) Outcome analysis of patients with normal compression US examinations. Radiology 175: 645–649
41. Van Bemmelen PS, Beach K, Bedford G et al. (1990) The mechanism of venous valve closure. Its relationship to velocity of reverse flow. Arch Surg 125: 617–619
42. Van Bemmelen PS, Bedford G, Beach K et al. (1989) Quantitative segmental evaluation of venous valvular reflux with duplex ultrasound scanning. J Vasc Surg 10/4: 425–431
43. Vasdekis SN, Clarke GH, Nicolaides AN (1989) Quantification of venous reflux by means of duplex scanning. J Vasc Surg 10: 670–677
44. Wheeler HB, Anderson FA (1987) Impedance plethysmography. In: Kempczinski RF, Yao JST (eds) Practical noninvasive vascular diagnosis, 2nd edn. Year Book Medical, Chicago
45. White RH, McGahan JP, Daschbach MM, Hartling RP (1989) Diagnosis of deep vein thrombosis using duplex ultrasound. Ann Intern Med 111: 297–304
46. Wright DJ, Shepard AD, McPharlin M, Ernst CB (1990) Pitfalls in lower extremity venous duplex scanning. J Vasc Surg 11: 675–679
47. Yao JST, Blackburn D (1987) Doppler venous survey. In: Kempczinski RF, Yao JST (eds) Practical noninvasive vascular diagnosis, 2nd edn. Year Book Medical, Chicago
48. Yucel EK, Fisher JS, Egglin TK, Geller SC, Waltman AC (1991) Isolated calf venous thrombosis: diagnosis with compression US. Radiology 179: 443–446
49. Zwiebel WJ (1992) Introduction to vascular ultrasonography, 3rd edn. Saunders, Philadelphia
50. Zwiebel WJ (1988) Sources of error in duplex venography and an algorithmic approach to the diagnosis of deep venous thrombosis. Semin Ultrasound CT MR 9: 286–294

6.4 Phlebographische Dokumentation

H.E. Schmitt

6.4.1 Einleitung

Im Jahr 1987 wurden an unserer Abteilung 906 aszendierende Bein-Becken-Phlebogramme zum Nachweis oder Ausschluß einer tiefen Venenthrombose, zur Abklärung postthrombotischer Veränderungen, der Perforanteninsuffizienz und als Varikographie angefertigt. 1991 waren es noch 101 Phlebographien. Dies ist ein Effekt der Einführung der Duplexsonographie, die häufig an die Stelle der Phlebographie getreten ist. Die Abnahme der Phlebographien hat einen erfreulichen und eine bedauerlichen Aspekt. Erfreulich ist, daß vielen Patienten eine Venenpunktion, die Injektion eines teuren Kontrastmittels und die Strahlenbelastung erspart werden kann. Bedauerlich ist, daß die Duplexsonographie nicht so perfekt ist, daß sie die Phlebographie völlig ablösen kann, so daß immer noch die Notwendigkeit besteht, sich der alten Standardmethode der Phlebographie zu bedienen. Bedauerlich ist, daß eine Methode, die weniger verlangt wird, auch weniger geübt und gelehrt werden kann, so daß die subtile Technik, die erst den „Goldstandard" ausmacht, möglicherweise nicht mehr ausreichend vermittelt werden kann.

6.4.2 Zur Methode

Es soll die Frage gestellt werden, wie zuverlässig die Phlebographie ist und ob sie nicht ihrerseits eines übergeordneten Standards bedarf. Meine Tätigkeit als „Phlebogrammleser" bei mehreren multizentrischen Studien zur Evaluation der Wirksamkeit von Antikoagulation und Fibrinolyse bei tiefer Venenthrombose hat mich gelehrt, daß die Qualität der Phlebogramme an verschiedenen Zentren unterschiedlich ist und daß Bilder, die an der einen Institution als durchaus informativ angesehen werden, andernorts als nicht beurteilbar gelten.

Couson und Bounameaux berichten über „Die Überprüfung des Goldstandards der Phlebographie". Ich möchte aus dieser Studie, an der ich auch beteiligt war, eine Tabelle zeigen (Tabelle 6.5). 4 Radiologen hatten Phlebogramme zu beurteilen, die einer von ihnen nach einer standardisierten Technik angefertigt hatte. Sie hatten zunächst nur die grundsätzliche Frage zu beantworten, ob eine tiefe Venenthrombose vorliege oder nicht. Dabei erzielten sie keine vollständige Übereinstimmung. Radiologe II deutete in mehr als 20 Fällen Phänomene als Thromben, die die anderen als unauffällig angesehen hatten. Dagegen hielt Radiologe IV 5% aller Phlebogramme für nicht beurteilbar, während der Erstuntersucher meinte, alle seine Phlebogramme seien diagnostisch ausreichend. Diese fehlende Übereinstimmung betraf in der Mehrzahl nicht die großen Venen proximal des Knies, sondern die tiefen Wadenvenen, besonders die Muskelvenen des Gastroknemius und Soleus, die entweder ungenügend gefüllt oder mit kleinen Thromben ausgefüllt waren, die übersehen oder fehlgedeutet wurden.

Tabelle 6.5. Beurteilung von 366 Bein-Becken-Phlebographien durch 4 unabhängige Radiologen zur Frage: Liegt eine tiefe Venenthrombose vor?

	Keine TVT	TVT	Nicht beurteilbar
Erstuntersucher	308 (84%)	58 (15%)	0 (0%)
Radiologe II	285 (78%)	78 (21%)	3 (1%)
Radiologe III	306 (83,5%)	55 (15%)	5 (1,5%)
Radiologe IV	289 (79%)	59 (16%)	18 (5%)

6.4.3 Technische Durchführung

In der phlebographischen Technik hat sich in den letzten Jahren kaum etwas geändert. Im wesentlichen werden zwei Verfahren angewendet: Die aszendierende Phlebographie von einer Fußrückenvene aus unter Durchleuchtungskontrolle mit Zielaufnahmen und die Methode der bilateralen Phlebographie mit Kompression, langen Filmen und blind geschossenen Aufnahmen. Das Vorgehen ist im folgenden zusammengestellt.

Technik der aszendierenden Bein-Becken-Phlebographie:

- Butterflynadel in beliebige Fußrückenvene,
- Kompression der oberflächlichen Venen mit supramalleolarem Stauschlauch,
- nichtionisches Kontrastmittel (250–300 mg J/ml),
- Kontrastmittelmenge dem Befund angepaßt (ca. 100 ml/Extremität),
- Injektionsgeschwindigkeit: 0,5 ml/s,
- Patient 40° aufgerichtet,
- Zielaufnahmen: 3–4 Filme 35×35 cm oder 35×43 cm dreigeteilt,
- Nachsorge: Spülen mit 100 ml physiologischer NaCl-Lösung.

Bilaterale Bein-Becken-Phlebographie mit blind geschossenen Aufnahmen (nach F. Lavenant):

- Patient flach gelagert,
- Kompressorium über beiden Vv. femorales com.,
- simultane Injektion von 130 ml Kontrastmittel in Fußrückenvenen beidseits,
- Injektionsgeschwindigkeit: 3 ml/s,
- niederosmolares Kontrastmittel, 200 mg J/ml,

- Aufnahmen blind geschossen,
- schnelle Lösung der inguinalen Kompression zwischen der 3. und 4. Aufnahme.

Meistenorts wird die Phlebographie mit Zielaufnahmen durchgeführt, wobei einige technische Besonderheiten zu beachten sind, die es ermöglichen, die Qualität und den Informationsgehalt der Phlebogramme zu steigern und zweifelhafte Befunde zu vermeiden (Abb. 6.10).

Technische Besonderheiten bei der Phlebographie:

- Unterschenkelvenen auffächern durch Innenrotation des Fußes,
- Unterschenkelvenen, bes. Muskelvenen, erst am Ende der Untersuchung aufnehmen. Oft bessere Füllung bei gelöstem Stauschlauch,
- keine Knierollen (Popliteakompression),
- Femoralvenen durch Kippung des Patienten füllen,
- Beckenvenen durch manuellen Druck auf die Wade oder durch Anspannen der Wadenmuskulatur füllen,
- Varikographie am besten durch Direktinjektion in die Varize.

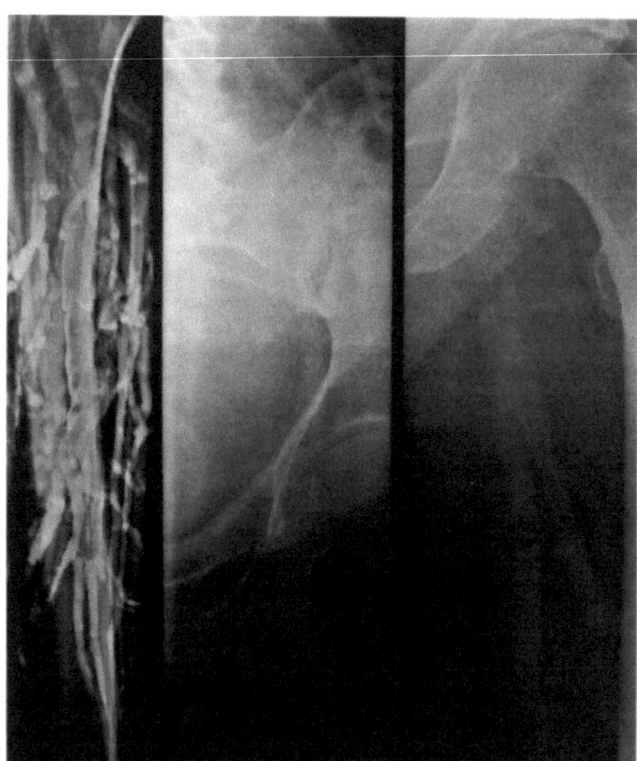

Abb. 6.10. Technisch schlechtes Phlebogramm: Unterschenkelvenen nicht aufgefächert; die Schattensummation der Gefäßränder täuscht Thromben vor. Ungenügende Kontrastierung der Oberschenkel- und Beckenvenen

Während es in der Regel möglich ist, die Popliteal- und Femoralvenen eindeutig zu beurteilen, bereitet die unvollständige Füllung der Unterschenkelvenen gelegentlich Probleme (Abb. 6.11). Schwierigkeiten können sich sowohl mit der Phlebographie als auch mit dem Duplexverfahren bei der Beurteilung der Wadenmuskelvenen ergeben. Hier ist besonders die Unterscheidung zwischen Thrombose und Venenkompression wichtig (Abb. 6.12). Mit der Duplexsonographie bestehen gelegentlich Probleme bei der Darstellung der proximalen V. poplitea und der distalen V. femoralis im Adduktorenkanal. Hier ist die phlebographische Darstellung besonders zuverlässig (Abb. 6.13), ebenso wie im Beckenbereich, wo die Abstromverhältnisse gut zu dokumentieren sind und die DSA eine willkommene Hilfe darstellt.

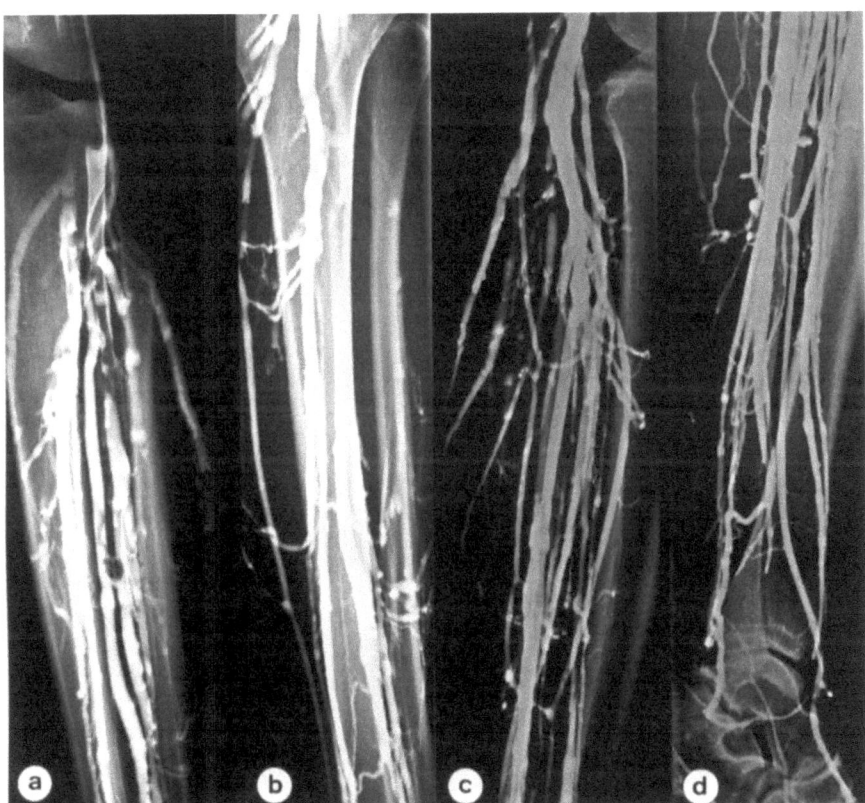

Abb. 6.11 a–d. 24jährige Patientin mit akuter tiefer Venenthrombose des Unter- und Oberschenkels. **a.** Kontrastmittelumflossene Thromben im fibularen Bündel, im Konfluenz der tiefen Wadenvenen und in der V. poplitea. **b.** Kontrollphlebogramm 6 Tage nach fibrinolytischer Behandlung: Unvollständige Füllung der tiefen Wadenvenen, insbesondere des tibial-anterioren Bündels. Phlebogramm technisch schlechter als vor 6 Tage. **c** und **d.** Nach Lösen des Stauschlauchs und nochmaliger langsamer Injektion Füllung aller tiefen Venen und Nachweis der erfolgreichen Lyse

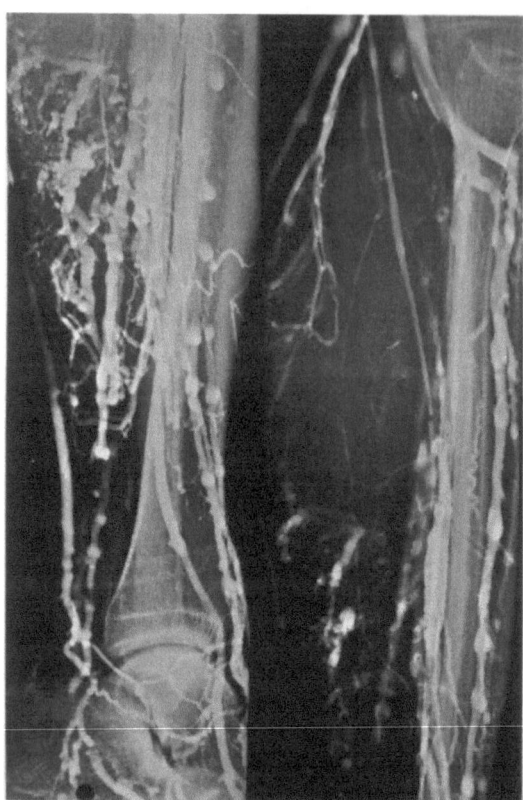

Abb. 6.12. Kompression der Wadenmuskelvenen durch ein unter Antikoagulation entstandenes Hämatom. Die für eine Thrombose typischen Füllungsdefekte fehlen

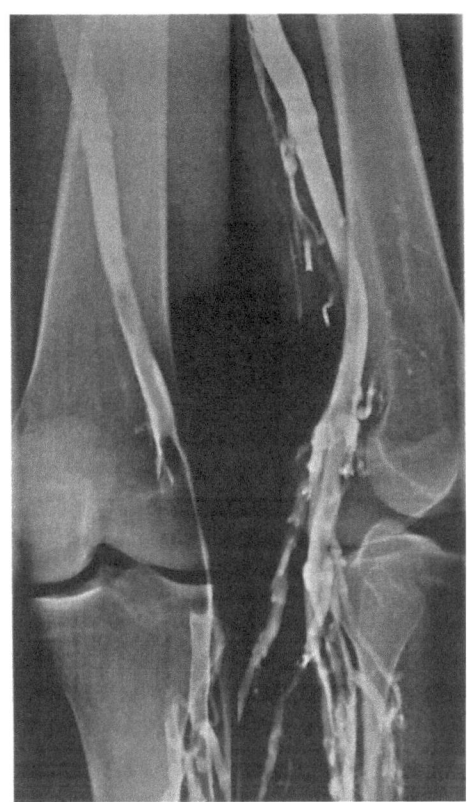

Abb. 6.13. Darstellung der V. poplitea und der distalen V. femoralis bei akuter tiefer Thrombose

6.4.4 Indikation

Zusammenfassend kann festgestellt werden, daß die Duplexsonographie in der bildgebenden Venendiagnostik einen wachsenden Beitrag leistet, ohne vorerst die Phlebographie als methodischen Standard abzulösen. Die Phlebographie ist nach wie vor indiziert, wenn eine exakte, untersuchungsunabhängige Dokumentation erforderlich ist, besonders vor Fibrinolyse, Thrombektomie, Kavaschirmeinlage und bei wissenschaftlichen Studien. Die Kontrastmitteldarstellung der Venen sollte auch stets dann durchgeführt werden, wenn bei einer vorangegangenen Duplexuntersuchung Fragen offenbleiben.

7 Diagnostisches Vorgehen

7.1 Diagnostisches Vorgehen bei Varikose

R. EICHLISBERGER, B. FRAUCHIGER und K. A. JÄGER

7.1.1 Einleitung

Die Abklärung der Varikose richtet sich einerseits nach der geplanten Therapie, anderseits hat sie zum Ziel, für jeden Patienten die richtige Therapiemodalität zu finden, um ein sowohl funktionell wie kosmetisch gutes Resultat mit kleinstmöglichem Rezidivrisiko zu erhalten.

Die Behandlungspalette bei der Varikose ist breit. Dabei unterscheiden wir zwischen *konservativen* und *aktiven* Maßnahmen. Bei den konservativen Maßnahmen, die allgemein bei jeglicher Art von venöser Insuffizienz anzuwenden sind, steht die Kompressionsbehandlung im Vordergrund [7, 40, 43, 48, 59]. Sie ist als Langzeittherapie zu sehen und wird als solche von manchen Patienten als aufwendig und lästig empfunden. Als Zusatztherapie oder manchmal als Alternative zur Kompressionsbehandlung stehen die aktiven Maßnahmen wie die Krossektomie mit oder ohne Stripping, Astexzision und Perforantenausschaltung [5, 8, 9, 13, 14, 35, 43, 46, 56, 58], die ambulante Phlebektomie [38, 39, 43], die Sklerotherapie [4, 5, 21, 43, 56, 59] oder Kombinationen dieser Modalitäten [13, 39, 43] zur Verfügung.

7.1.2 Varikosetherapie: Implikation für den Abklärungsplan

Differentialindikation der Varikosetherapie
Die konservative Therapie ist als Basistherapie bei allen Varizenformen zu empfehlen. Sie ist bei der sekundären Varikose, wo ein aktives Vorgehen meistens kontraindiziert ist, und bei der primären Varikose mit trophischen Hautveränderungen im Sinne der chronisch-venösen Insuffizienz (CVI) [5, 40, 43, 56, 57] unerläßlich.

Die aktiven Maßnahmen umfassen die Sklerotherapie, die ambulante Phlebektomie und die stationäre Krossektomie mit Stripping. Die Retikulär- und Besenreiservarikose eignet sich am besten für die Sklerotherapie [4, 5, 21, 43, 56, 59]. Isolierte Nebenäste werden am elegantesten mittels ambulanter Phlebektomie, auch „Ministripping" genannt, angegangen [13, 38, 39, 43]. Domäne der nach wie vor meist stationär durchgeführten Chirurgie mit Krossektomie, Stripping und Perforantenausschaltung ist die Stamm- und Astvarikose der V. saphena magna (VSM) und parva (VSP) [5, 8, 9, 13, 14, 35, 43, 46, 56, 58].

Zu berücksichtigende Faktoren bei der Abklärung und Therapie der Varikose
Nicht jeder Varikosepatient soll nach einem festen, etablierten Schema abgeklärt werden. Dies würde u.a. unnötige Kosten verursachen. Wie Abb. 7.1 zeigt, werden die individuelle Abklärung und Therapie von verschiedenen Faktoren bestimmt: der Leidensdruck und die Compliance des Patienten, das Auftreten von Komplikationen der Varikose, der klinische Befund, die Erfahrung des behandelnden Arztes und die zur Verfügung stehenden technischen Hilfsmittel.

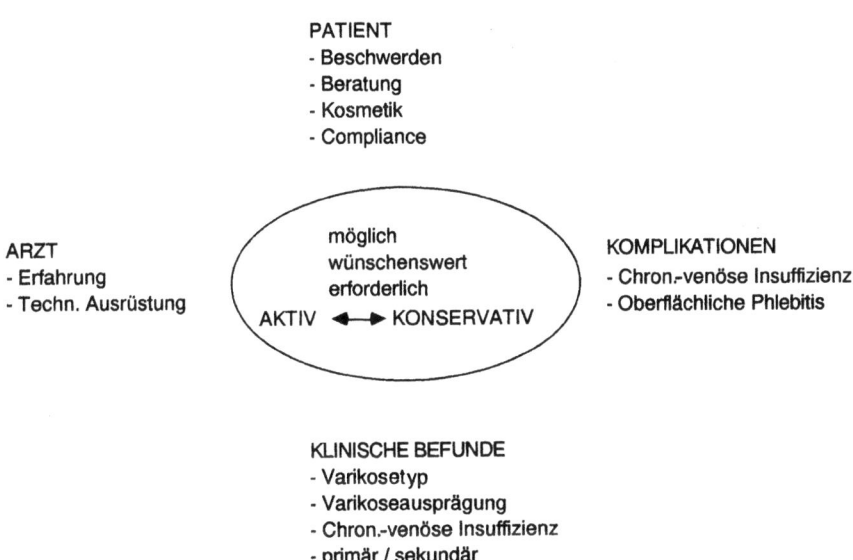

Abb. 7.1. Zu berücksichtigende Faktoren bei der Varikoseabklärung/-behandlung

Die Sorgen und Wünsche des Varikosepatienten sind mannigfaltig. Manchmal geht es ihm einfach um eine Beratung, er hat Angst vor einer Thrombose oder einer Embolie, vor dem „offenen Bein" oder er bringt seine Krampfadern gar in Zusammenhang mit dem „Raucherbein". Ein Aufklärungsgespräch genügt dann meistens. Sehr oft fühlt sich vor allem der junge Patient kosmetisch beeinträchtigt. Andererseits sind es die venösen Beinbeschwerden (s. S. 162) oder die Komplikationen im Sinne einer CVI oder von Varikophlebitiden, die ihn zum Arzt führen. Die Abklärungen richten sich dann nach dem klinischen Befund: Varikosetyp/-ausprägung, primäre/sekundäre Varikose, Grad der CVI, oberfläche Phlebitis [5, 40, 43, 57].
Zuletzt spielt die Erfahrung des behandelnden Arztes im Umgang mit den ihm zur Verfügung stehenden technischen Mitteln eine Rolle.

Die wichtigsten technischen Möglichkeiten
Grundlage jeder Abklärung ist selbstverständlich die Anamnese mit der gründlichen klinischen Untersuchung [5, 40, 43, 56, 57]. Die nichtinvasiven Techniken, die in der

Varizenabklärung am meisten eingesetzt werden, sind die Plethysmographie (Ruhe- und dynamische Plethysmographie) [1–3, 5, 16, 17, 19, 36, 37, 40, 43, 48, 59], die Continuous-wave- (CW-)Dopplersonographie [1, 5, 16, 17, 19, 30, 37, 43, 56, 59] und die Duplexsonographie [6, 11, 12, 25, 26, 28, 34, 37, 43, 49, 50, 55]. Als invasive Methoden stehen die Phlebographie und die Varikographie zur Verfügung [5, 18, 23, 33, 43, 45, 46, 52, 53, 56]. Wertigkeit und Stellenwert bzw. gezielter Einsatz dieser Methoden in der Varikoseabklärung werden nachfolgend besprochen. Methoden wie die Phlebodynamometrie (blutige Venendruckmessung), die Thermographie, die transkutane Sauerstoffmessung und die Kapillaroskopie haben eine meist wissenschaftliche Bedeutung in der Erforschung der CVI, sie werden aber kaum als Routineuntersuchungen in der Varikoseabklärung eingesetzt [1, 5, 22, 40, 41, 43, 56]. Es wird deshalb im folgenden auf diese Methode nicht näher eingegangen.

7.1.3 Retikuläre Varizen und Besenreiservarizen

Sie stellen meistens, vor allem für die Patientinnen, ein kosmetisches Problem dar [43, 57]. Selten verursachen sie Schmerzen, z. B. in der Hitze oder perimenstruell. Zu einer ausgeprägten CVI kommt es praktisch nie. Es genügt deshalb meistens die klinische Untersuchung, um mit dem Patienten zwischen einem konservativen Vorgehen und einer Sklerotherapie zu entscheiden. Bei einem ausgeprägten klinischen Befund, an adipösen Beinen oder bei einem raschen Rezidiv nach Sklerotherapie sollte jedoch mittels CW-Doppler oder Duplexsonographie die Funktion der VSM und der VSP geprüft werden. Bei nachweisbarer Insuffizienz einer klinisch nicht sichtbaren oder noch nicht varikös entarteten Stammvene, die zusammen mit einer ausgeprägten retikulären und Besenreiservarikose vorkommt, ist bei geplantem aktivem Vorgehen zuerst eine Krossektomie und ein Stripping zu erwägen.

7.1.4 Stamm- und Astvarikose

Die Abklärungsbemühungen bei der Stamm- und Astvarikose richten sich nach der primär geplanten Therapie. Maßgebend ist, ob die Therapie konservativ bleiben soll oder ob ein aktives Vorgehen in Erwägung gezogen wird.

Eine **konservative** Behandlung ist vorgesehen:
- weil es der Wunsch des Patienten ist bei gewährleisteter Compliance für eine regelmäßige Kompressionsbehandlung und
- bei fehlenden Komplikationen wie CVI, Phlebitis oder
- bei vermutlich sekundärer Varikose und kontraindiziertem aktivem Vorgehen.

Für diesen Therapieentscheid reicht die klinische Untersuchung aus. Weiterführende nichtinvasive oder gar invasive Untersuchungen sind überflüssig.

Eine **aktive** Behandlung ist vorgesehen:
- weil die Varikose venöse Beinbeschwerden verursacht,

7.1 Diagnostisches Vorgehen bei Varikose 205

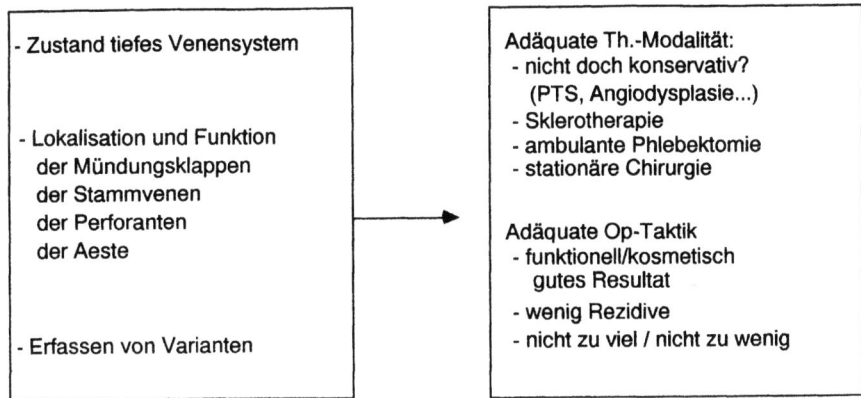

Abb. 7.2. Stamm-/Astvarikose, „aktives" Vorgehen geplant: Ziele der apparativen Abklärung

- weil Komplikationen bestehen (fortgeschrittene CVI, rezidivierende Phlebitiden),
- aus kosmetischen Gründen.

In diesen Fällen ist eine zusätzliche apparative Abklärung erforderlich. In Abb. 7.2 ist zusammengefaßt, was mit welchen Zielsetzungen untersucht bzw. gesucht werden muß. Ein Ziel ist es, individuell für jeden Patienten die adäquate Therapiemodalität zu finden (nicht doch konservativ, z. B. bei sekundärer Varikose; Sklerotherapie, ambulante Phlebektomie bei suffizienten, Krossektomie und Stripping bei insuffizienten Verbindungen zum tiefen Venensystem). Ein weiteres Ziel ist es, falls operativ vorgegangen wird, die richtige Operationstaktik zu wählen, um ein

- funkionell gutes und
- kosmetisch schönes Resultat mit
- geringem Rezidivrisiko zu erhalten [19, 20, 29, 32].

Um diese Ziele zu erreichen,
- muß der Zustand des *tiefen* Venensystems bekannt sein: ist dieses durchgängig mit suffizienten Klappen oder besteht Reflux im Sinne eines postthrombotischen Syndroms (PTS) oder, viel seltener, im Sinne einer angeborenen Klappenagenesie? Betrifft dies den Unterschenkel, die Poplitea, den Oberschenkel oder das Becken? Gibt es arteriovenöse Fisteln bei einer allfälligen Angiodysplasie mit atypischer Varikose [5, 11, 26, 34, 40, 43, 55, 56]?
- müssen wir Bescheid wissen über die Lokalisation und die Funktion der *Mündungsklappen* und der *Perforanten* sowie der Nebenäste [6, 11, 25, 34, 40, 42, 43, 49, 56]
- müssen *Normvarianten* erfaßt werden [31, 40, 43, 47, 51, 56].

All diese Fragen können mit der Klinik alleine nicht mit genügender Zuverlässigkeit beantwortet werden. Ein PTS kann, basierend auf Anamnese und Klinik, vermutet (ausgeprägte CVI bei nur leichter Varikose), muß aber durch apparative Untersuchungen bestätigt werden. Je nach Konstitution des Patienten sind auch die oberflächlichen Stammvenen klinisch oft nicht beurteilbar. Bei Patienten mit primärer Stammvarikose wird bei der rein klinischen Untersuchung in über 20% die Insuffizienz der VSP übersehen [42]. Noch schlechter klinisch faßbar sind aber die Normvarianten, die ebenso, falls nicht erkannt, zu Rezidiven nach Operation oder Sklerotherapie Anlaß geben können [10, 31, 33, 42, 43, 47, 51, 56]. Nach rein klinischer Beurteilung kommt es 10 Jahre nach Stripping der VSM in 10–15% [10, 27, 43, 44, 56], nach Stripping der VSP sogar in 30% zum Rezidiv [15, 43, 54, 56]. Dabei kann natürlich nicht immer zwischen „echtem Rezidiv" und „Persistenz" der Varikose unterschieden werden [10, 27, 33, 43, 50, 52, 56]. Die hohe Rezidivrate nach Parvastripping erklärt sich sicher zu einem großen Teil durch das Nichterkennen der häufig vorkommenden Normvarianten. Tabelle 7.1 faßt einen Teil der möglichen Normvarianten im Bereich der VSP betreffend Mündungsort, Fasziendurchtritt und Verbindungen zu anderen Venen zusammen. Nur in 57% mündet die VSP in der Kniekehle in die V. poplitea, in 33% mündet sie proximal und in 10% distal davon. Auch die Höhe des Fasziendurchtritts ist sehr variabel. Von den akzessorischen Verbindungen ist vor allem die Giacomini-Vene zu nennen. Diese entspricht einer Verbindung zwischen VSP und VSM am Oberschenkel (über die V. femoro-poplitea und die V. saphena accessoria medialis). Die Giacomini-Vene kommt regelmäßig vor. Bei insuffizienter Mündung der VSP und variköser Entartung der Giacomini-Anastomose kann es sogar sekundär zu einer partiellen Magnavarikose kommen (Abb. 7.3). Diese Finessen, die für das Gelingen einer Operation entscheidend sind, können praktisch nur mittels bildgebender Methoden erfaßt werden [31, 43, 51, 56].

Tabelle 7.1. Normvarianten V. saphena parva

a) Mündung (nach [31])	[%]	c) Verbindungen zu (nach [56])
V. poplitea	57	V. femoralis profunda
Oberhalb Kniekehle	33	V. saphena magna
Unterhalb Kniekehle		– OS: Giacomini-Anastomose
in V. saphena magna	8,5	– US: multiple Communicantes
in Wadenvenen	1,5	Wadenvenen
b) Fasziendurchtritt (nach [31])	[%]	
Kniekehle	9	
Proximale 1/3 US	32,5	
Mittleres 1/3 US	51,5	
Distales 1/3 US	7	

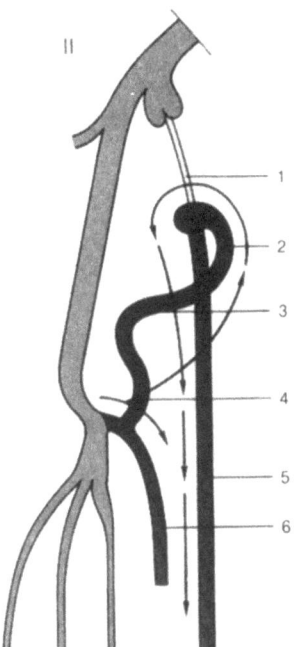

Abb. 7.3. Giacomini-Anastomose: Bei der duplexsonographischen Untersuchung der V. saphena parva (6) ist regelmäßig die V. femoro-poplitea (4) als erster nach kranial verlaufender Ast zu beobachten. Diese hat oft Verbindung zur V. saphena accessoria medialis (2) und damit zur V. saphena magna (1) (Giacomini-Anastomose [3]). Über diese Giacomini-Anastomose kann sich bei primärer Insuffizienz der V. saphena parva eine inkomplette Magnavarikose (5) entwickeln (dunkel und →: Insuffizienzstrecke)

Abklärung der Stamm-/Astvarikose durch gezielten Einsatz verschiedener Techniken:

Klinische Untersuchung
Die klinische Untersuchung, einschließlich Anamnese, steht selbstverständlich an erster Stelle in der Abklärung der Varikose. Mit ihr kann der Patient, ohne Zusatzuntersuchungen, einer konservativen Therapie zugeführt werden. Wird aber eine aktive Behandlung ins Auge gefaßt, muß apparativ weiter abgeklärt werden, weil klinisch der Zustand des tiefen Venensystems, die Lokalisation und Funktion der Mündungsklappen der oberflächlichen Stammvenen und der Perforanten und etwaige Varianten selten zuverlässig erfaßt werden können.

Apparative Abklärung
Plethysmographie. Die verschiedenen plethysmographischen Methoden erlauben eine globale hämodynamische Information des tiefen und des oberflächlichen Venensystem [1–3, 5, 16, 17, 19, 36, 37, 43, 56, 59].

Vorteile:
- nichtinvasiv
- wenig Aufwand
- kostengünstig

Nachteile:
- hämodynamische Information wenig differenziert (semiquantitativ),

208   R. Eichlisberger et al.

- keine morphologische Information,
- indirekte Meßmethode.

Es kann zwar die Durchgängigkeit der tiefen Venen, nicht aber die Klappenfunktion geprüft werden. Die Pumpfunktion mit und ohne Okklusion der Varizen wird beurteilt und, in Fällen mit PTS, kann entschieden werden, ob das Ausschalten der Varizen, primäre oder sekundäre, sinnvoll ist. Der plethysmographische Befund mit der nur wenig differenzierten hämodynamischen und der fehlenden morphologischen Information ist aber, falls eine Operation geplant ist, ungenügend.

CW-Doppler. Die CW-Doppleruntersuchung erlaubt eine segmentale, differenzierte hämodynamische Information des tiefen und oberflächlichen Venensystems [1, 5, 16, 17, 19, 20, 29, 30, 37, 43, 56, 59].

Vorteile:
- nichtinvasiv,
- wenig Aufwand,
- kostengünstig,
- polyvalent.

Nachteile:
- Untersucherabhängigkeit,
- fehlende morphologische Information.

Der Geübte wird mit dem CW-Doppler eine viel präzisere hämodynamische Information erhalten als mit der Plethysmographie allein. Ohne zusätzliche Bildinformation sind aber die Signale nur schwer den verschiedenen tiefen und oberflächlichen Venen zuzuordnen. Normvarianten werden oft verpaßt. Ist das Resultat der CW-Doppleruntersuchung klar, kann der Therapieentscheid, sowohl zugunsten einer konservativen (im allgemeinen bei Insuffizienz des tiefen Venensystems) als auch zu einer operativen Behandlung (insuffiziente Mündungsklappe oder Perforanten) getroffen werden. Bleiben Unklarheiten bezüglich Funktion der Mündungsklappen, der Perforanten, des tiefen Venensystems oder liegt eine Parvavarikose, eine sekundäre Varikose oder eine Rezidivvarikose bei Status nach Operation vor, dann sind weitere bildgebende Techniken (Duplex, Phlebographie) angezeigt Abb. 7.4 [11, 15, 18, 23, 31, 33, 50, 51, 52, 56].

Duplexsonographie. Durch Kombination des Ultraschallbildes (B-Bild) mit dem gepulsten Doppler erlaubt diese Technik eine gezielte morphologische und hämodynamische Information des tiefen und oberflächlichen Venensystems [6, 11, 12, 25, 26, 28, 34, 43, 49, 55].

▷

Abb. 7.4. Duplexsonograhie bei Rezidiv einer Parvavarikose: Klinisch nicht faßbare mündungsnahe ampulläre Erweiterung eines Rezidivs der V. saphena parva (wahrscheinlich bei Operation nicht korrekt mündungsnah abgetrennt). Der Reflux aus der tiefen Vene ergibt im Farbdoppler das

7.1 Diagnostisches Vorgehen bei Varikose 209

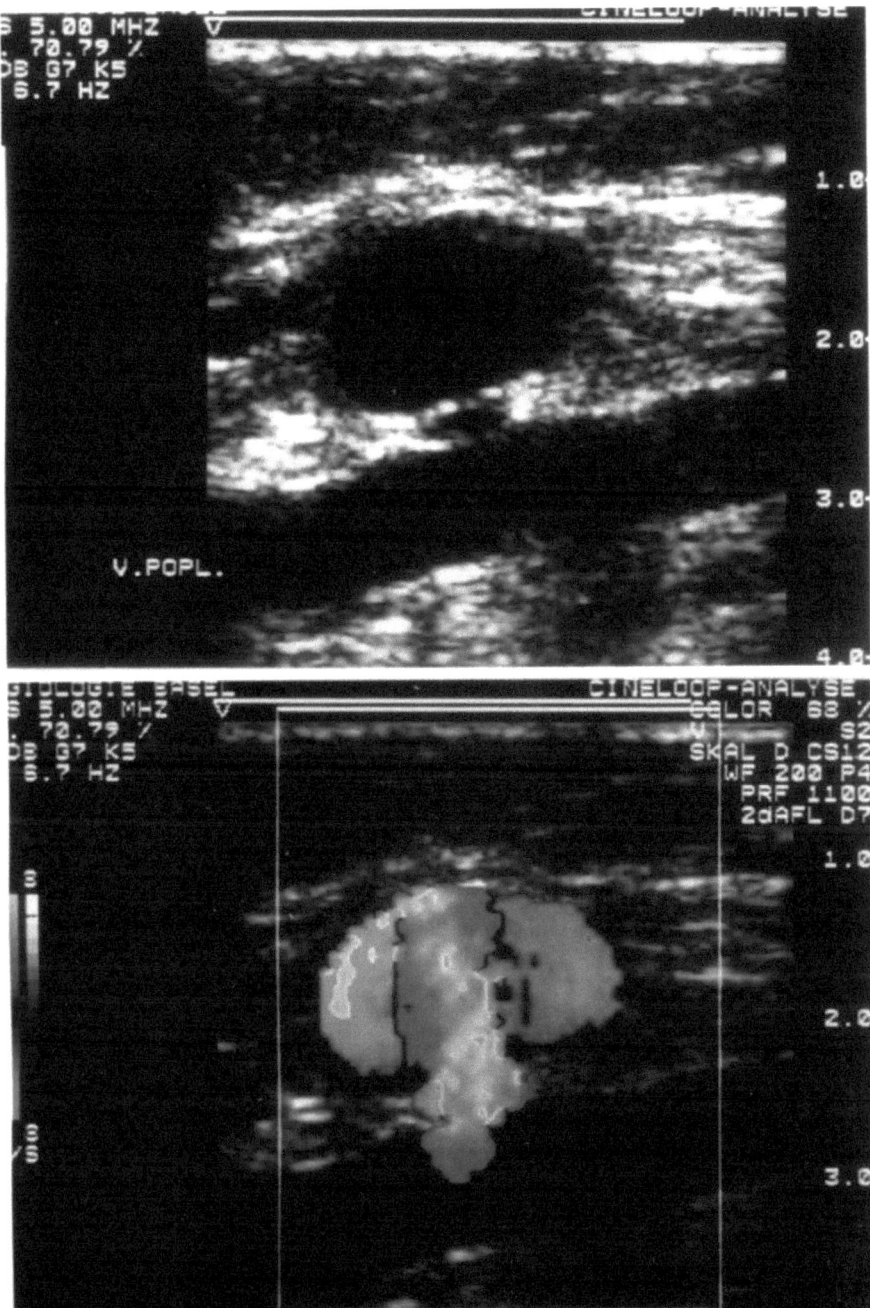

eindrückliche pilzartige Bild. Anamnestisch sind bei der Patientin rezidivierende Lungenembolien ohne Nachweis einer tiefen Venenthrombose zu erwähnen. Theoretisch käme die aneurysmatische Erweiterung im Bereich der Parvamündung als Emboliquelle in Frage.

Vorteile:
- nichtinvasiv,
- kostengünstige Untersuchung,
- polyvalent,
- hoher Informationsgehalt,
- präzise Lokalisation der Insuffizienzpunkte.

Nachteile:
- Untersucherabhängigkeit,
- hohe Anschaffungskosten,
- kein Übersichtsbild.

Mit der Duplexsonographie kann der Geübte den Patienten am zuverlässigsten der adäquaten Therapie zuführen. Sowohl im tiefen als auch im oberflächlichen System kann Reflux präzise lokalisiert und dessen Ausmaß abgeschätzt werden [11, 12, 34, 49, 55]. Die Mündungen der Stammvenen und die Perforanten können genau markiert und deren Funktion beurteilt werden [11, 12, 25, 34, 42]. Ebenso werden Normvarianten erfaßt (z. B. V. Giacomini, Mündungsvarianten der VSP) (Abb. 7.5) und dem Operateur mitgeteilt. Es kann individuell ein präzises präoperatives Mapping aufgestellt werden. Bei Rezidivvarikose ist deren Ursache feststellbar [11, 12, 50].

Phlebographie und Varikographie. Sie ermöglicht eine globale morphologische Information des tiefen (Phlebographie) und oberflächlichen (Varikographie) Venensystems, gibt aber nur indirekte hämodynamische Hinweise [5, 18, 23, 33, 43, 45, 51-53, 56]. Dreidimensional angeordnete Strukturen werden auf eine Ebene projiziert, d.h. zweidimensional abgebildet.

Vorteile:
- gute Übersicht,
- gute Dokumentation,
- auch selektive Untersuchung möglich.

Nachteile:
- invasiv, Röntgenstrahlen, Kontrastmittel,
- aufwendige Apparatur/Technik,
- kostenintensiv,
- Untersucherabhängigkeit.

Bei unklarem Doppler- oder Duplexbefund oder wenn kein Duplexgerät resp. kein geübter Untersucher zur Verfügung steht, ist die Phlebo-/Varikographie indiziert:

- zum Ausschluß eines PTS [5, 23, 43, 45, 53, 56],
- bei der Parvavarikose [15, 31, 51],
- bei einer Rezidivvarikose [18, 33, 52, 56].

Mit der Untersuchung können zudem Normvarianten sowie der Verlauf und die Mündungsstellen von klinisch verdeckten Astvarizen dokumentiert werden (Abb. 7.6; s. Abb. 7.5) [5, 18, 23, 33, 43, 45, 52, 53, 56].

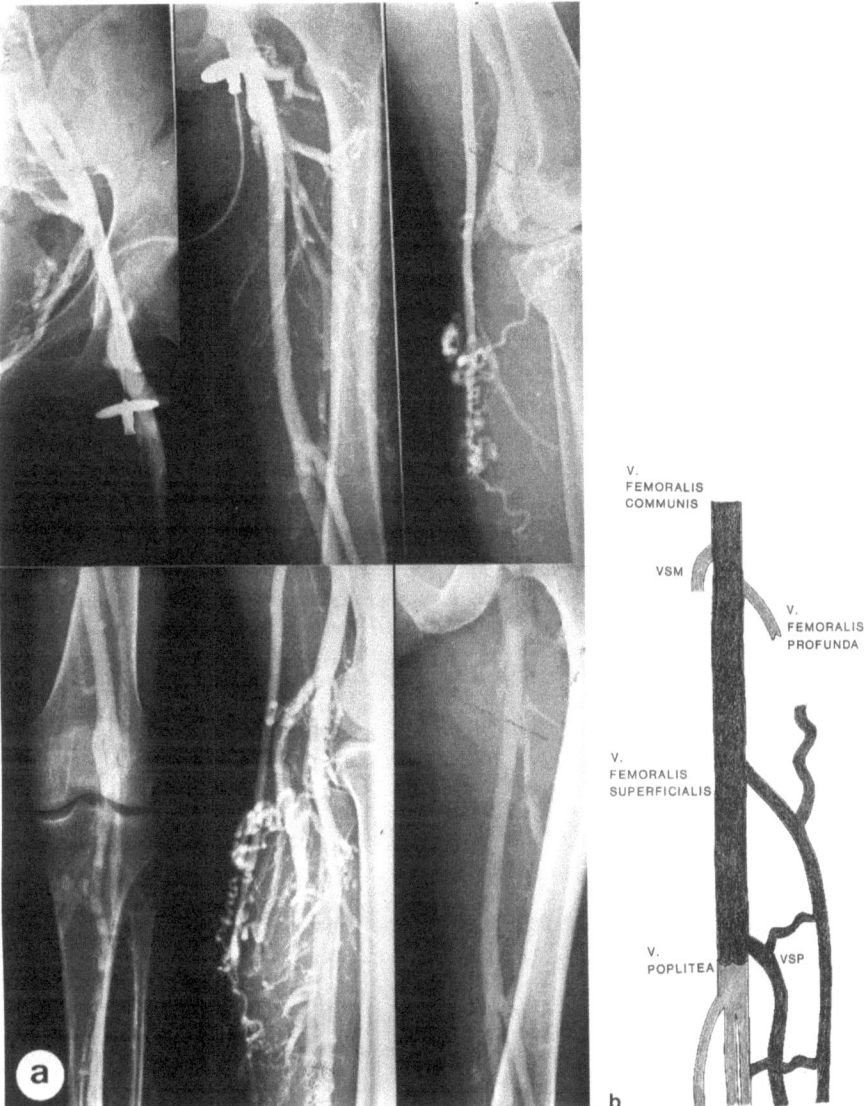

Abb. 7.5 a,b. Kombination eines teilweise insuffizienten tiefen und oberflächlichen Venensystems. **a** Phlebographie einer 64jährigen Patientin mit typisch venösen Beinbeschwerden und abendlicher Schwellung. Status nach wiederholter Sklerotherapie bei ausgeprägter retikulärer und Besenreiservarikose. Bei der klinischen Untersuchung Verdacht auf Parvavarikose (durch Lipödem überlagert). Duplexsonographisch deutlich insuffiziente V. saphena parva, die in Verbindung steht mit einem großen insuffizienten Ast, der proximal direkt aus der V. femoralis superficialis entspringt. Zusätzlich Insuffizienz bei der V. femoralis communis und V. femoralis superficialis bei wahrscheinlich Status nach iliofemoraler Thrombose vor Jahren. **b** Auf dem Schema ist die Insuffizienzstrecke im tiefen und oberflächlichen Venensystem dunkelgrau eingezeichnet. Hellgrau: suffiziente Abschnitte

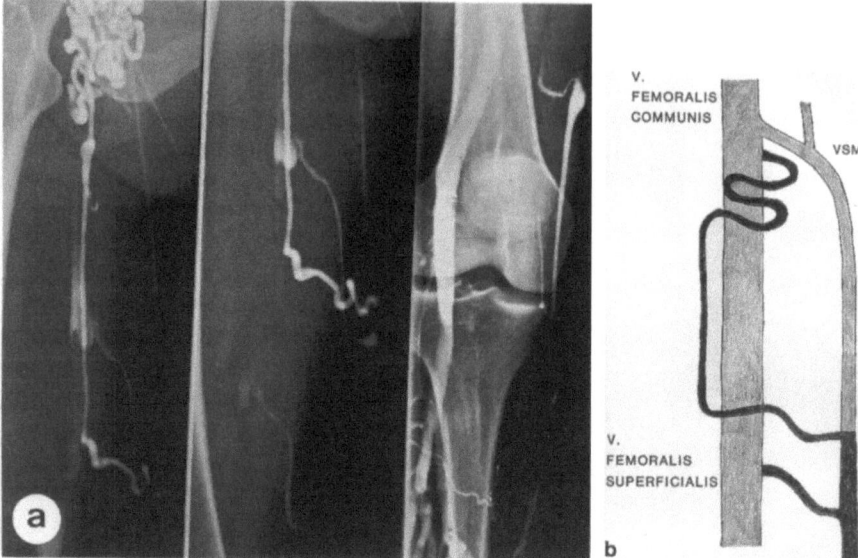

Abb. 7.6 a,b. Inkomplette primäre Varikose der V. saphena magna. **a** Duplexsonographisch suffiziente Krosse. Die V. saphena magna ist erst ab Mitte Oberschenkel nach distal hin insuffizient. Die Insuffizienz stammt aus einem geknäuelten Ast, der, wie die zur Dokumentation durchgeführte Phlebographie zeigt, direkt distal der V.-saphena-magna-Mündung aus der V. femoralis entspringt (formal insuffiziente Perforans) und am Oberschenkel ventral verläuft bis er nach medial in die V. saphena magna mündet. **b** Auf dem Schema ist die Insuffizienzstrecke dunkelgrau eingezeichnet.

7.1.5 Empfehlungen für die Abklärung der Stamm-/Astvarikose

Kein Duplex zur Verfügung
Nach sorgfältiger Anamnese und klinischer Untersuchung kann, je nach Befund und Wunsch des Patienten, eine konservative Therapie ohne weitere Abklärungen eingeleitet werden. Wird aber ein aktives Vorgehen geplant, ist eine CW-Venendoppleruntersuchung angezeigt (Ab. 7.7). Je nach Funktion des tiefen und des oberflächlichen Venensystems bzw. der Mündungsklappen und der Perforanten wird entschieden, ob eine aktive Therapie und, wenn ja, welche für den Patienten von Vorteil ist. Bei unsicherer Diagnose, bei einer Parvavarikose (Rezidivgefahr wegen Normvarianten), bei Verdacht auf sekundäre Varikose oder bei einer Rezidivvarikose nach Operation ist die Phlebo-/Varikographie zu empfehlen. Plethysmographische Methoden sind im allgemeinen nicht genügend aufschlußreich.

Ein Duplexgerät steht zur Verfügung
Die vom Geübten durchgeführte duplexsonographische Untersuchung ersetzt weitgehend die Phlebographie, die nur noch bei Unklarheiten oder aus forensischen Gründen eingesetzt wird (Abb. 7.8). Ist die *Duplexsonographie* auf einer spezialisierten angiologischen Abteilung oder in einer Spezialpraxis eine leicht verfügbare *Routineuntersuchung*, kann auch auf die üblicherweise als Screeningmethode eingesetzte

7.1 Diagnostisches Vorgehen bei Varikose   213

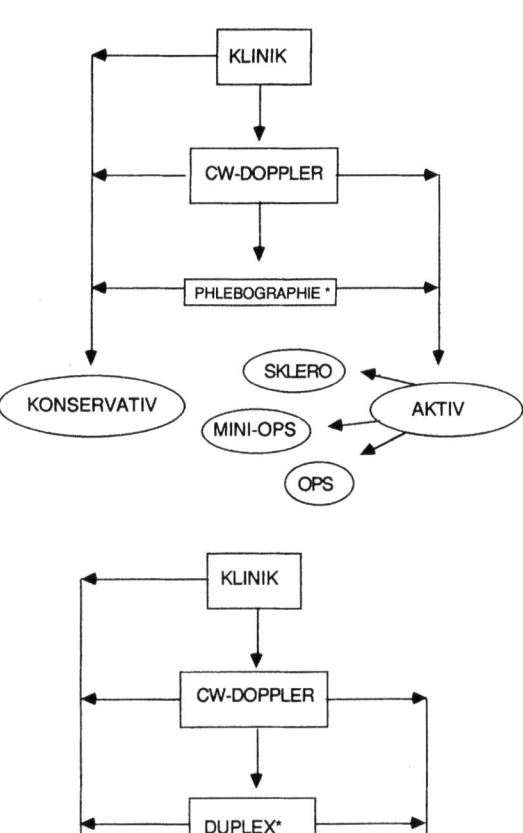

Abb. 7.7. Empfehlung für die Abklärung der Stamm-/Astvarikose (kein Duplex zur Verfügung) (* CW-Doppler unklar, Parvavarikose, V. a. sekundäre Varikose, Rezidivvarikose)

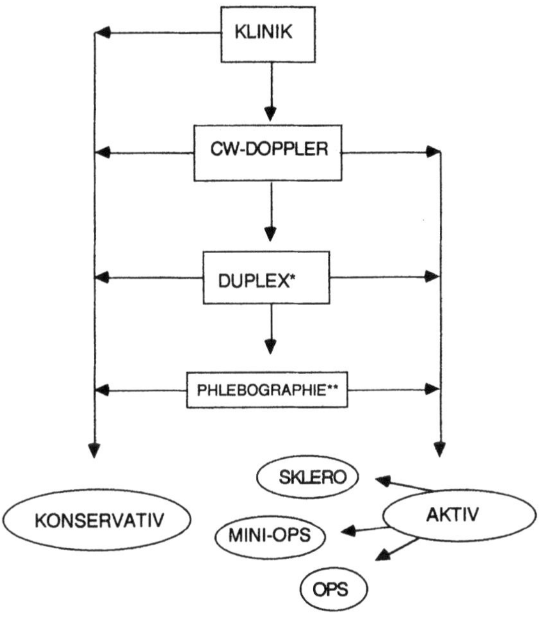

Abb. 7.8. Zur Zeit noch gültige Empfehlung für die Abklärung der Stamm-/Astvarikose (Duplex zur Verfügung) (* CW-Doppler unklar, Parvavarikose, V. a. sekundäre Varikose, Rezidivvarikose.
** Duplex unklar, forensische Gründe)

CW-Doppleruntersuchung verzichtet werden (Abb. 7.9). Die Duplexsonographie, wenn korrekt durchgeführt, ist im Prinzip als alleinige apparative Untersuchung in der Abklärung der Varikose genügend.

Ideal wäre das Management des Varikosepatienten, wenn der Therapeut auch gleich die nötigen Abklärungen selber und gezielt durchführen würde. Dies ist leider meistens nicht möglich und bedeutet, daß eine optimale interdisziplinäre Zusammen-

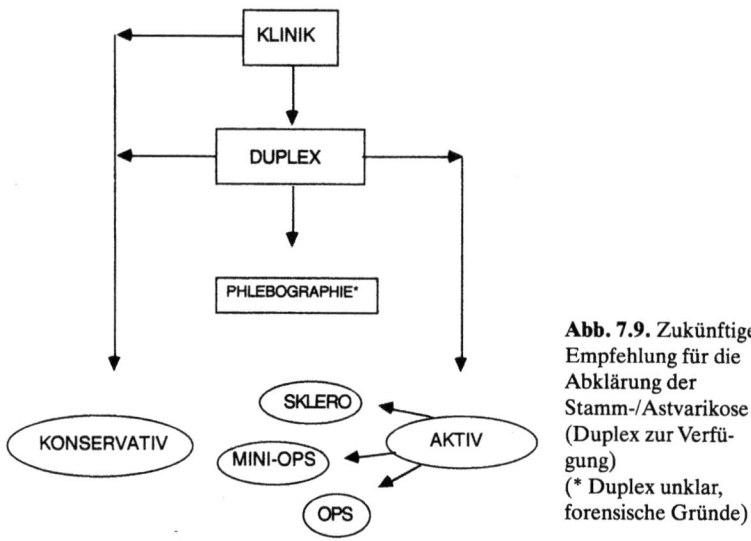

Abb. 7.9. Zukünftige Empfehlung für die Abklärung der Stamm-/Astvarikose (Duplex zur Verfügung)
(* Duplex unklar, forensische Gründe)

arbeit zwischen Angiophlebologen und Chirurgen gewährleistet sein muß. Inwiefern das langfristige Ergebnis der Varizenbehandlung durch die vorgeschlagene Abklärungsstrategie verbessert werden kann, muß durch systematische Kontrolle noch bestätigt werden.

Literatur

1. Bernstein E (ed) (1990) Recent advances in non-invasive diagnostic techniques in vascular disease. Mosby, St. Louis
2. Blazek V, Schmitt H, Schultz-Ehrenburg U, Schmid-Schönbein H (1989) Computerunterstützte gravimetrische Plethysmographie (CGP) – medizinisch-technische Grundlagen. Phlebol Proktol 18: 104
3. Blazek V, Wienert V, May R (1983) Gesicherte Erkenntnisse und neue Anwendungsmöglichkeiten der Licht-Reflexions-Rheographie. Phlebol Proktol 12: 161
4. Bodian E (1989) Sclerotherapy. J Dermatol Surg Oncol 15: 156
5. Bollinger A (1979) Funktionelle Angiologie. Thieme, Stuttgart
6. Bork-Wölwer L, Wuppermann T (1989) Duplexsonographie der primären Varikosis. VASA [Suppl.] 27: 149
7. Brakkee A, Kuiper J (1988) The influence of compressive stockings on the haemodynamics in the lower extremities. Phlebology 3: 147
8. Brunner U (1992) Chirurgie der Varikose. In: Breitner Operationslehre, Bd XII, Teil „Gefäßchirurgie". Urban & Schwarzenberg, München
9. Brunner U (1992) Was ist „sanfte" Varizenchirurgie? Angio Archiv 23: 70
10. De Groot W (1988) Krampfadern, Spätergebnisse in Abhängigkeit von der Gefäßmorphologie. Langenbecks Arch Chir [Suppl] 2: 161
11. Eichlisberger R, Frauchiger B, Jäger K (1991) Abklärung der Beinvenen mit Duplexultraschall. Ther Umsch 48: 697
12. Eichlisberger R, Jäger K (1991) Place de l'écho-doppler (duplex) en pathologie veineuse. Med Hyg 49: 160

13. Fischer R (1990) Die chirurgische Behandlung der Varizen. Grundlagen und heutiger Stand. Schweiz Rundsch Med Prax 79: 155
14. Fischer R (1991) Eine neue Generation der Varizenchirurgie? VASA 20: 311
15. Fischer R, Vogel P (1987) Die Resultate der Strippingoperation bei der Vena saphena parva. VASA 16: 349
16. Fronek A (Ed) (1989) Noninvasive diagnostics in vascular disease. McGraw-Hill, New York
17. Gerlock A, Giyanani V, Krebs C (1988) Applications of noninvasive vascular techniques. Saunders, Philadelphia
18. Glass G (1988) Neovascularization in recurrence of varices of the great saphenous vein in the groin: phlebography. Angiology 39: 577
19. Goren G (1991) Primary varicose veins: hemodynamic principles of surgical care. The case for the ambulatory stab evulsion technique. VASA 20: 365
20. Goren G, Yellin A (1990) Primary varicose veins: topographic and hemodynamic correlations. J Cardiovasc Surg 31/5: 672
21. Green D (1989) Compression sclerotherapy techniques. Dermat Clin 7: 135
22. Gremmel H, Proppe H, Wendhausen H (1983) Dynamische Thermographie. Chir Praxis 32: 561
23. Hach W (1985) Phlebographie der Bein- und Beckenvenen. Schnetzohr, Konstanz
24. Hammersten J, Pedersen P, Cederlund C, Campanello M (1990) Long saphenous vein saving surgery for varicose veins. A longterm follow-up. Eur J Vasc Surg 4: 361
25. Hanrahan L, Araki C, Fischer J, et al. (1991) Evaluation of the perforating veins of the lower extremity using high resolution duplex imaging. J Cardiovasc Surg 32: 87
26. Hanrahan L, Kechejian G, Cordts P, Rodriguez A, Araki C, La Morte W, Menzoian J (1991) Patterns of venous insufficiency in patients with varicose veins. Arch Surg 126: 687
27. Heinze-Werlitz C, Salfeld K (1990) Résultats tardifs et fréquence des nouvelles formations variqueuses après varicectomie totale. Analyse sur une période de 17 ans. Phlébologie 43: 703
28. Jäger K, Bollinger A (1990) Duplexsonographie der Extremitätenvenen und der Beckenvenen. In: Kriessmann A, Bollinger A, Keller H (Hrsg) Praxis der Dopplersonographie. Thieme, Stuttgart
29. Koyano K, Sakaguchi S (1988) Selective stripping operation based on Doppler ultrasonic findings for primary varicose veins of the lower extremities. Surgery 103: 615
30. Kriessmann A, Bollinger A, Keller H (Hrsg) (1990) Praxis der Dopplersonographie. Periphere Arterien und Venen, hirnversorgende Arterien, 2. Aufl. Thieme, Stuttgart
31. Kubik S (1985) Das Venensystem der unteren Extremität. Der informierte Arzt 4: 31
32. Large J (1985) Surgical treatment of saphenous varices, with preservation of the main great saphenous trunk J Vasc Surg 2: 886
33. Loveday E, Thomas M (1991) The distribution of recurrent varicose veins: a phlebographic study. Clin Radio 43: 47
34. Marshall M (1989) Phlebologische Indikationen zur Duplexsonographie. Fortschr Med 107: 325
35. May R, Partsch H, Staubesand J (1981) Venae perforantes. Perforating Veins. Urban & Schwarzenberg, München
36. May R, Stemmer R (Hrsg) (1984) Die Licht-Reflexions-Rheographie. Perimed, Erlangen
37. McMullin G, Scott H, Coleridge Smith P, Scurr J (1989) A comparison of photoplethysmography, Doppler ultrasound and duplex scanning in the assesment of venous insufficiency. Phlebology 4: 75
38. Muller R (1978) La phlébectomie ambulatoire. Phlebologie 31: 273
39. Oesch A (1991) Indikationen und Ergebnisse der ambulanten Varizentherapie. Ther Umsch 48: 692
40. Partsch H (Hrsg) (1990) Phlebologiekurs. Facultas-Universitätsverlag, Wien
41. Partsch H (1981) Venendruckmessung in der Phlebologie. Hautarzt 32: 53
42. Quigley F, Raptis S, Cashman M, Faris I (1992) Duplex ultrasound mapping of sites of deep to superficial incompetence in primary varicose veins. Aust NZ J Surg 62: 276
43. Ramelet A, Monti M (Hrsg) (1990) Phlébologie, 2e edt. Masson, Paris
44. Ris H, Wittmer P, Tschudi J, Stirnemann H, Doran J (1988) Langzeitresultate nach Varizenoperation. Chirurg 59: 592

45. Schmitt H E (1984) Phlebographie bei chronisch venöser Insuffizienz. Ther Umsch 4: 851
46. Sperling M (1992) 100 Jahre Trendelenburg'scher Test und Varizenchirurgie heute? Angio Archiv 23: 35
47. Staubesand J, Stemmer R (1987) Etude anatomique sur la constance des perforantes de Cockette. Phlebologie 40: 599
48. Stöberl C, GablerS, Partsch H (1989) Indikationsgerechte Bestrumpfung. Messung der venösen Pumpfunktion. VASA 18: 35
49. Thibault P, Bray A, Wlodarczyk J, Lewis W (1990) Cosmetic leg veins: evaluation using duplex venous imaging. J Dermatol Surg Oncol 16: 612
50. Thibault P, Lewis W (1992) Recurrent varicose veins. Part 1: Evaluation utilizing duplex venous imaging. J Dermatol Surg Oncol 18: 618
51. Thomas M, Chan O (1988) Anatomical variations of the short saphenous vein: a phlebographic study. VASA 17: 51
52. Thomas M, Wilson G (1988) Recurrent groin varicose veins: an assessment by varicography. VASA 17: 124
53. Train J, Schanzer H, Peirce E II, Dan D, Mitty H (1987) Radiological evaluation of the chronic venous stasis syndrome JAMA 258/7: 941
54. Trempe J (1991) Long term results of sclerotherapy and surgical treatment of the varicose short saphenous vein. J Dermatol Surg Oncol 17: 597
55. Van Bemmelen P, Bedford G, Beach K, Strandness D Jr (1991) Status of the valves in the superficial and deep venous system in chronic venous disease. Surgery 109: 730
56. Weber J, May R (Hrsg) (1990) Funktionelle Phlebologie. Thieme, Stuttgart
57. Widmer L, Stähelin H, Nissen C, da Silva A (1981) Venen-, Arterienkrankheiten, koronare Herzkrankheit bei Berufstätigen, Basler Studie I – III. Huber, Bern
58. Woodyear A, Dormandy J (1986) Is it necessary to strip the long saphenous vein? Phlebology 1: 221
59. Wuppermann T (Hrsg) (1986) Varizen, Ulcus cruris und Thrombose. Springer, Berlin, Heidelberg, New York

7.2 Diagnostisches Vorgehen bei Verdacht auf tiefe Venenthrombose

St. Küpfer, R. Eichlisberger, B. Frauchiger und K. A. Jäger

7.2.1 Einleitung

„... Die Thrombose hat etwas Hoffnungsloses ... ist ein unheimliches Leiden, ein Schreckgespenst für Chirurgen und Internisten" (Morawitz, 1934).

Nur ein Jahr, nachdem der Erstbeschreiber der Gerinnungskaskade diesen Ausspruch getan hatte, wurde das bereits 1921 entdeckte Heparin erstmals klinisch zur Gerinnungshemmung eingesetzt. Weitere 6 Jahre später erfolgte der erstmalige klinische Einsatz von Dicumarol. Damit begann die tiefe Venenthrombose (TVT) resp. die Lungenembolie (LE) als ihre tödliche Komplikation langsam an Schrecken einzubüßen. Durch den systematischen Einsatz des Heparins und der Dicumarolderivate in der Therapie der TVT konnte die Inzidenz der tödlichen Lungenembolie von 10% auf unter 1% gesenkt werden [39]. Dennoch sterben jährlich in den USA immer noch über 100 000 Personen an einer thrombo-embolischen Erkrankung [28]. Nach einer TVT leiden ca. 30% der Patienten an einem postthrombotischen Syndrom (PTS). Unter der Annahme, daß die meisten tiefen Venenthrombosen im Unterschenkel beginnen und von dort aus weiterwachsen, führt damit die frühzeitige Diagnose zur Senkung der Inzidenz der Lungenembolie und des schweren postthrombotischen Syndroms (PTS). Die unnötige Antikoagulation ist hingegen mit dem Risiko einer schweren Blutung verbunden, so daß eine genaue Diagnostik unabdingbar ist. Bei etablierter TVT-Diagnose sollte die Eruierung möglicher Ursachen und prädisponierender Faktoren und damit die Einleitung etwaiger präventiver Maßnahmen zur Reduktion der Rezidive führen.

Dementsprechend sollte die TVT-Diagnostik folgende Kriterien füllen:

- Rascher und sicherer Ausschluß oder Bestätigung einer TVT.
- Ermittlung möglicher Ursachen und Risikofaktoren und damit Abschätzung des Risikos weiterer tiefer Venenthrombosen.

Im folgenden wird die Diagnostik der TVT und die Suche nach deren Ätiologie gesondert abgehandelt.

7.2.2 Diagnostik der TVT

Mit der klinischen Anwendung von Heparin und Dicumarol standen zwar zu Beginn der 40er Jahre zwei potente therapeutische Mittel zur Verfügung, diagnostisch basierte der Therapieentscheid jedoch zunächst immer noch auf Anamnese und Klinik. Bauer verwendete 1940 als erster die Phlebographie routinemäßig. Bis zum weltweiten Einsatz vergingen aber noch Jahrzehnte. Standardisierte Kriterien zu ihrer Beurteilung wurden erst Anfang der 70er Jahre etabliert [48]. Die Phlebographie zeigte dann auch, daß nur ca. 50% der klinisch gestellten Diagnosen korrekt waren und daß in 50% aller tiefen Venenthrombosen diese klinisch nicht vermutet wurde [18, 27, 31, 32].

Die trotz der ausgezeichneten diagnostischen Qualitäten der Phlebographie störenden Nachteile führten in den letzten 30 Jahren zur Entwicklung mehrerer nichtinvasiver Methoden. Ihnen allen, außer wahrscheinlich der Duplexsonographie, ist gemeinsam, daß keine der Methoden für alle interessierenden Gefäßabschnitte (krural, popliteal, femoral und ilio-kaval) geeignet ist und ihre Sensitivität zwar oft über 90%, ihre Spezifität z. T. aber weit darunter liegt und in der Literatur sehr unterschiedlich angegeben wird. So werden meist zwei nichtinvasive Methoden zur sicheren Diagnose resp. zum Ausschluß einer TVT benötigt. Letztendlich müssen sich alle diese Methoden weiterhin an der Phlebographie messen, die zwar Referenz-, aber nicht mehr Standardmethode geblieben ist.

Das ideale Diagnostikum zur Abklärung der Phlebothrombose existiert nicht. Im folgenden sollen deshalb die wichtigsten und am häufigsten in der Thrombosediagnostik eingesetzten Untersuchungsmethoden kurz beschrieben und im Hinblick auf ihre Eignung untersucht werden. Diese sind je nach lokalen Möglichkeiten und nach medizinischer Doktrin mit unterschiedlicher Gewichtung etabliert:

- *Gebräuchliche Mittel*
  - Anamnese und Klinik
  - Plethysmographie
  - Dopplersonographie
  - Duplexsonographie
  - Phlebographie
- *Weitere diagnostische Mittel*
  - Nuklearmedizinische Untersuchungen
  - Thermographie
  - Labormethoden

Gebräuchliche diagnostische Mittel
Anamnese und klinische Befunde. Anamnestisch sind für den mobilen Patienten vor allem der Schmerz und die Schwellung, evtl. auch die Überwärmung und leichte Verfärbung sowie die Induration des Unterschenkels auffällig. Der meist in der Wade (v. a. bei Unterschenkelthrombosen), manchmal auch in der Fußsohle empfundene Schmerz ist im Stehen und Gehen verstärkt und verschwindet fast immer im Liegen. Meist erst auf Befragung werden Patienten eine auffällige Atemnot und Husten, seltener Fieber angeben. Gezielt sollte bereits jetzt nach Risikofaktoren gefragt werden:

- *Vorbestehendes Risiko*
  - familiäre Häufung
  - frühere TVT
  - Gerinnungsstörung
  - Alter > 40

- *Risikosituation*
  - Bettlägerigkeit
  - Operation
  - Trauma
  - speziell starke körperliche Belastung
  - Medikamente
  - Übergewicht
  - Schwangerschaft/Wochenbett
  - nephrotisches Syndrom
  - andere internmedizinische Erkrankungen (Neoplasien, Herzinsuffizienz, zerebrovaskulärer Insult)

Klinisch sind folgende Befunde wichtig.

- Schwellung (subfaszial)
- Konsistenzvermehrung
- Überwärmung
- livide Verfärbung (v. a. im Stehen)
- vermehrte oberflächliche Venenzeichnung
- Druckdolenz (v. a. Wade)
- glänzende, glatte, gespannte Haut

Die Schwellung ist initial vorwiegend subfaszial und erreicht nicht die Ausdehnung der Thrombose. Sie kann bei Unterschenkelvenenthrombosen fehlen oder nur aus einer diskreten paraachillären Schwellung bestehen. Die vermehrte oberflächliche Venenzeichnung ist Ausdruck des Umgehungskreislaufes. Die rötlich-livide Verfärbung und die Überwärmung sind Folge der venösen Stase. Häufig besteht eine Druckdolenz im Wadenbereich (bei US-Venenthrombosen häufig einziges Zeichen) seltener auch im Verlauf der tiefen Venen im Bereich des Oberschenkels. Die indirekten Zeichen (Hohmann, Payr, Lowenberg etc.) sind wenig brauchbar, da viel zu unspezifisch. Im Hinblick auf die mögliche Ätiologie ist klinisch auf den Allgemeinzustand des Patienten, Operationswunden oder Narben, auf Hämatome und Kontusionsmarken sowie ein postthrombotisches Syndrom zu achten.

Erst Anfang der 60er Jahre wurde durch die routinemäßige Durchführung der Phlebographie die mangelhafte Treffsicherheit von Anamnese und Klinik erkannt [31, 32]. Dies hat dazu geführt, daß Anamnese und Klinik in der Diagnostik der TVT weitgehend verlassen wurden und vorwiegend die apparative Diagnostik allein zur Diagnosefindung beitrug. Auch wenn mit Anamnese und Klinik allein keine TVT diagnostiziert oder ausgeschlossen werden kann, so haben unter anderen Landefeld et al. kürzlich gezeigt, daß Anamnese und Klinik wesentlich den weiteren Untersuchungsgang im Sinne einer besseren Effektivität und Kostenersparnis bei gleichbleibender Qualität beeinflussen können [41]. In diesem Sinne sollte folgenden drei Punkten nach der initialen Befragung und Untersuchung des Patienten Beachtung geschenkt werden:

- TVT wahrscheinlich/möglich/unwahrscheinlich
- TVT proximal/Unterschenkel

- Therapiestrategie:
  - Wiedereröffnung der Strombahn
  - Verhinderung des TVT-Wachstums und einer Lungenembolie

In Beantwortung dieser drei Punkte werden wir bei einer großen Wahrscheinlichkeit einer TVT hohe Ansprüche an den Ausschluß einer solchen stellen, umgekehrt bei einer geringen Wahrscheinlichkeit ebenso hohe Ansprüche an die Diagnose einer TVT. Konkret heißt das, daß wir im ersten Fall den Ausschluß einer TVT nur mit einer sehr sensitiven Methode zulassen werden und daß wir umgekehrt im zweiten Fall ebenso die Diagnose einer TVT nur mit einer sehr spezifischen Methode sichern können.

Passen Anamnese und Klinik eindeutig zu einer proximalen tiefen Venenthrombose, so wird der weitere Untersuchungsgang zum Ausschluß oder zur Diagnose vereinfacht, da verschiedene für diesen Bereich sehr sensitive Untersuchungsmethoden zur Verfügung stehen, so daß meist *eine* apparative Untersuchung zum Ausschluß der TVT genügt. Sprechen umgekehrt Anamnese und Klinik höchstens für eine Unterschenkelvenenthrombose, ist die Anwendung in diesem Bereich wenig sensitiver Methoden nur kostenintensiver und ohne diagnostischen Nutzen. Wird eine Wiedereröffnung der Strombahn angestrebt (Thrombolyse/Thrombektomie), so ist eine duplexsonographische, resp. meist phlebographische Sicherung der Diagnose unumgänglich, was zur alleinigen Liqueminisierung mit dem Ziel der Verhinderung des weiteren TVT-Wachstums und einer Lungenembolie nicht generell notwendig ist.

Plethysmographische Methoden. Die älteste der nichtinvasiven Untersuchungsmethoden ist die Plethysmographie, welche initial Wesentliches zum Verständnis arterieller Durchblutungsstörungen beitrug und seit Mitte der sechziger Jahre auch zur Diagnostik venöser Krankheiten eingesetzt wird. Die Methode basiert auf dem Prinzip der Registrierung von Volumenveränderungen in einem bestimmten Körperabschnitt. Neben der vor allem früher eingesetzten Wasserplethysmographie und der Photoplethysmographie gelangen heute vorwiegend die *Luftplethysmographie* (als Phleborheographie), die *Quecksilberdehnungsstreifen-* und die *Impedanzplethysmographie* zur Anwendung. Zu den beiden letzten Methoden sind in der Literatur die meisten Daten vorhanden.

Bei der *Quecksilberdehnungsstreifenplethysmographie* wird am auf dem Rücken liegenden Patienten, dessen Knie leicht gebeugt und dessen Unterschenkel mindestens 20 cm über Sternumhöhe sind, eine Staumanschette in der Mitte beider Oberschenkel und ein quecksilberbeschichteter Silikonstreifen um den größten Wadenumfang angebracht. Durch Druck von 60–75 mmHg wird während 2–4 min der venöse Ausstrom beidseits symmetrisch gestaut, was graphisch als Zunahme des elektrischen Widerstandes im gedehnten Quecksilberstreifen registriert wird. Anschließend erfolgt durch unmittelbares Ablassen des Manschettendruckes die Entleerung des venösen Systems (Abb. 7.10). Diese wird ebenfalls auf einem Papierstreifen registriert. Berechnet und beurteilt werden die maximale venöse Kapazität am Ende der Stauungsphase, die Menge des venösen Rückstroms innerhalb der ersten 3 sec nach Freigabe der Stauung sowie der Quotient aus venösem Rückstrom und venöser Kapazität, wobei vor allem die beiden letzten Kriterien der Thrombosediagnostik wesentlich sind. Entsprechend ihrem Prinzip ist die Quecksilberdehnungsstreifenplethysmographie vor allem für proximale Thrombosen sehr sensitiv, es werden Werte zwischen 90–100% [24] angegeben, allerdings betrug sie in einer kürzlich veröffentlichten Arbeit von Holmgren nur 84% [30]. Wegen verschiedener störender Einflüsse wie Ödeme, Hämatome, externe Obstruktion der Vene, Übergewicht und Herzinsuffizienz erreicht die Spezifität im Durchschnitt jedoch deutlich geringere Werte zwischen 50–90%. Unbrauchbar ist die Methode für isolierte Unterschenkelvenenthrombosen, besonders wenn nicht alle Bündel betroffen sind, und bei den seltenen nichtokkludierenden proximalen Thromben.

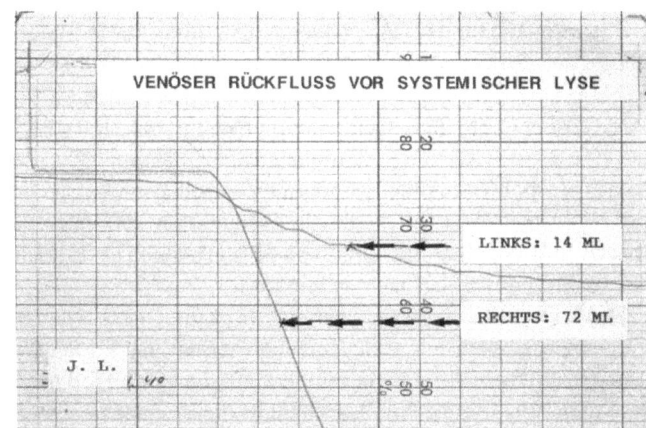

Abb. 7.10. Dehnungsstreifenplethysmographie: Proximale tiefe Venenthrombose links mit deutlicher Reduktion des venösen Ausstroms

Die in der Versuchsanordnung der Quecksilberdehnungsstreifenplethysmographie vergleichbare *Impedanzplethysmographie* mißt die elektrischen Widerstandsänderungen (= Impedanz) eines hochfrequenten Wechselstromes (hohe Spannung, tiefer Stromfluß), die am Unterschenkel durch die unterschiedliche Blutfülle je nach venöser Abflußbehinderung zustande kommen. Da Blut ein guter Leiter ist, sinkt mit zunehmender Blutfülle der Widerstand. Interpretiert wird die Untersuchung anhand eines Quotienten aus maximaler venöser Füllung und Rückfluß 3 sec nach Ablassen der Stauung oder auch mittels eines Nomogramms bestehend aus venöser Kapazität und venöser Entleerungsgeschwindigkeit in den ersten 3 sec mit einer Trennungslinie zwischen normal und abnormal. Die vielen, z. T. aus prospektiven Studien stammenden Daten bezüglich der diagnostischen Genauigkeit der Impedanzplethysmographie zeigen übereinstimmend, daß für proximale Thrombosen bei symptomatischen Patienten eine Sensitivität von 77–98% gefunden wird, während die Spezifität je nach Autor zwischen 78 und 97% schwankt [50, 43].

Die gesichert hohe Sensitivität für proximale Thrombosen hat zur Durchführung mehrerer prospektiver Studien [31, 33] geführt, die zeigten, daß der allein auf einem innerhalb 10–14 Tagen mehrfach normalen Impedanzplethysmogramm beruhende Ausschluß einer tiefen Venenthrombose keine erhöhte Inzidenz thromboembolischer Ereignisse während eines 6monatigen Follow-up erbrachte. Daraus schlossen die

Autoren, daß zwar isolierte Unterschenkelvenenthrombosen durch die Impedanzplethysmographie nicht erfaßt werden, daß aber die weiterwachsenden durch die serielle Testung innerhalb von 14 Tagen noch entdeckt und so ebenfalls einer Therapie zugeführt werden.

Bereits 1973 hat Cranley die auf dem Prinzip der Luftplethysmographie beruhende *Phleborheographie* beschrieben. Dabei registrieren 6 luftgefüllte Manschetten (Druck 10 mmHg) um Brust, Oberschenkel, 3mal Unterschenkel und Fuß bei einem in Anti-Trendelenburg- und halbschräger Seitenlage gelagerten Patienten die atemabhängigen Volumenschwankungen in der unteren Extremität. Eine Abflachung der Atemmodulation um mehr als 50% im Vergleich zur Gegenseite, eine Erhöhung der Grundlinie der proximalen Manschetten bei raschem Aufblasen der Fußmanschetten auf 50 resp. 100 mmHg, eine fehlende Erhöhung der Fußgrundlinie bei raschem Aufblasen der distalsten Unterschenkelmanschette werden als pathologisch angesehen. In einer Übersicht von 8 Publikationen aus den Jahren 1978–1983 fand Cranley [17] insgesamt bei 1240 untersuchten und phlebographisch nachkontrollierten Extremitäten eine Sensitivität von 91% und eine Spezifität von 93%. 1985 und 1988 hat Comerota in prospektiven, phlebographisch kontrollierten Studien an insgesamt 311 Patienten eine Sensitivität für proximale Thrombosen von 91%, für krurale Thrombosen jedoch 16% bei einer Spezifität von 81% erhalten [14, 15]. Eine weitere Verbreitung hat die Methode bisher nicht gefunden.

Die Impedanz- und wahrscheinlich auch die Quecksilberdehnungsstreifenplethysmographie können mit genügender Sicherheit das Vorliegen einer okkludierenden proximalen Thrombose beim symptomatischen Patienten ausschließen. Im Vergleich zur Abklärung mittels Phlebographie ist dieser Zugang auch bei mehrfacher Wiederholung der Impedanzplethysmographie eindeutig kostensparend [32]. Sie kann durch eine erfahrene Laborantin durchgeführt werden. Diese Überlegungen gelten jedoch nur für das spezialisierte Zentrum. Die Anschaffungskosten sind hoch und die Untersuchung selbst ist bei einem wenig geübten Untersucher störanfällig. Das Verhältnis von Kosten zu diagnostischer Sicherheit wird deshalb außerhalb des spezialisierten Zentrums schlecht sein.

Dopplersonographie Den nach ihm benannten Effekt entdeckte der Mathematikprofessor Christian Doppler 1842. Satomura verwendete in seiner 1959 publizierten Methode diesen Effekt zur Strömungsdetektion mittels Ultraschall. Trifft eine Schallwelle auf einen bewegten Gegenstand, so wird sie je nach Geschwindigkeit und Richtung desselben in ihrer Frequenz moduliert und reflektiert. Die Frequenzdifferenz (Verschiebefrequenz) zwischen emittierter und empfangener Schallwelle liegt im hörbaren Bereich und kann auch graphisch aufgezeichnet werden. Mit der Dopplersonde kann somit der Blutfluß in den tiefen und oberflächlichen Venen hörbar gemacht werden. Ende der 60er Jahre haben Sigel und auch Bollinger erstmals den Einsatz dieser Technik bei Venenerkrankungen beschrieben [9].

Bei der Thrombosediagnostik werden beim Patienten mit leicht erhöhtem Oberkörper in Rückenlage die V. femoralis communis, die V. femoralis superficialis, die V. tibialis posterior und die V. saphena magna sowie evtl. die Iliakalvenen und die V. cava im Hinblick auf die Atem- und kardiale Modulation des Blutflusses und das Verhalten bei Kompression und Dekompression distal resp. proximal der Sonde gelegener

Venen beurteilt. Möglichst in Bauchlage wird dann bei leicht flektierten Knien die V. poplitea untersucht. Immer im Vergleich zur Gegenseite werden ein fehlendes Flußsignal, ein kontinuierliches Flußsignal mit fehlendem tiefinspiratorischem, resp. durch ein Valsalva-Manöver proviziertem Stopp wie auch ein fehlendes oder nur schwaches Flußsignal nach distaler Kompression oder nach proximaler Kompression/ Dekompression als Zeichen einer venösen Strombahnverlegung gewertet. Können zusätzlich vermehrt Flußsignale über den als Kollateralen dienenden oberflächlichen Venen detektiert werden, ist dies ein weiteres, indirektes Zeichen für eine Verlegung der tiefen Venen. Die Methode ist bei fast allen Patienten rasch durchführbar, die Geräte sind transportabel, klein und kostengünstig. Da überdies ihr Einsatz nicht nur auf die Thrombosediagnostik beschränkt ist – auch die Varikose und arterielle Durchblutungsstörungen können damit beurteilt werden –, hat die Methode eine weite Verbreitung gefunden. Wie die verschiedenen im Verlauf von über 20 Jahren veröffentlichten Studien aufgrund der sehr unterschiedlichen Angaben bezüglich Sensitivität und Spezifität aber zeigen, sind die erhaltenen Resultate in hohem Maße von der Erfahrung des Untersuchers abhängig. Neben der Schwierigkeit der großen Untersucherabhängigkeit und der z. T. auch damit verbundenen Problematik im Unterschenkelbereich können *falsch-negative* Befunde proximal durch nichtokkludierende Thromben, eine doppelläufige V. femoralis oder V. poplitea, durch Thromben in der V. femoris profunda oder in der V. iliaca interna sowie durch eine Kavathrombose bedingt sein. *Falsch-positive* Befunde können nach einer Thrombose, bei einer deutlichen Hyperämie infolge Entzündung und beim thorakalen Atemtyp erhoben werden [36].

In einer Literaturübersicht von Sumner [52] mit 1258 phlebographisch kontrollierten Patienten schwankt die Sensitivität bei einem Mittel von 83% zwischen 31 und 100% und die Spezifität bei einem Mittelwert von 92% zwischen 59 und 100%. Bei einer Zusammenstellung von 20 Studien mit 2060 phlebographisch kontrollierten Patienten fand Wheeler [5] ähnliche Schwankungen in der Sensitivität von 40–100% mit einem Mittelwert von 84% und in der Spezifität von durchschnittlich 88% bei einer Schwankung zwischen 41 und 100%. Diese Unterschiede sind z. T. auf die unterschiedlichen Patientenkollektive (symptomatische, asymptomatische Patienten) zurückzuführen, z. T. sind sie aber durch die großen Erfahrungsunterschiede zwischen den einzelnen Untersuchern bedingt, was sich vor allem im Unterschenkelbereich sehr ausgeprägt bemerkbar macht. So berichtet Sumner [52] über eine Sensitivität im Unterschenkelbereich (= unterhalb des Knies!) von 91% und eine Spezifität von 84%. Lensing und Mitarbeiter haben in einer 1990 [42] veröffentlichten Arbeit versucht, das Problem der großen Schwankungen zwischen den einzelnen Untersuchern und der schwierigen Dokumentation von Befunden durch standardisierte, auf Papierstreifen registrierte Untersuchungen mit vorgegebenem Venendruck beim Valsalva-Manöver und klarer Definition von pathologischen und normalen Kurvenformen zu lösen. Es gelang ihnen dabei eine Übereinstimmung von zweimal, je zwei voneinander unabhängigen Untersuchern in 94 resp. 99% zu erreichen. Bei 155 Patienten betrug in Anwendung ihrer Methode die Sensitivität für die gleiche Gruppe 99%. Eine Erfassung von Unterschenkelvenenthrombosen wurde nicht versucht.

In der Hand des erfahrenen Untersuchers ist die Dopplersonographie von den nichtbildgebenden Verfahren wahrscheinlich die Methode mit der höchsten Sensitivität und Spezifität. Beim symptomatischen Patienten lassen sich mit ihr proximale Thrombosen mit großer Sicherheit ausschließen, ein pathologischer Befund muß bei nicht offensichtlicher anderer Ursachen bis zum Ausschluß des Gegenteils als Thrombose interpretiert werden. Damit kann eine proximale Thrombose definitiv ausgeschlossen oder bei kongruentem klinischem Befund ohne Hinweise auf eine andere Ursache eine proximale Thrombose definitiv diagnostiziert werden.

Duplexsonographie. Talbot und gleichzeitig Coelho haben als erste 1982 über die Diagnostik tiefer Venenthrombosen mittels der B-Bild-Sonographie berichtet. Wenig später wurde auch die seit Anfang der 70er Jahre vorwiegend für die arterielle Diagnostik eingesetzte Duplexsonographie dafür verwendet [51]. Somit konnten neben der morphologischen Information des Ultraschall-B-Bildes durch den gleichzeitigen Einsatz der gepulsten Dopplersonographie oder der farbkodierten Dopplersonographie hämodynamische Informationen in der im Ultraschall-B-Bild sichtbaren Vene erhalten werden. Wurde zunächst nur das femoropopliteale Segment der Venen untersucht, kamen später auch dank der Duplexsonographie die V. cava und die Iliakalvenen sowie die kruralen Venen hinzu.

Ähnlich wie bei der Dopplersonographie erfolgt die Untersuchung beim auf dem Rücken liegenden Patienten mit leicht erhöhtem Oberkörper zur besseren Füllung der Beinvenen. Systematisch werden die femoropoplitealen Venen, die Beckenvenen und die V. cava untersucht, anschließend die tiefen Unterschenkelvenen und Muskelvenen. Nach Sullivan [51] sollte eine normale Vene gänzlich kompressibel sein, keine unbewegliche echogene Struktur enthalten, sowohl der Blutfluß und die Klappenbewegung sollten sichtbar sein, ebenso wie der unterschiedliche Durchmesser je nach Atemlage. Außerdem sollte ein normales venöses Dopplersignal (s. oben) in allen Venenabschnitten (außer den kruralen) detektierbar sein. Bei der TVT (Abb. 7.11) sind ein oder mehrere Kriterien pathologisch. Es wird dabei zwischen direkten und indirekten Thrombosezeichen unterschieden:

- Direkte TVT-Zeichen:
  - Sichtbarer Thrombus im B-Bild,
  - kein Fluß aus Vene ableitbar.
- Indirekte TVT-Zeichen:
  - fehlende/unvollständige Kompressibilität,
  - Venendurchmesser vergrößert,
  - fehlende Wand- und Klappenbeweglichkeit,
  - Nachweis von Kollateralfluß.

White findet in seiner Übersicht [56] von 13 Studien mit insgesamt 690 Patienten, die alle die (phlebographisch kontrollierte) diagnostische Genauigkeit der Duplexsonographie bezüglich der proximalen tiefen Venenthrombose untersuchen, eine Sensitivität von durchschnittlich 96% (Bereich 92–100%) und eine Spezifität von 97% (Bereich 78–100%). Zu ähnlichen Resultaten kommt Becker [4] in einer Übersichtsarbeit mit 15 Studien, die z. T. auch die krurale Strombahn miterfassen. Die Gesamtsensitivität beträgt hier 96% und die Spezifität 99%. Die größte bisher veröffentlichte Einzelstudie (Elias 1987 [22]) mit n = 854 phlebographisch kontrollierten Extremitä-

7.2 Diagnostisches Vorgehen bei Verdacht auf tiefe Venenthrombose 225

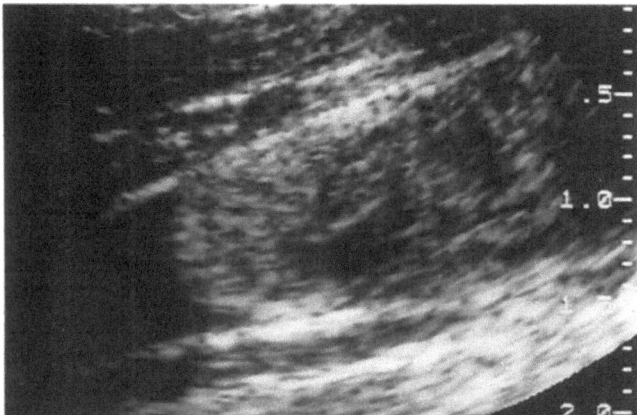

Abb. 7.11. Duplexsonographie: Thrombusspitze

ten untersuchte systematisch auch die Unterschenkelvenen. Sie erreichte proximal eine Sensitivität von 100% und eine Spezifität von 98%, im kruralen Bereich eine solche von 92% resp. 96%. Die in den letzten 2 Jahren durchgeführten Studien bei symptomatischen Patienten bestätigen diese Resultate durchwegs. So findet Langholz [40] mit der farbkodierten Duplexsonographie an 116 symptomatischen Patienten eine Sensitivität proximal von 100%, distal 89% und eine Spezifität von proximal 94%, resp. 91%.

Die Diagnostik bei Verdacht auf tiefe Venenthrombose hat sich durch die Einführung der Duplexsonographie in den letzten 10 Jahren deutlich verändert. In mehreren prospektiven, phlebographisch kontrollierten Studien wird sowohl bezüglich Sensitivität und Spezifität der sog. Goldstandard Phlebographie erreicht oder beinahe erreicht. Dies gilt vor allem für die proximalen tiefen Venenthrombosen, für die kruralen sind bei deutlich geringerer Datenfülle die bisherigen Ergebnisse aber ebenfalls erfolgversprechend. Damit steht erstmals eine der Phlebographie ebenbürtige, aber nichtinvasive und beliebig wiederholbare Untersuchung zur Verfügung. Diese kann bei fast allen Patienten durchgeführt werden und stellt auch dem phlebographischen Nachweis häufig entzogene venöse Gefäßabschnitte (V. iliaca interna, V. femoris profunda, Soleusvenen) dar. Die gleichzeitige Möglichkeit, eine andere (abschließende) Diagnose zu stellen, ist ein weiterer Vorteil, der bei 5–10% der Patienten genutzt werden kann. Nachteilig wirken sich die aufwendige, einstweilen nur an größeren Zentren vorhandene Apparatur, die ausgeprägte Untersucherabhängigkeit und die Schwierigkeit aus, je nach Patient (Adipositas, Ödeme, Bettlägerigkeit) bestimmte Venensegmente (Iliakalvenen, V. femoralis superficialis im Adduktorenkanal, krurale Venen) konklusiv darzustellen. Hier wie oft auch bei Rezidivthrombosen und bei Notwendigkeit einer übersichtlichen Dokumentation ist die aszendierende Phlebographie hilfreich. Mit der Duplexsonographie steht nun aber eine Untersuchung zur Verfügung, die der Phlebographie den Platz des „golden standard" streitig macht. Ob sie dies vor allem auch im Beckenvenen- und Kruralvenenbereich und nicht zuletzt auch bei asymptomatischen Hochrisikopatienten kann, werden die nächsten Jahre zeigen.

Phlebographie. Die Phlebographie wird seit Anfang der 60er Jahre routinemäßig eingesetzt. Die heute meist verwendete standardisierte Untersuchung wurde 1972 von Rabinov und Paulin beschrieben [48]. Das Fußende des auf dem Rücken liegenden Patienten wird um 20–60° nach unten gekippt, wobei das zu untersuchende Bein nicht belastet werden darf. Nach Anlegen eines Tourniquets supramalleolär zur Verhinderung des Kontrastmittelabstroms über die oberflächlichen Venen wird eine Fußrückenvene meist proximal der Großzehe punktiert und anschließend 100–200 ml Kontrastmittel im Verlauf der weiteren Untersuchung injiziert. Meistens werden Aufnahmen der verschiedenen Abschnitte in mehreren Projektionen bis zur Inguina angefertigt. Zur besseren Darstellung der Beckenvenen und evtl. der V. cava wird der Röntgentisch in Horizontallage gebracht. Das anschließende Spülen mit Kochsalzlösung durch die liegende Injektionsnadel evtl. mit einer kleinen Dosis Heparin soll zur Vermeidung postphlebographischer Venenwandirritationen beitragen. Als sicheres Thrombosezeichen gilt die scharfbegrenzte Kontrastmittelaussparung, sichtbar in mindestens zwei verschiedenen Projektionen (Abb. 7.12). Als Hinweis gelten die trotz genügender Kontrastmittelmenge fehlende Darstellung tiefer Venenabschnitte und die vermehrte Darstellung oberflächlicher Venen, die als Kollateralvenen dienen. Die Phlebographie hat als Standardmethode zum Ausschluß oder zur Bestätigung einer tiefen Venthrombose eine weite Verbreitung auch bis in die kleinen Spitäler gefunden. Lange Zeit blieb sie an den meisten Orten die einzig verfügbare objektive diagnostische Methode, an den größeren Spitälern und an den spezialisierten Zentren galt sie als Goldstandard für die vorgängig durchgeführten nichtinvasiven Tests. In den letzten Jahren ist sie von der Standard- zur Referenzmethode geworden, die nicht mehr routinemäßig, sondern in ausgewählten Situationen zur Anwendung gelangt. Aus dem „golden standard" ist ein „golden backup" geworden. Aber nicht nur die

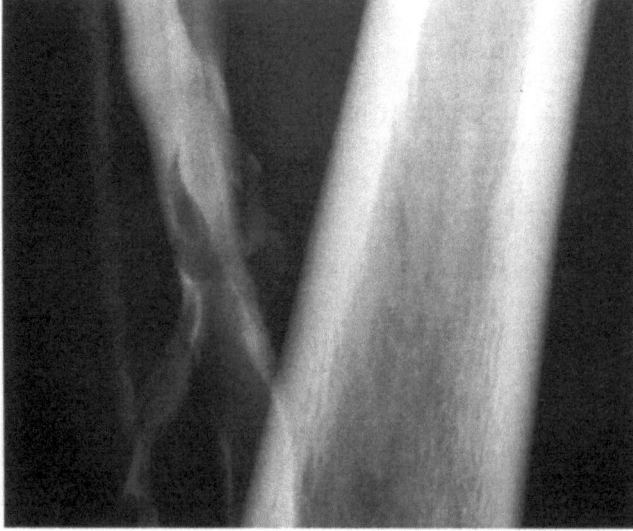

Abb. 7.12. Phlebographie femoropoplitealer Übergang: Umflossene Thrombusspitze

deutlichen Fortschritte in der nichtinvasiven Diagnostik, sondern auch die zunehmend ins Gewicht fallenden Nachteile und Schwächen der Phlebographie haben zu dieser Entwicklung geführt.

Je nach Patientenkollektiv kann die Untersuchung bei bis 10% [56] der Patienten gar nicht durchgeführt werden (Transportunfähigkeit des Patienten, Kanülierung einer Vene unmöglich, KM-Allergie, Schwangerschaft). Bei der Durchführung kommt es öfters zu Schmerzen im Injektions- und im Wadenbereich. Die Inzidenz postphlebographischer Thrombosen wurde früher auf 2–3% geschätzt. Diese sind heute wie die allergischen Reaktionen auf das Kontrastmittel dank der Verwendung isoosmolarer oder nichtionischer Substanzen selten geworden [3]. Von den durchgeführten Phlebogrammen können zwischen 5–15% wegen fehlender oder schlechter Darstellung der Venen nicht konklusiv beurteilt werden [56]. Die zwischen unabhängigen Untersuchern der gleichen Phlebogramme ermittelten Differenzen (Thrombose ja/nein) können zwischen 4–20% betragen [20, 43]. Hinzu kommt noch, daß neben der häufig schwierigen Darstellung der Beckenvenen die V. iliaca interna und die V. femoris profunda fast nie dargestellt sind und daß auch die Soleusvenen, häufiger Ausgangspunkt von Thrombosen, längst nicht immer dargestellt werden können.

An einem Zentrumsspital wird die Phlebographie vor invasiven Therapien (Thrombektomie, Thrombolyse) oder bei forensischen Fragestellungen Standardmethode bleiben, in schwierigen, nichtinvasiv-apparativ unklaren Situationen wird sie weiterhin als Referenz dienen.

Weitere diagnostische Mittel
Prinzipiell sind zwei **nuklearmedizinische Methoden** zu unterscheiden [21], die *Uptake-Tests* und die *radionuklid-phlebographischen Methoden*:

- *Uptake-Tests/direkte Thrombusdarstellung:*
  - ^{131}J-Fibrinogen
  - ^{99m}Tc-Plasmin
  - ^{111}In-Thrombozyten
  - ^{111}In-/^{99m}Tc-Antifibrin-AK
- *Radionuklid-phlebographische Methoden:*
  - ^{99m}Tc-Humanalbuminmikrosphären
  - ^{99m}Tc-Humanalbuminmakroaggregate
  - ^{99m}Tc-Erythrozyten

Uptake-Tests/direkte Thrombusdarstellung. Der *Jod-Fibrinogen-Test* und der *Technetium-Plasmin-Test* sind hier die meistgebrauchten Untersuchungsmethoden, von denen auch eine Vielzahl kontrollierter Studien vorliegen.

Intravenös injiziertes *Jodfibrinogen* lagert sich als Jodfibrin bei frischen Thromben ein resp. an. Die vergleichende szintigraphische Messung an standardisierten Punkten im dorsalen Unterschenkel- und anteromedialen Oberschenkelbereich ist bei einem Aktivitätsunterschied von mindestens 15–20% verdächtig auf eine Venenthrombose. Verläßliche Resultate sind frühestens 24 h nach Injektion erhältlich. Aufgrund der langen Halbwertszeit des Fibrinogens sind Messungen noch bis zu einer Woche nach Injektion möglich, was Verlaufskontrollen ohne weitere Belastung des Patienten erlaubt.

Die Sensitivität ist im kruropoplitealen Bereich aufgrund der noch geringen Hintergrundaktivität mit 90–100% hervorragend, während die Spezifität mit 50–80% niedrig ist, was durch die störenden Einflüsse von Hämatomen, Ödemen, Infekten, Ulzera oder Varizen erklärt wird [8, 21]. Proximal verliert die Methode zunehmend auch an Sensitivität ohne wesentlich an Spezifität zu gewinnen. Die Methode hat viel zum Verständnis der Entwicklung von Thrombosen, vor allem bei postoperativen Patienten, beigetragen und große Studien zur Eruierung von Risikofaktoren für venöse Thrombosen und zur Wirksamkeit prophylaktischer Maßnahmen waren dank ihr möglich. Das geringe Risiko der Übertragung viraler Erkrankungen (Hepatitis, AIDS), die radioaktive Belastung und die fehlende Anwendbarkeit bei Schwangeren und Stillenden konnte durch den seit 1982 verwendeten *Technetium-Plasmin-Test* [2] z. T. umgangen werden. Es entfällt nicht nur die Gefahr der Infektion durch Serum übertragene Viren, die Schilddrüse muß vorgängig nicht wie beim Jod-Fibrinogen-Test blockiert werden und erste Resultate sind bereits nach 30 min erhältlich. Die Sensitivität ist mit 90–100% vor allem im kruropoplitealen Bereich sehr gut, die Spezifität mit 33–63% aber, wie beim obigen Test, ungenügend [2, 34]. Wegen der kurzen Halbwertszeit benötigt hier aber jede Neuuntersuchung eine neue Injektion.

Neue Entwicklungen auf dem Gebiet der *direkten Thrombusdarstellung* betreffen einerseits die *indiummarkierten Thrombozyten*. Die Präparation ist sehr aufwendig und ein Absetzen der Heparintherapie ist erforderlich. Wegen der langen Halbwertszeit sind ebenfalls Mehrfachuntersuchungen möglich und die Sensitivität scheint sowohl krural wie proximal gut zu sein [23]. Dasselbe scheint auch für die erst seit wenigen Jahren beim Menschen eingesetzten *Indium- resp. Technetium-markierten monoklonalen Antifibrinantikörper* zu gelten. Dieser Test wird jedoch durch Antikoagulantien nicht beeinflußt [38]. Eine abschließende Beurteilung der letzten beiden Methoden ist zur Zeit noch nicht möglich.

Radionuklid-phlebographische Methoden. Hier sind die mit *Technetium-Humanalbumin-Mikrosphären* resp. *-Humanalbumin-Makroaggregaten* und die mit *Technetium-markierten Erythrozyten* durchgeführten Untersuchungen zu nennen. Bei der ersten Methode werden sequenzszintigraphische Bilder vom Unterschenkel bis zur V. cava angefertigt, daran angeschlossen werden kann eine Perfusionsszintigraphie der Lungen. Die technische Durchführung erfolgt wie bei der Kontrastmittelphlebographie über mehrfache Injektionen in die Fußrückenvenen. Die Sensitivität beträgt angeblich auf allen Ebenen bis zu 87%, die Spezifität liegt deutlich darunter [21]. Eine breite Anwendung hat die Methode bisher nicht gefunden. Die mit in vivo Technetium-markierten Erythrozyten durchgeführte Phleboszintigraphie [21], entweder von den Fußrückenvenen aus oder als reine Blutpoolszintigraphie bei i. v.-Injektion in den Arm, läßt schon nach 1/2 h eine erste Beurteilung zu, lungenszintigraphische Aufnahmen können damit nicht gemacht werden. Sowohl distal wie proximal soll die Sensitivität bei 90% und die Spezifität bei 85–90% liegen, der negative prädiktive Wert soll 97% betragen [45]. Auch diese Methode hat bisher keine breite Anwendung gefunden. Auch wenn verschiedene Kombinationen von szintigraphischen mit anderen, nichtinvasiven Methoden (Plethysmographie, Dopplersonographie, Thermographie) insgesamt die Sensitivität und Spezifität distal und proximal deutlich verbessern, so ist angesicht der vielen ebenbürtigen wirklich nichtinvasiven Methoden der Einsatz nuklearmedizinischer Untersuchungen außerhalb von Studien kaum mehr vertretbar. Die radioaktive Belastung, die z. T. vorhandene Möglichkeit der Übertragung serumgebundener Viren, die aufwendige und nur an spezialisierten Zentren mögliche Durchführung, der beschränkte Einsatz in der Akutdiagnostik und das nicht sehr gute Aufwand-Informations-Verhältnis sind einige Gründe dafür. Ob die Thrombusdarstellung mit Indium-markierten Antifibrinantikörpern daran etwas ändern wird, bleibe dahingestellt.

Thermographie. Wie jede venöse Stase so führt auch die tiefe Phlebothrombose zu einer Temperaturerhöhung im betroffenen Bein. Klinisch lassen sich durch die Hand des Untersuchers Temperaturdifferenzen von 1–2°C feststellen. Sensitiver sind die verschiedenen thermographischen Methoden, die bereits einen Unterschied von 0,2°C erkennen lassen. Die Anfang der 70er Jahre von Cook und Mitarbeitern [16] standardisierte Methode der *Infrarotaufnahme beider Unterschenkel* mit unterschiedlichen Grautönen entsprechend der jeweiligen Temperatur ergab je nach Untersucher sehr unterschiedliche Resultate (Sensitivität zwischen 74 und 96%, Spezifität zwischen 48 und 94%) [5, 46]. Durch die mittels *Infrarotsonde* erfolgte Aufzeichnung von Temperaturprofilen entlang der anteromedialen Seite (und z. T. auch der posterioren Seite) des Beines konnte die Sensitivität verbessert werden [35]. Sie beträgt um 95%, allerdings ist die Spezifität mit 26–47% sehr niedrig [30, 35]. Dies ist vor allem durch die verschiedenen in der Differentialdiagnose zur TVT vorkommenden Erkrankungen (Entzündungen, Hämatome, Varizen) erklärbar, die ebenfalls mit einer Temperaturerhöhung einhergehen.

Die seit Anfang der 70er Jahre bekannte *Plattenthermographie* [53], die in den letzten Jahren wieder vermehrt evaluiert wurde, macht sich das Phänomen der Farbänderung von Flüssigkristallen je nach Temperatur zunutze. Mit einer Polaroidkamera gekoppelte Flüssigkristallplatten werden auf beide Oberschenkel/Knie/Unterschenkel gedrückt und die nach wenigen Minuten erfolgten Farbveränderungen mittels Polaroidkamera dokumentiert. Die Beurteilung der Bilder setzt jedoch einen erfahrenen Untersucher voraus, was die in der Literatur zwischen 70 und 97% liegende Sensitivität erklären könnte. Die Spezifität liegt auch hier mit 41–83% unterschiedlich niedrig [25]. Immerhin fand aber Kalodiki [37] in einer kürzlich veröffentlichen Studie bei 100 Patienten mit Verdacht auf TVT einen negativen prädiktiven Wert von 97%. Damit hätte sich in 40% aller Fälle eine Weiterabklärung mittels Duplexsonographie oder Phlebographie ersparen lassen. Vom Autor wurde dies als wirksame Kostensenkung bei erhaltener diagnostischer Sicherheit eingestuft.

Insgesamt sind die thermographischen Methoden in der Anschaffung relativ teuer, unterschiedlich aufwendig und abhängig vom Untersucher, ihre Spezifität ist ungenügend. Der geübte Untersucher mag sie bei symptomatischen Patienten zum Ausschluß oder bei normaler Voruntersuchung auch zur Diagnose einer TVT mit genügender Sicherheit einsetzen. In der Routinediagnostik sind sie nicht geeignet.

Labormethoden. Im Verlauf der letzten 15 Jahre sind immer bessere Tests zur Erfassung einer Hyperkoagulabilität entwickelt worden, die nicht nur bei der disseminierten intravasalen Gerinnung, sondern auch bei einer Vielzahl anderer internistischer Erkrankungen eine Alteration des Gerinnungs-/Fibrinolysesystems anzeigen. Die mehrfach auf ihre Tauglichkeit in der Thrombosediagnostik untersuchten Labormethoden sind im folgenden aufgelistet:

D-Dimere
Fragment E
Fibrinopeptid A + B
Fibrinopeptid A + B
Prothrombinfragmente I + II
Thrombin-Antithrombin-Komplexe (TAT)

Mitte der 70er Jahre beschrieben Gordon und Mitarbeiter [26] erstmals einen Radioimmunoassay (RIA) für das Fibrinogen-/Fibrinspaltprodukt *Fragment E*, welches von verschiedenen Autoren [6, 58] auf seine Eignung zur Thrombosediagnostik untersucht wurde. Dabei fand sich eine Sensitivität von 99–100%, die nur in einer Arbeit angegebene Spezifität lag bei 84%. Das Fibrinspaltprodukt *D-Dimer* hat durch die Entwicklung eines ELISA-Testes („enzyme-linked-immuno-sorbent-assay") und eines Latexschnelltestes eine vielfache Verwendung in Studien gefunden. Dabei zeigte der ELISA-Test eine Sensitivität von 88–100%, während die Spezifität weit unter 50% blieb [10, 13]. Der bezüglich Akutdiagnostik interessantere Latextest, dessen Durchführung 15 min benötigt, erreicht je nach Autor eine zwischen 43–96% schwankende Sensitivität [7, 10, 44]. Die Fibrinspaltprodukte Fibrinopeptid A und B sowie die Prothrombinfragmente I und II wie auch der bei der Neutralisation von Thrombin durch Antithrombin anfallende Thrombin-Antithrombin-Komplex (TAT) werden aufgrund der selten 70% übersteigenden Sensitivität und Spezifität zur Zeit in der Thrombosediagnostik als noch ungenügend treffsicher angesehen [6, 7, 10]. Zum jetzigen Zeitpunkt ist an eine routinemäßige Anwendung von Fragment E oder den D-Dimeren in der Thrombosediagnostik noch nicht zu denken. Sowohl RIA wie auch ELISA sind aufwendige Tests, die zudem durch ein erfahrenes Labor durchgeführt werden müssen. Somit entfallen die für die Thrombosediagnostik wichtigen Kriterien der raschen und weitverbreiteten Verfügbarkeit. Sollte es sich hingegen bestätigen, daß der rasch und einfach durchführbare Latextest der D-Dimere für die Gruppe der symptomatischen Patienten bezüglich TVT eine Sensitivität von 94% und einen negativen prädiktiven Wert von 95% hat, könnte in Notfallsituationen auf einfachste Art und Weise bei negativem Testergebnis eine tiefe Venenthrombose ausgeschlossen werden [44].

Einsatz der Mittel bei Verdacht auf TVT
Bei der Wahl des Vorgehens gilt: „Using the right test for the right purpose by the right man at the right time".
Anamnese und *Klinik* sind zu wenig verläßlich, um auf sie allein abgestützt die Diagnose einer TVT auszuschließen oder zu bestätigen. Die Notwendigkeit einer objektiven Untersuchung ist deshalb unbestritten. Das ideale objektive Diagnostikum existiert nicht. Hinzu kommt, daß jede der obgenannten Untersuchungsmethoden einschließlich der Phlebographie je nach Fragestellung, Zeitpunkt der Untersuchung und Erfahrung des Untersuchers eine unterschiedliche diagnostische Treffsicherheit aufweist. Geht man aber davon aus, daß im Sinne des „primum nil nocere" und im Sinne

7.2 Diagnostisches Vorgehen bei Verdacht auf tiefe Venenthrombose 231

der Kosteneffektivität nicht alle Patienten mit invasiven Methoden untersucht werden sollen, so wird nicht bei allen Patienten eine Methode allein zur abschließenden Diagnostik genügen. Damit stellt sich die Frage nach einer sinnvollen Stufendiagnostik (Abb. 7.13).

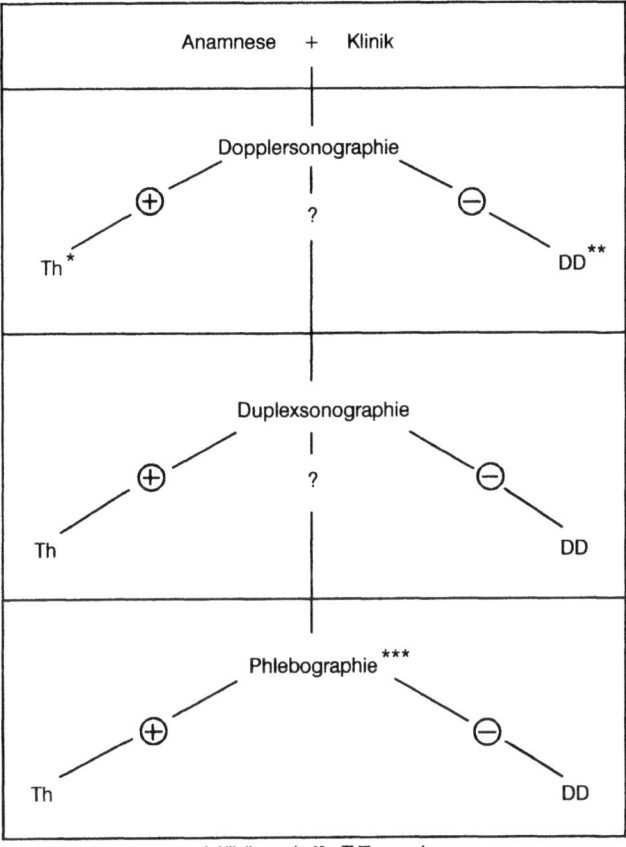

Abb. 7.13. Stufendiagnostik bei Verdacht auf tiefe Beinvenenthrombose

*   Falls Anamnese und Klinik auch für TVT sprechen
**   Falls Anamnese und Klinik auch gegen TVT sprechen
*** Immer bei Thrombolyse, Thrombektomie und forensischen Fragestellungen

Anamnese und *Klinik* müssen Auskunft über die Wahrscheinlichkeit des Vorliegens einer Thrombose und deren Ausdehnung geben und uns ermöglichen, die einzuschlagende Therapiestrategie zu bestimmen. Die Höhe des Risikos wird dabei helfen, das Ergebnis der ersten nichtinvasiven Untersuchung besser werten zu können. Bei hohem Risikoprofil steigt der positive Voraussagewert der nichtinvasiven Untersuchung, während bei niedrigem Risikoprofil der negative Voraussagewert eher besser wird. Suchen wir nach einer distalen Thrombose, benötigen wir eine Untersuchungsmethode, die in diesem Bereich sensitiv ist. Suchen wir nach einer proximalen Thrombose, so genügt uns eine in diesem Bereich sensitive Methode zum Ausschluß einer

TVT. Schließlich benötigen wir eine bildgebende Untersuchung mit Dokumentation, falls eine aktive Therapie (Thrombolyse, Thrombektomie) in Frage kommt oder forensische Fragestellungen eine Rolle spielen.

Die *apparative Erstuntersuchung* bei Verdacht auf TVT sollte bei möglichst vielen Patienten durchführbar, einfach, kostengünstig (Apparatur und Untersuchung selbst), beliebig wiederholbar und selbstverständlich nichtinvasiv sein. Diese sollte im übrigen bis in die Privatpraxen weit verbreitet sein, damit die Schwelle zur apparativen Erstuntersuchung sinkt.

Die *Dopplersonographie* entspricht am ehesten den postulierten Kriterien. Sie ist bei fast allen Patienten anwendbar, rasch durchführbar, sowohl in der Anschaffung wie bezüglich der Einzeluntersuchung kostengünstig und weist eine genügend hohe Sensitivität und Spezifität auf, um bei großem/kleinem Verdacht auf TVT eine solche bestätigen/ausschließen zu können. Die Methode ist auch in anderen Gebieten der Gefäßdiagnostik (der Varikose, der peripheren arteriellen Verschlußkrankheit) ein wertvolles Hilfsmittel, so daß – im Gegensatz zu den plethysmographischen Methoden – eine weite Verbreitung auch außerhalb der spezialisierten Zentren ökonomisch und sinnvoll erscheint. Allerdings ist eine entsprechend gute Ausbildung der Anwender unabdingbare Voraussetzung für deren sinnvollen Einsatz.

Besteht eine eindeutige Risikosituation, der klinische Befund spricht ebenfalls für eine Thrombose und der dopplersonographische Befund ist pathologisch, so kann die entsprechende Therapie eingeleitet werden, falls kein aktives Vorgehen (Thrombolyse, Thrombektomie) in Betracht zu ziehen ist. Ebenso kann bei niedriger Risikokonstellation, wenig verdächtiger Klinik bei normalem dopplersonographischem Befund eine Thrombose ausgeschlossen und differentialdiagnostische Möglichkeiten gesucht werden. Sprechen Risikokonstellation, Klinik und dopplersonographischer Befund nicht alle für oder gegen eine Thrombose, sollte eine zweite Untersuchungsmethode zum Einsatz gelangen. Diese sollte im Gegensatz zur Erstuntersuchung nun in den meisten Fällen eine abschließende Diagnose ermöglichen, d. h. in allen interessierenden Venenabschnitten eine hohe Sensitivität und Spezifität aufweisen, wieder bei möglichst vielen Patienten durchführbar, wenn möglich nichtinvasiv und immer noch möglichst kostengünstig sein.

Die in den letzten Jahren veröffentlichten Studien lassen den Schluß zu, daß die *Duplexsonographie* diesen Kriterien entspricht. Im proximalen Bereich erreicht sie mindestens, wenn man die Anzahl nicht durchführbarer Phlebographien miteinberechnet, deren Sensitivität und Spezifität, im Unterschenkelbereich läßt sie häufig die Diagnose stellen oder ergibt klare differentialdiagnostische Hinweise. Nur bei schlechter Schallqualität, dringendem Verdacht auf Venenthrombose trotz negativem Befund ist eine phlebograhische Evaluation angezeigt. Häufig ist dies auch für eine übersichtliche Dokumentation (Thrombektomie, forensische Gründe) noch notwendig. Bei einem Verdacht auf Rezidivthrombose läßt manchmal allein die Phlebographie zwischen alten und frischen Thromben unterscheiden. Hingegen sollte der Erfolg einer Thrombolyse duplexsonographisch genügend exakt verfolgt werden können.

Diese Stufendiagnostik sollte bei jedem Patienten mit Verdacht auf TVT innerhalb von 24 h zur Anwendung gelangen.

7.2.3 Ätiologische Überlegungen

Die nach Virchow benannte Trias der Thrombogenese (venöse Stase, endotheliale Läsion, Gerinnungsstörung) hat immer noch ihre Gültigkeit. Ein großer Teil der tiefen Venenthrombosen läßt sich aber damit nicht oder zumindest noch nicht vollständig erklären. Zudem gibt es neben den ersichtlichen Ursachen solche, nach denen aktiv gesucht werden muß. Ätiologische Überlegungen sind deshalb bei jeder tiefen Venenthrombose anzustellen [8, 11].

Unter den ersichtlichen, d. h. mit Anamnese und Klinik eruierbaren *Risikofaktoren* [29] (s. Auflistung S. 218, 219 und Tabelle 7.2) ist das Alter wesentlich. Während tiefe Venenthrombosen vor der Pubertät, abgesehen von den angeborenen Gerinnungsstörungen, eine extreme Seltenheit darstellen, steigt das Risiko mit zunehmenden Alter langsam an, wobei zwischen 40 und 50 Jahren eine deutliche Zunahme dieser Tendenz besteht. Die Altersabhängigkeit ist vor allem bei Männern ausgeprägter, Frauen erleiden bereits in jungen Jahren, bedingt durch Schwangerschaft und vor allem das Puerperium, vermehrt Thromboembolien. Durch Immobilisation kommt es wegen fehlender Betätigung der Gelenkmuskelpumpe zur *venösen Stase*. Bettlägerigkeit bei Krankheiten (Herzinsuffizienz, Hemiparesen/ -plegien u. a.) und Operationen, längerdauernde Reisen (u. a. mit gebeugten Knien, manchmal nur wenige Stunden) und wahrscheinlich auch die Adipositas führen so zur TVT. Über den Mechanismus des *Endothelschadens* kommt es bei lokalem Trauma, postoperativ (vor allem bei orthopädischen, gefäßchirurgischen Eingriffen) wie auch bei früher durchgemachten Thrombosen zur Gerinnselbildung. Nach durchgemachter TVT beträgt das Risiko eines Rezidivs gut 30%. *Gerinnungsstörungen* sind, neben den eher seltenen angeborenen Gerinnungsstörungen, hauptsächlich für das erhöhte Thromboserisiko bei myeloproliferativen Erkrankungen (hier spielt z. T. auch die erhöhte Blutviskosität eine Rolle), bei oraler Antikonzeption (je nach Östrogenanteil) und bei Malignomen verantwortlich. Die Gerinnungsstörung bei myeloproliferativen Erkrankungen und Malignomen kann durch vermehrte Ausschüttung thromboplastischer Substanzen, erhöhte Aggregationsbereitschaft der Thrombozyten und die erhöhte Blutviskosität bedingt sein. Der Östrogenanteil der Antikonzeptiva bewirkt eine Verminderung der Antithrombin-III-Aktivität. Diese Verminderung ist auch beim nephrotischen Syndrom für das erhöhte TVT-Risiko verantwortlich. Die in den Formenkreis der Vaskuli-

Tabelle 7.2. Pathogenese der TVT und klinische Situation

Stase	Endothelschaden	Gerinnungsstörung
Bettlägerigkeit	Trauma	Myeloproliferative Erkrankungen
Postoperativ	Postoperativ	Malignome
Reise	Frühere Thrombosen	Östrogene
Adipositas	Alter	Schwangerschaft
Herzinsuffizienz	Adipositas	Wochenbett
Schwangerschaft		Postoperativ
Wochenbett		Nephrotisches Syndrom
Abflußhindernis		Hereditäre Gerinnungsstörungen
		Antiphospholipid-AK-Syndrom

tiden/Kollagenosen gehörenden Krankheitsbilder sind ebenfalls (wahrscheinlich über erhöhte Anticardiolipin-AK) mit erhöhter Gerinnungsneigung und damit vermehrt mit Thrombosen vergesellschaftet.

Meistens liegt eine *kombinierte Ätiopathogenese* vor, besonders offensichtlich in der Schwangerschaft und im Wochenbett mit Stase/Immobilisation und Gerinnungsstörung (Anstieg der Faktoren II, VII, VIII, X und des Fibrinogens, Abnahme von Protein C, Zunahme der die Fibrinolyse hemmenden Substanzen). Postoperativ können ursächlich alle 3 Mechanismen verantwortlich sein.

Ist kein Risikofaktor ersichtlich, muß eine Ursache aktiv ausgeschlossen werden. In solchen Fällen sollte immer nach einem venösen *Abflußhindernis* im kleinen Becken gesucht werden. Bei linksseitigen Thrombosen sind hier der Beckenvenensporn (vor allem bei jüngeren Patienten), generell immer die Kompression von außen durch eine Raumforderung (Lymphome, gynäkologische/urologische Tumoren) zu nennen. Da Thrombosen bei malignen Tumoren ja gehäuft vorkommen, sollte auch bei sonst asymptomatischen Patienten ein Mindestmaß an internistischen Untersuchungen durchgeführt werden:

- Körperliche Untersuchung (Leber, Milz, Schilddrüse, Mammae, Prostata, Lymphknotenstationen),
- Labor (rotes und weißes Differentialblutbild, Blutsenkung, Urinstatus, Hämokult),
- Ultraschall Abdomen,
- Thorax p.-a./seitlicher Strahlengang.

Beim geringsten Verdacht sollten weitere Abklärungen erfolgen. Eine größere Anzahl an Routineuntersuchungen erhöht beim asymptomatischen Patienten die Chance der Entdeckung eines Malignoms nicht, hingegen sollte jedem anamnestischen oder klinischen Hinweis für eine Neoplasie diagnostisch gezielt nachgegangen werden.

Bei jüngeren Patienten (< 50 Jahre) ohne Risikofaktoren und generell bei jüngeren Patienten mit familiär gehäuften thromboembolischen Erkrankungen sollte laborchemisch eine Gerinnungsstörung gesucht werden [19]. Die Bestimmung im spezialisierten Labor erfolgt 1–2 Monate nach Absetzen der oralen Antikoagulation. Die wichtigsten hereditären und erworbenen Gerinnungsstörungen sind:

- Antithrombin-III-Mangel,
- Protein-C-Mangel,
- Protein-S-Mangel.
- Plasminogenmangel,
- Plasminogenaktivatormangel,
- Plasminogenaktivator-Inhibitor-Erhöhung.
- Antiphospholipid-AK (u. a. Lupusantikoagulans).

Die meisten dieser Störungen sind hereditär, während die in den letzten Jahren entdeckten Antiphosoholipidantikörper erworben sind. Diese können bei Autoimmunkrankheiten (Vaskulitiden/Kollagenosen und andere) auftreten. Das seit längerem schon bekannte Lupusantikoagulans gehört zu ihnen. Ein eigentliches Krankheitsbild, das Anticardiolipin-AK-Syndrom, tritt vor allem bei jüngeren Frauen auf. Es kommt zu arteriellen und venösen thromboembolischen Ereignissen sowie zu rezidivierenden Aborten.

Sind weder Risikofaktoren ersichtlich noch können solche nachgewiesen werden, empfiehlt es sich diese Patienten in den folgenden 1–2 Jahren internistisch regelmäßig nachzukontrollieren. Die schon seit längerem bekannte erhöhte Inzidenz von malignen Tumoren nach Auftreten einer tiefen Venenthrombose konnte Prandoni und Mitarbeiter [47] in einer prospektiven Studie von 250 Patienten mit tiefer Venenthrombose anläßlich eines „follow-up" von 2 Jahren bestätigen. Von den 145 Patienten mit primärer Thrombose (ohne ersichtliches Risiko) entwickelten 7,6% ein Malignom, in der Gruppe der sekundären Thrombosen (mit offensichtlichem Risiko für eine Thrombose) hingegen nur 1,9%. In der Untergruppe der Patienten mit idiopathischer, rezidivierender tiefer Venenthrombose entwickelten sogar 17,1% ein Malignom. Allerdings meinen die Autoren, daß ein ökonomisch kaum verantwortbarer diagnostischer Aufwand betrieben werden müßte, um solche Tumoren initial zu entdecken, die einer wie oben geschilderten Routineuntersuchung bei der Hospitalisation für die TVT entgehen.

7.2.4 Schlußfolgerungen

Thromboembolische Erkrankungen sind häufig und haben eine relevante Spätmorbidität und Mortalität. Sowohl an die tiefe Venenthrombose wie auch an die Lungenembolie wird häufig nicht gedacht oder der Therapieentscheid wird häufig noch aufgrund der bekanntermaßen nicht verläßlichen Anamnese und Klinik gefällt. Da ein Großteil der Thrombosen im Unterschenkelbereich beginnt, von wo aus tödliche Lungenembolien sehr selten sind, sollte häufiger daran gedacht und vor allem beim geringsten Verdacht rasch abgeklärt werden.

Verschiedene nichtinvasive Methoden mit einer proximal guten diagnostischen Zuverlässigkeit stehen zur Primärdiagnostik zur Verfügung. Aus unserer Sicht ist hier der Dopplersonographie der Vorzug zu geben. Mit ihr kann mit einer hohen Sicherheit eine proximale Venenthrombose ausgeschlossen werden. Sprechen Risikokonstellation, Klinik und dopplersonographischer Befund für eine solche oder umgekehrt alle gegen eine solche, kann damit der Therapieentscheid gefällt werden, falls nicht eine wiedereröffnende Therapie (Thrombolyse, Thrombektomie) in Frage kommt oder aus forensischen Gründen eine Bilddokumentation notwendig ist. In allen anderen Fällen erreicht die Duplexsonographie als Zweitdiagnostikum sowohl bezüglich Sensitivität als auch Spezifität die Phlebographie im proximalen Bereich und nahezu im kruralen Bereich, womit eine definitive Diagnose nach Doppler- und Duplexsonographie in über 95% der Fälle möglich ist. In Zukunft wird die Duplexsonographie wahrscheinlich den Platz des primären Diagnostikums nach der klinischen Untersuchung einnehmen. Bei Verdacht auf ein Thromboserezidiv, vor Thrombektomie, evtl. vor Thrombolyse, aus forensischen Gründen und bei unschlüssigem Befund sollte jedoch nicht gezögert werden, phlebographisch die Situation zu klären.

Mit konsequenter Primärprävention, rascher und sicherer Abklärung bei geringstem Verdacht auf TVT sowie konsequenter Therapie und Sekundärprävention sollte es – neben der Reduktion des postthrombotischen Syndroms – möglich sein, die durch Einführung der Antikoagulation erzielte Reduktion der Inzidenz der Lungenembolie um den Faktor 10 nochmals entscheidend zu senken und damit viele frühzeitige Todesfälle zu vermeiden.

Literatur

1. AbuRahma A, Kennard W, Robinson P, Boland J, Young L, Alberts S (1992) The judicial use of venous duplex imaging and strain gauge plethysmography in the diagnosis of acute and chronic deep vein thrombosis. Surg Gynecol Obstet 174: 52–58
2. Adolfsson L, Nordenfelt J, Olson H, Torstensson J (1982) Diagnosis of deep vein thrombosis with ^{99m}Tc plasmin. Acta Med Scand 211: 365
3. Albrechtsson U, Olsson C (1976) Thrombotic side-effects of lower-limb phlebography. Lancet 1: 723
4. Becker D, Philbrick J, Abbitt P (1989) Real-time ultrasonography for the diagnosis of lower extremity deep venous thrombosis. The wave of the future? Arch Intern Med 149: 1731–1734
5. Bergqvist D, Efsing O, Hallböök T (1977) Thermography. A noninvasive method for diagnosis of deep veinous thrombosis. Arch Surg 112: 600–604
6. Boisclair M, Lane D, Wilde J, Ireland H, Preston F, Ofosu F (1990) A comparative evaluation of assays for markers of activated coagulation and/or fibrinolysis: thrombin-antithrombin complex, D-dimer and fibrinogen/fibrin fragment E antigen. Br J Haematol 74: 471–479
7. Boisclair M, Ireland H, Lane D (1990) Assessment of hypercoagulable states by measurement of activation fragments and peptides. Blood Rev 4: 25–40
8. Bollinger A (1979) Funktionelle Angiologie. Thieme, Stuttgart
9. Bollinger A, Mahler F, de Sépibus G (1968) Diagnostik peripherer Venenerkrankungen mit Doppler-Strömungsdetektoren. Dtsch Med Wochenschr 93: 2197
10. Boneu B, Bes G, Pelzer H, Sié P, Boccalon H (1991) D-dimers, thrombin antithrombin III complexes and prothrombin fragments 1 + 2: Diagnostic value in clinically suspected deep vein thrombosis. Thromb Haemost 65/1: 28–32
11. Bounameaux H (1988) Risk factors of deep vein thrombosis. In: Widmer L, Zemp E (eds) Angiologie 86. Huber, Bern
12. Burns P, Wells P (1988) Doppler glossary. In: Taylor K, Burns P, Wells P (eds) Clinical applications of Doppler ultrasound. Raven, New York
13. Chapman C, Akhtar N, Campbell S, Miles K, O-Connor J, Mitchell V (1990) The use of D-dimer assay by enzyme immunoassay and latex agglutination techniques in the diagnosis of deep vein thrombosis. Clin Lab Haematol 12/1: 37–42
14. Comerota A, White J, Katz M (1985) Diagnostic methods for deep vein thrombosis: Venous Doppler examination, phleborheography, ^{125}J-fibrinogen-uptake and phlebography. Am J Surg 150: 14–24
15. Comerota A, Katz M, Grossi J et al. (1988) The comparative value of noninvasive testing for diagnosis and surveillance of deep vein thrombosis. J Vasc Surg 7: 40–49
16. Cooke E, Pilcher M (1974) Deep vein thrombosis: Preclinical diagnosis by thermography. Br J Surg 61: 971
17. Cranley J (1985) Diagnosis of deep vein thrombosis by phleborheography. In: Bernstein E (ed) Noninvasive diagnostic techniques in vascular disease. Mosby, St. Louis
18. Cranley J, Canos A, Sull W (1976) The diagnosis of deep vein thrombosis. Fallibility of clinical signs and symptoms. Arch Surg 111: 34–36
19. Demarmels Biasutti F, Lämmle B (1992) Thrombophilieabklärung: Indikation und Durchführung. Ther Umsch 49: 850–858

20. De Valois J, Van Schaik C, Verzijlbergen F, van Ramshorst B, Eikelboom B, Meuwissen O (1990) Contrast venography: from gold standard to „golden backup" in clinically suspected deep vein thrombosis. Eur J Radiol 11: 131–137
21. Dienstl E (1989) Isotopenuntersuchungen zur Diagnose venöser Thrombosen und Lungenembolien. Wien Med Wochenschr 23: 551–555
22. Elias A, Le Corff G, Bouvier J, Benichou M, Serradimigni A (1987) Value of real-time B-mode ultrasound imaging in the diagnosis of deep vein thrombosis of the lower limbs. Inter Angio 6: 175–182
23. Ezekowitz M, Zaret B (1984) ^{111}Indium platelet scintigraphy, a technique, whose time has come. Int J Cardiol 5: 118
24. Franzeck U, Hagenbuch R, Bollinger A (1983) Vergleichende plethysmographische Untersuchungen arterieller und venöser hämodynamischer Parameter an Unterschenkel und Fuß bei tiefer Venenthrombose. Klin Wochenschr 61: 233
25. Free T, Faerber G (1989) Use of thermography in the diagnosis of deep vein thrombosis. J Am Osteopath Assoc 89: 768–772
26. Gordon Y, Martin M, McNeile A, Chard T (1973) Specific and sensitive determination of fibrinogen-degradation products by radioimmunoassay. Lancet 2: 1168–1170
27. Haeger K (1969) Problems of acute deep vein thrombosis. I. The interpretation of signs and symptoms. Angiology 20: 219–223
28. Harmon B (1989) Deep vein thrombosis: a perspective on anatomy and venographic analysis. J Thorac Imaging 4: 15–19
29. Hohler P, Gruber U (1981) Risikofaktoren für das Auftreten von thromboembolischen Komplikationen. In: Vinazzer H (Hrsg) Thrombose und Embolie. Springer, Berlin Heidelberg New York, S 65–76
30. Holmgren K, Jacobsson H, Johnsson H, Löfsjögård-Nilsson E (1990) Thermography and plethysmography, a non-invasive alternative to venography in the diagnosis of deep vein thrombosis. J Intern Med 228: 29–33
31. Huisman M, Büller H, ten Cate J, Vreeken J (1986) Serial impedance plethysmography for suspected deep veinous thrombosis in out patients. N Engl J Med 314: 823–828
32. Hull R, Hirsh J, Sackett D, Stoddart G (1981) Cost effectiveness of clinical diagnosis, venography and noninvasive testing in patients with symptomatic deep vein thrombosis. N Engl J Med 304: 1561
33. Hull R, Hirsh J, Carter C et al. (1985) Diagnostic efficacy of impedance plethysmography for clinically suspected deep vein thrombosis. A randomized trial. Ann Intern Med 102: 21–28
34. Husted S, Kraemmer-Nielsen H, Krusell L et al. (1984) Deep vein thrombosis detection by ^{99m}Tc-plasmin test and phlebography. Br J Surg 71/1: 65–66
35. Jacobsson H (1983) Standardised leg temperature profiles in the diagnosis of acute deep venous thrombosis. Vasc Diagn Ther 3: 55
36. Jaeger K (1987) Apparative Untersuchungen zur Diagnose der tiefen Venenthrombose. Internist 28: 299–307
37. Kalodiki E, Marston R, Volteas N et al. (1992) The combination of liquid cristal thermography and duplex scanning in the diagnosis of deep vein thrombosis. Eur J Vasc Surg 6: 311–316
38. Koblik P, De Nardo G, Berger H (1989) Current status of immunoscintigraphy in the detection of thrombosis and thromboembolism. Semin Nucl Med 19: 221-237
39. Koller F, Duckert F (1983) Thrombose und Embolie. Schattauer, Stuttgart
40. Langholz J, Heidrich H (1991) Diagnosis of deep vein thrombosis: Is color coded Duplex sonography necessary? Ultraschall Med 12: 176–181
41. Landefeld C, McGuire E, Cohen A (1990) Clinical findings associated with acute proximal deep vein thrombosis: a basis for quantifying clinical judgement. Am J Med 88: 382–388
42. Lensing A, Levi M, Büller H et al. (1990) Diagnosis of deep vein thrombosis using an objective Doppler method. Ann Intern Med 113: 9–13
43. Lensing A, Buller H, Prandoni P et al. (1992) Contrast venography, the gold standard for the diagnosis of deep-vein thrombosis: improvement in observer agreement. Thromb Haemost 67: 8–12

44. Lesprit P, Gepner P, Piette A, de Tovar G, Filiole M, Didon D, Champman A (1991) Phlébites profondes des membres inférieurs: Interêt diagnostique du dosage des D-dimères. Presse Méd 20: 1927–1929
45. Lisbona R (1986) Radionuclide blood-pool imaging in the diagnosis of deep vein thrombosis of the leg. In: Freeman L, Weissmann H (eds) Nuclear medicine annual. Raven, New York
46. Lockner D, Paul C, Hedlund B et al. (1981) Thermography in the diagnosis of DVT. Thromb Haemost 46: 652–654
47. Prandoni P, Lensing A, Büller H et al. (1992) Deep vein thrombosis and the incidence of subsequent symptomatic cancer. N Engl J Med 327. 1128–1133
48. Rabinov K, Paulin S (1972) Roentgen diagnosis of venous thrombosis in the leg. Arch Surg 104: 134
49. Sigel B, Popky G, Boland J, Wagner D, Mapp E (1967) Diagnosis of venous disease by ultrasonic flow detection. Surg Forum 185: 18
50. Singer I, Royal H, Uren R et al. (1984) Radionuclide plethysmography and ^{99m}Tc red blood cell venography in venous thrombosis: comparison with contrast venography. Radiology 150: 213–217
51. Sullivan E, Peter D, Cranley J (1984) Real-time B-mode venous ultrasound. J Vasc Surg 1: 465
52. Sumner D, Lambeth A (1979) Reliability of Doppler ultrasound in the diagnosis of acute venous thrombosis both above and below the knee. Am J Surg 138: 205–210
53. Tricoire J (1979) La thermographie en plaque. Technique nouvelle d'utilisation des cristaux liquides. Presse Méd 78: 2481
54. Wheeler H (1985) Diagnosis of deep vein thrombosis. Review of clinical evaluation and impedance plethysmography. Am J Surg 150: 7–13
55. Wheeler H, Anderson F (1985) Can noninvasive tests be used as the basis for treatment of deep vein thrombosis? In: Bernstein E (ed) Noninvasive diagnostic techniques in vascular disease. Mosby, St. Louis
56. White R, McGahan J, Daschbach M, Hartling R (1989) Diagnosis of deep-vein thrombosis using duplex ultrasound. Ann Intern Med 111: 297–304
57. Widmer L, Brandenberg E, Schmitt H et al. (1985) Zum Schicksal des Patienten mit tiefer Venenthrombose. Dtsch Med Wochenschr 25: 993-997
58. Zielinsky A, Hirsh J, Straumansis G et al. (1982) The diagnostic value of the fibrinogen/fibrin fragment E antigen assay in clinically suspected deep vein thrombosis. Blood 59: 346–350

7.3 Diagnostisches Vorgehen bei Verdacht auf Lungenembolie

H. BOUNAMEAUX

7.3.1 Einleitung

Die Diagnose der Lungenembolie (LE) ist oft schwierig. Einerseits sind die Symptome und die klinischen Zeichen zuwenig sensitiv und zu unspezifisch, andererseits ist die Referenzmethode, die Pulmonalisangiographie, mit einer gewissen Morbidität (Kontrastmittelallergie, Herzrhythmusstörungen, Gefäßverletzung, hämodynamische Entgleisung) behaftet. Überdies ist sie für den Patienten unangenehm und kostenintensiv. Diese invasive Technik kann also nicht als Screeningmethode angesehen werden. Aus diesem Grund wurde in den letzten 20 Jahren verschiedene andere Methoden angeboten, insbesondere die Ventilations-Perfusions-Szintigraphie und neuerdings die Bestimmung von Markern der Gerinnungs- und Fibrinolyseaktivierung im Plasma, wie den D-Dimeren.

Diese kurze Übersicht berichtet über die diagnostischen Möglichkeiten der Klinik und der nichtinvasiven Techniken. Sie präsentiert dann einen kombinierten diagnostischen Approach, der die initiale klinische Wahrscheinlichkeit mit den Resultaten der von ihrer Leistung her bekannten paraklinischen Untersuchungen integriert.

7.3.2 Diagnostische Wertigkeit der Klinik

Obwohl für die zuverlässige Diagnose der Lungenembolie ungenügend, sind Anamnese, klinische Untersuchung und einige einfache Zusatzuntersuchungen (EKG, Thoraxröntgenbild, evtl. arterielle Blutgasanalyse) unerläßlich (Tabelle 7.3).

Trotz mangelnder Präzision, erlauben diese Parameter die Bestimmung einer à priori Lungenemboliewahrscheinlichkeit, die mit der Schlußdiagnose relativ gut korreliert [4]:

- Aktuelle Anamnese: Beginn akut/chronisch, Trauma.
- Begünstigende Faktoren: Bettlägrigkeit, Obesitas, Operation, Pille, St. n. durchgemachter TVT.
- Familienanamnese: Familiäre Thrombophilie.
- Klinische Zeichen und Symptome: siehe Tabelle 7.3.
- Wahrscheinlichkeit einer Differentialdiagnose.

Tabelle 7.3. Sensitivität der verschiedenen klinischen Zeichen in der Diagnose der Lungenembolie (*RF* Risikofaktor; *TVT* tiefe Venenthrombose; *LE* Lungenembolie; *EKG* Elektrokardiogramm)

Vorkommen in > 90% der Fälle	> 60% der Fälle	30–60% der Fälle
1 RF für TVT/LE	Dyspnoe	Angst
	Thoraxschmerz	Husten
		Hämoptyse
		Synkope
		Palpitationen
	Tachypnoe	Fieber < 37,8°
	Tachykardie	Rasselgeräusche
		Pulmonalton akzentuiert
		Zyanose
		Pleurareiben
	Hypoxie < 10,8 kPa	Pathologisches Thoraxbild
		Pathologisches EKG

7.3.3 Ventilations-Perfusions-Lungenszintigraphie

Die Interpretation der Ventilations-Perfusions-Szintigraphie (V/Q) hat anhand von gut etablierten Kriterien zu erfolgen [1, 2]. Eine *normale* Perfusion erlaubt den Ausschluß einer Lungenembolie mit einer Wahrscheinlichkeit von über 94%. Das Vorliegen von Kriterien, die eine *hohe* Wahrscheinlichkeit einer Lungenembolie ergeben (multiple Diskrepanzen zwischen Ventilation und Perfusionsscan), entspricht einem prädiktiven Wert von über 90%. In allen anderen Fällen (sehr tiefe, tiefe, zweideutige oder unbestimmbare Wahrscheinlichkeit) – und dies betrifft immerhin zwei Drittel der bei Verdacht auf Lungenembolie durchgeführten Szintigraphien [3, 4] – ist die Szintigraphie als nichtdiagnostisch zu betrachten [5]. In diesen Fällen liegt nämlich eine Lungenembolie in 4–46% vor [1]; diese Treffsicherheit trägt kaum zur Diagnose bei.

7.3.4 D-Dimeren-Bestimmung im Plasma

In den letzten 5 Jahren errang die Plasmabestimmung der D-Dimere (spezifisches Fibrinderivat) mit Hilfe eines ELISA einen zwar begrenzten, aber doch etablierten Platz im diagnostischen Ablauf bei Lungenembolieverdacht [4]. Die Möglichkeiten dieser Technik sind in Tabelle 7.4 dargelegt.

Aus dieser Analyse geht hervor, daß bei einer Sensitivität und einem negativen Voraussagewert in der Größenordnung von 95%, ein D-Dimere-Wert von unter 500 µg/l (ELISA-Stago) den Ausschluß einer Lungenembolie ermöglicht [4], während ein Wert über 500 µg/l keinen positiven diagnostischen Wert besitzt.

Bei ambulanten Patienten, die mit Verdacht auf Lungenembolie auf eine Notfallstation gewiesen werden, weisen nur sehr hohe Werte über 4000 µg/l) auf das mögliche Vorliegen einer Lungenembolie hin.

Tabelle 7.4. Diagnostische Wertigkeit der D-Dimer-Bestimmung bei Lungenembolieverdacht (*Se* Sensitivität; *Sp* Spezifität; *PPW* positiv prädiktiver Wert; *NPW* negativ prädiktiver Wert; *n* Patientenzahl; *n(LE)* Häufigkeit der Lungenembolien)

Studie	Diagnose	n	n(LE)	Se [%]	Sp [%]	PPW [%]	NPW [%]
Goldhaber [6]	Angiographie	69	19	89	44	38	92
Bounameaux [7]	Szinti V/Q	46	10	100	81	59	100
Bounameaux [8]	Angiographie	21	10	100	36	59	100
Bounameaux [4]	Klin. Entsch.	170	55	98	39	44	98
Rowbotham [9]	Szinit V/Q	145	66	96	46	26	98
Demers [10]	Szinit V/Q	90	24	96	52	46	97

7.3.5 Thrombosesuche in den unteren Extremitäten

Obwohl die tiefe Venenthrombose (TVT) der unteren Extremitäten für die meisten Lungenembolien verantwortlich ist, liegt die Sensitivität der Thrombosesuche für die Diagnose der Lungenembolie bei nur 70%, die Spezifität bei 95%. Die Integration dieser Suche, vorwiegend durch Verwendung der Ultraschall-B-Bild-Technik im diagnostischen Ablauf bei Lungenembolieverdacht, ist zur Zeit noch Gegenstand spezifischer Studien [11].

7.3.6 Grenzen der Pulmonalisangiographie

Das Risiko der Pulmonalisangiographie ist gering. Die Mortalität liegt unter 0,5% [12], die Rate der übrigen Komplikationen (Morbidität) variiert in den einzelnen Studien zwischen 3 und 8%. Bei einigen dieser Komplikationen (anaphylaktischer Schock, kardiale Perforation, RDS) handelt es sich jedoch um schwere Komplikationen. Viel beunruhigender ist jedoch die geringe Übereinstimmung bei der Beurteilung der Röntgenbilder durch zwei unabhängige Untersucher. Sie beträgt nur rund 85% [13]. Der Übereinstimmungsgrad wäre noch niedriger, wenn der Zufallseffekt in Betracht gezogen würde. Lediglich die massiven, lobären oder segmentären Embolien werden von mehreren Radiologen mit ausgezeichneter Übereinstimmung diagnostiziert [13]. In der Diagnose der Lungenembolie überschreiten die Sensitivität und Spezifität des Goldstandards kaum 90 resp. 95%. Dies muß in einer gezielten diagnostischen Strategie in Betracht gezogen werden.

7.3.7 Diagnostisches Vorgehen unter Berücksichtigung von Klinik und paraklinischen Methoden

Ein kohärentes diagnostisches Vorgehen sollte die klinischen und paraklinischen Parameter vereinigen. Der Diagnosealgorithmus in Abb. 7.14 ist ein Beispiel eines rationellen Vorgehens, das die Charakteristika von 2 Schlüsseluntersuchungen in der Diagnose der Lungenembolie beinhaltet. Die ideale Strategie muß noch eine verfeinerte

Analyse mit zusätzlichem Einbezug von Nutzen und Risiko der Antikoagulationsbehandlung und einer allfälligen Pulmonalisangiographie in Betracht ziehen [14]. Ein optimales Programm, das all diese Elemente berücksichtigt, existiert zur Zeit noch nicht. Die Bedeutung der initialen klinischen Evaluation für die späteren diagnostischen und therapeutischen Schritte sollte ebenfalls Anlaß sein, diese wesentliche Etappe in Zukunft zu kodieren und zu präzisieren.

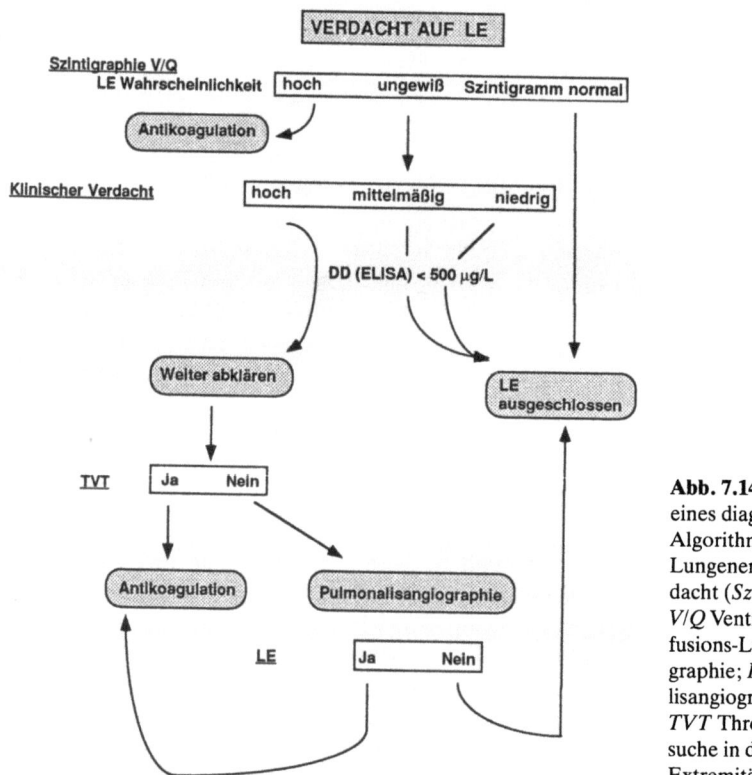

Abb. 7.14. Vorschlag eines diagnostischen Algorithmus bei Lungenembolieverdacht (*Szintigraphie V/Q* Ventilations-Perfusions-Lungenszintigraphie; *PA* Pulmonalisangiographie; *TVT* Thrombosesuche in den unteren Extremitäten)

Schlußfolgerungen

Bei Verdacht auf Lungenembolie erlaubt die sorgfältige Evaluation der klinischen Wahrscheinlichkeit, die dem Resultat einer oder mehrerer paraklinischen Untersuchungen integriert wird, die Bestimmung der à posteriori diagnostischen Wahrscheinlichkeit (gezieltes klinisch analytisches Vorgehen). Wenn diese als ungenügend erachtet wird, sowohl für die positive Diagnosestellung als auch zum Ausschluß der Affektion, so muß die Pulmonalisangiographie, die trotz ihrer Grenzen Referenzuntersuchung bleibt, zum Zuge kommen.

Literatur

1. Alderson PO, Martin EC (1987) Pulmonary embolism: diagnosis with multiple imaging modalitites. Radiology 167: 297–312
2. Slosman DO, Nicod L, Junod AF (1991) Contribution de la scintigraphie pulmonaire pour le diagnostic de l'embolie pulmonaire: évaluation et mise au point. Méd Hyg 49: 168–173
3. The PIOPED Investigators (1990) Value of the ventilation/perfusion scan in acute pulmonary embolism. Results of the prospective investigation of pulmonary embolism diagnosis (PIOPED). JAMA 263: 2753-2759
4. Bounameaux H, Cirafici P, de Moerloose P et al. (1991) Measurement of D-Dimer in plasma as diagnostic aid in suspected pulmonary embolism. Lancet 337: 196–200
5. Bounameaux H, Slosman DO (1991) Diagnosis of pulmonary embolism. Ann Intern Med 114: 702–703
6. Goldhaber SZ, Vaughan DE, Tumeh SS, Loscalzo J (1989) Utility of cross-linked fibrin degradation products in the diagnosis of pulmonary embolism. Am Heart J 116: 505–508
7. Bounameaux H, Slosman D, de Moerloose P, Reber G (1988) Diagnostic value of plasma D-Dimer in suspected pulmonary embolism. Lancet 2: 628–629
8. Bounameaux H, Schneider PA, Slosman D, de Moerloose P, Reber G: Plasma D-Dimer in suspected pulmonary embolism: a comparison with pulmonary angiography and ventilation-perfusion scintigraphy. Blood Coag Fibrinol 1: 577–579
9. Rowbotham BJ, Egerton-Vernon J, Whitaker AN, Elms MJ, Bunce IH (1990) Plasma cross linked fibrin degradation products in pulmonary embolism. Thorax 45: 684–687
10. Demers C, Ginsberg JS, Johnston M, Brill-Edwards P, Panju A (1992) D-Dimer and thrombin-antithrombin III complexes in patients with clinically suspected pulmonary embolism. Thromb Haemost 67: 408–412
11. Perrier A, Bounameaux H, Morabia A, de Moerloose P, Slosman D, Unger PF, Junod A (1994) Contribution of plasma D-Dimer and lower limb venous ultrasound to the diagnosis of pulmonary ambolism: a decision analysis model. Am Heart J
12. Mills SR, Jackson DC, Older RA, Heaston DK, Moore AV (1980) The incidence, etiologies, and avoidance of complications of pulmonary angiography in a large series. Radiology 136: 295–299
13. Quinn MF, Lundell CJ, Klotz TA, Finck EJ, Pentecost M, McGehee WG, Garnic JD (1989) Reliability of selective pulmonary arteriography in the diagnosis of pulmonary embolism. Am J Radiol 149: 469–471
14. Junod AF, Morabia A (1989) Utilisation rationelle des différents test pour le diagnostic d'embolie pulmonaire. Schweiz Med Wochenschr 119: 1489–1492

Sachverzeichnis

Abflußhindernis 234
Acrodermatitis chronica atrophicans 165
Adson-Test 131
AER-Test (Abduktion, Elevation, Rotation) 131
AKDG s. Arm-Knöchel-Druckgradient
Aliasing-Artefakt 51
Amaurosis fugax 136
A. mesenterica inferior 115
A. mesenterica superior 115
Amputation 83
Amputationsrate 99
Anamnese 3, 89, 101, 218, 231
Aneurysma 64, 131
– der A. subclavia 131
– der A. poplitea 5
–, atypisches 113
– der Bauchaorta 5
–, Expansionsrate 108
–, infrarenales 111
–, der intestinalen Arterien 116
–, juxtarenales 111
–, kompliziertes 112
–, Ruptur 108
– spurium 61
Angina abdominalis 115
Angiodysplasie 166
Angiographie 69, 102, 111, 133, 138 f., 153
–, Vorteile 68
–, Nachteile 68
Anomalien, gerinnungsphysiologische 100
Anticardiolipin-AK 234
Antifibrinantikörper 228
Antithrombin-III-Mangel 228
Aortenbogenarterien 136
Apoplexierisiko 91
A. poplitea 5
Arkade, pankreatikoduodenale 115
Armblutdruck 9
Arm-Knöchel-Druckgradient (AKDG) 33

Arterienverschluß, akuter 131
Arteriitis 128
Arteriographie s. Angiographie
Arteriopathie, dilatative 64
Arteriosklerose 108, 128
Astexzision 202
Astvarikose 118, 204
Atrophie blanche 165
Ausstrombahn 95, 110

B-Bild s. B-Mode Imaging
B-Mode Imaging 49, 178
Bauchaortenaneurysma 108
Beckenstenose 92
Beckenvenensporn 234
Beckenverschluß 92
Befunde, klinische 101
Beinvenenthrombose 162
–, tiefe 165
Belastungsformen, aktive 33
–, passive 33
Belastungstest 30, 33
Beschwerden, venöse 161
–, Beinbeschwerden 203
–,–, nichtvaskuläre 163
Besenreiservarizen 164, 204
Blattfilmangiographie 69
Budd-Chiari-Syndrom 116
Bypass-Operation, aortokoronare 146
Bypass-Stenose 63

Captopriltest 124
„car-driver-thrombosis" 162
Cholesterinkristallembolien 100
Chronisch-venöse Insuffizienz (CVI) 164 f, 202
Claudicatio intermittens 3, 83, 89, 162
–, spinalis 3, 42
–, venosa 3
Computertomographie 110 f.
Corona phlebectatica paraplantaris 164

Sachverzeichnis

Curved Array 54
CVI s. Chronisch-venöse Insuffizienz
CW-Doppler 101, 168, 170–172, 208
–, Beinvenenthrombose, akute tiefe 170
–, Insuffizienz, chronisch venöse 171
–, Varizen 172

D-Dimere 230, 239 f.
Dependency-Syndrom 166
Diathese, vasospastische 18
Dicumarol 217
Differentialdiagnose der Beinschwellung 165
Dilatation (PTA) 93
Dipyridamol-Thallium-Szintigraphie 91, 146
Dissektion 61, 136
Dopplerdruckmessung 13
–, Fehlerquellen 11
–, arterielle 8
–, Knöchelarterien 9
– in Ruhe 8
–, segmentale 13
–, Zehendruck 13
Dopplershift 50
Dopplersonographie 92, 137, 222, 232
–, Prinzip 168
–, transkranielle 128
Doppler(verschluß)druckmessung 152
Dopplerwinkel 51
„drop attacks" 136
Druckgradient, Normbereich 10
DSA s. Digitale Subtraktionsangiographie
Duplexsonographie 47, 92, 102, 111, 117, 121, 132, 137, 177, 208, 218, 224, 232
–, Nachteile 191
–, TVT-Zeichen, direkte 224
–,–, indirekte 224
–, Vorteile 191
Durchblutung, viszerale 115
Durchblutungsstörung, akute intestinale 119
–, chronische 115
–, chronische intestinale 118
Dysplasie, fibromuskuläre 116, 120, 125, 136
Dyspraxia intermittens 128

Echokardiographie 103
Echtzeit-B-Bild-Technik 49
„economy-class-thrombosis" 162
Eden-Text 131
EKG-Monitoring des Belastungstests 44
Elastase 108
Elektrokardiogramm 91
Embolie 99, 126

Emboliequelle 103
Endothelschaden 233
Erfolgskontrolle des Gehtrainings 42
Ergotismus 99
Erstuntersuchung, apparative 232
Erysipel 165
Expansionsrate 108

Familienanamnese 162
Farbdoppler 178
Farbduplexsonographie 152
Farbkodierung 51
Fast Fourier Transform (FFT) 50
Femorstenose oder -verschluß 95
FFT s. Fast Fourier Transform
Fistel 112
Fluoreszenz-Mikrolymphographie 86
Fluoreszenzfarbstoffe 80 f.
–, Indozyaningrün 81
–, Natrium-Fluorescein 81
Fluoreszenz-Videomikroskopie 80
Flußgeschwindigkeit 51, 152
Flußmessung, dopplersonographische 132
Flux 85
Fogarty-Embolektomie 104

Gangrän 89
Gefäßauskultation 5, 90
Gefäßgeräusch 116
Gefäßtonus 15
Gehbandbelastung
–, Fehlerquellen 35
–, Interpretation 35
–, maximale 34
–, submaximale 36
–,–, Interpretation 37
–,–, Fehlermöglichkeiten 37
–, Technik 34
Gelenkmuskelpumpe 233
Geräusch bei Nierenarterienstenose 121
–, periumbilikales 116
Gerinnungsstörungen 233, 234
–, Antiphospholipid-AK (u.a. Lupusantikoagulans) 234
–, Antithrombin-III-Mangel 234
–, Plasminogenaktivator-Inhibitor-Erhöhung 234
–, Plasminogenaktivatormangel 234
–, Plasminogenmangel 234
–, Protein-C-Mangel 234
–, Protein-S-Mangel 234
„Goldstandard" 196

Hämometakinesie 32
Haut, blasse 101
Heilungswahrscheinlichkeit 23
Heparin 217
Herzinfarkt 101
Herzkrankheit, koronare 103
Herzvitium 101
Human-albumin-Makroaggregate 228
Human-albumin-Mikrosphären 228
Hyperämie, reaktive 37, 85
–, –, Fehlermöglichkeiten 38
–, –, Interpretation 38
–, –, Technik 37
Hyperkoagulabilität s. Gerinnungsstörungen 229
Hyperplasie, myointimale 149 f.
Hypertonie, arterielle 120
–, renovaskuläre 120 f.
–, –, Verdachtsmomente, klinische 121
Hypodermitis 165

Insuffizienz, chronisch-venöse 83, 180, 186
Insult, zerebrovaskulärer 147
Interventionsrisiko 143
Ischämie, absolute 100 f.
–, chronisch-kritische 89
–, partielle 101

Jod-Fibrinogen-Test 227
–, Sensitivität 228
–, Spezifität 228
Jodfibrinogen 227

KAI s. Knöchel-Arm-Index
Kalium 124
Kapillaren 80
Kapillarmikroskopie 80
Karotisausschälplastik 139
Karotisbifurkation 136, 138
Kathetertherapie
–, Beckenarterien 60
–, Beinarterien 60
Kavafilter 190
Klappenagensie 188
Klappeninsuffizienz 171
Klassifikation, neurologische 136
Knöchel-Arm-Index (KAI) 33, 151
Knöchelarteriendruck 151
Kompressionsbehandlung 202
Kontrastmittel 197
Koronarographie 146
Koronarsklerose 91
Krosse 188
Krossektomie 202

Labormethoden 229
Laboruntersuchungen 102, 129
Laser-Doppler-Fluxmetrie 84
Laufbandbelastung 83
LE s. Lungenembolie
Ligamentum-arcuatum-Syndrom 116
Lipödem 166
Lipodermatosklerose 164
Logensyndrom 4, 100
Lumboischialgie 163
Lungenembolie (LE) 180, 217, 239
Lupusantikoagulans 235
Lymphkapillaren 86
Lymphödem 166
– Nonne-Milroy, kongenitales 86
–, primäres 86

Magnetresonanzangiographie (MRA) 74
–, „Maximum Intensity Projection" (MIP) 75
Magnetresonanztomographie (MRT) 138
Mapping 190, 210
–, präoperatives 61
Mediasklerose Mönckeberg (s. Pseudohypertonie)
Meralgia paraesthetica 163
Mesenterialinfarkt 116
Mesenterialvenenthrombose 116
Methoden, nuklearmedizinische 227
–, plethysmographische 220
–, –, Impedanzplethysmographie 220 f.
–, –, Luftplethysmographie 220, 222
–, –, Phleborheographie 222
–, –, Quecksilberdehnungsstreifenplethysmographie 220
–, –, Wasserplethysmographie 220
–, radionuklid-phlebographische 227 f.
Mikroaneurysmen 81
Mikroangiographie, venöse 83
Mikroangiopathie, diabetische 82
Mikrozirkulation 80
Mortalität 99
Motorik 101
MRA s. Magnetresonanzangiographie
MIP s. Magnetresonanzangiographie
MRT s. Magnetresonanztomographie
MRT-Angiographie 138
Mündungsinsuffizienz 164
Mündungsklappen 205

Nachsorgeschema 154
Nagelfalzkapillaren 80
Nebenastvarikose 164
Nekrose, ischämische 83
Nierenartiere/Aorta, Index 123

Nierenarterien 111
Nierenarterienstenose 116, 125
Nierenversagen, akutes 100
Normvarianten 205 f.
–, V. saphena parva
Notfall 113
N.-saphenus-Syndrom 163

Ohm-Gesetz 8
Ophthalmoplethysmographie 137
Oszillographie 14, 92, 152
–, akrale, Technik 14
–, Beurteilung 16
–, Resultate, falsch negative 18
–, –, falsch positive 19
–, quantitative 38
–, –, Fehlermöglichkeiten 39
–, –, Interpretation 39
–, –, Technik 38
–, segmentale 15, 101

Palpation 108
Parvavarikose 164
PAVK, Verlaufskontrolle 23
Perforansvarikose 164
Perforansvenen 172, 174
Perforantenausschaltung 202
Perkutane transluminale Angioplastie (PTA) 93
Perkutane transluminale koronare Angioplastie (PTCA) 146
Perkutane transluminale renale Angioplastie (PTRA) 123
PET s. Positronemissionstomographie
Pfortaderthrombose 116
Pharmakoangiographie 73
Phased Array 54
Phasenkontrastangiographie 75
Phlebektomie, ambulante 202
Phlebitis, Varikophlebitis 165
Phlebographie 196, 197, 210, 218, 226
–, aszendierende 197
Phleboszintigraphie 228
Photoplethysmographie 173 f.
–, Beinvenenthrombose, tiefe 173
–, Insuffizienz, chronisch-venöse 173
–, Varizen 174
Plasmarenininspiegel 124
Plattenthermographie 229
Plethysmographie 207
Poplitealstenose oder -verschluß 95
Positronemissionstomographie (PET) 138
Profundastenose 59
Prothrombinfragmente I+II 230
Pseudohypertonie 10

–, Fehlerquellen 11
–, Index 11
Pseudoklaudikation 42
Pseudookklusion 140
PTA s. Perkutane transluminale Angioplastie
PTCA s. Perkutane transluminale koronare Angioplastie
PTRA s. Perkutane transluminale renale Angioplastie
PTS s. Postthrombotisches Syndrom
Pulmonalisangiographie 241
Pulskurve, normale 16
Pulspalpation 5, 90
Pulsregistrierung 132
Pulsrepetitionsfrequenz 51
Pulstastbefund 101
Pulswelle 14
PW-Doppler 53

Ratschow 90
Raynaud-Phänomen, sekundäres 81
Raynaud-Syndrom, primäres 18
Reflux 187
Renin 124
Repetitionsfrequenz 53
„restless legs" 163
Reverschluß 149
Rezidiv 206
Rezidivprophylaxe 151
Rhabdomyolyse 100
Rhythmusstörung 101
Riesenkapillaren 81
Riolan-Anastomose 115
Risikoabschätzung 91
Risikofaktoren 135
– der PAVK 6
– der perioperativen Mortalität 110
Risikooptimierung 92, 95
Risikopatient 92
Riva-Rocci 9
Ruheschmerz 4, 83, 89
Rupturrisiko 108

Sättigungspulse 76
Sauerstoffdruckmessung, transkutane (tcPo$_2$) 83
Sauerstoffpartialdruck 83
Schwartz-Klopfversuch 166
Sektorscanner 53
Sensibilität 101
Sensitivität 58, 123
Serumkreatinin 124
Signalauslöschung 76
Situation, soziale 91
Sklerose, progressive systemische 81

Sklerotherapie 202
Soleusvenen 184
Sonographie 110
Spektralanalyse 50
Spezifität 58, 123
„Spontanpalma" 165
Stammvarikose 164, 188, 204
Stase, venöse 233
Stauungsdermatitis 165
Steal-Phänomen 116
Stemmer-Zeichen 166
Stenose
–, Grad der 54 f.
–, nichtsignifikante 54 f., 58
–, signifikante 54, 56, 58
Stenosierung, arteriosklerotische 125
Stripping 202
Strömungsgeräusche, systolische 5
–, systolodiastolische 5
Stufendiagnostik 231
Subclavian-steal-Syndrom 128
Subklaviaobstruktion 128
Subtraktionsangiographie, digitale (DSA) 69, 102, 123, 199
–,–, Bewegungsartefakte 69
–,–, Kontrastmittelmengen 72
–,–, Ortsauflösungen 70
Symptome, neuromuskuläre 100
–, transiente hemisphärische 136
Syndrom, postthrombotisches (PTS) 86, 187, 217

TAT s. Thrombin-Antithrombin-Komplexe
Technetium-Plasmin-Test 227 f.
Testmahlzeit 118
Therapie, konservative 202
Thermographie 229
Thoracic-outlet-Syndrom 131
Thrombembolektomie Fogarty 99
Thrombin-Antithrombin-Komplexe 230
Thrombose 99
Thrombosen, katheterinduzierte 186
„thrombose par effort" 186
„thrombotic threshold velocity" 153
TIA s. Transiente ischämische Attacke
Time-of-flight-Angiographie 75
Totalverschluß 54
Transducer 52
Transiente ischämische Attacke (TIA) 147
Trauma 128
Treffsicherheit
–, diagnostische 58
–, Duplexsonographie 184
–, Sensitivität 184
–, Spezifität 184

Trendelenburg-Versuch 166
Truncus coeliacus 115
TVT s. Tiefe Venenthrombose

Ulkus 89
–, venöses 165
Ultraschallwellen 48
Untersuchung, klinische 89, 207
Uptake-Text 227
Urographie 124

Valsalva-Manöver 169, 171, 179
Varikographie 210
Varikose
–, Behandlung, aktive 204
–,–, konversative 204
–, primäre 202
–, sekundäre 202
Varizen, retikuläre 164, 204
Varizentypen 164
Vaskulitis 116, 129, 165
V. anonyma 186
– axillaris 185 f.
– basilica 186
– brachialis 186
– cava 182, 222
– cava superior 186
– cephalica 186
– femoralis communis 182, 222
– femoralis superficialis 222
– fibularis 182
– Giacomini 188, 206
– saphena magna 222
– saphena parva 206
– subclavia 185 f.
– tibialis anterior 184
– tibialis posterior 182, 222
Venenklappen 178
Venensystem, tiefes 205
Venenthrombose 180
–, Sensitivität 223 f.
–, Spezifität 223 f.
–, tiefe (TVT) 217
–,–, Anamnese 218, 231
–,–, Diagnostik 217
–,–, Klinik 219, 231
„venoocclusive-disease" 116
Ventilations-Perfusions-Lungenszintigraphie 239, 240
Verschluß, akuter 99
– der Beckenachse 93
Vertebralgefäße 136
Virchow-Trias 233
Volumenpulskurve 14 f. (s. Oszillographie)

Vorhofflimmern 103
Vorhofthromben 103

Wadenkrampf 4
Wadenmuskelpumpe 171
Wiedererholungszeiten 83
Wright-Test 131
Wundheilung 83

Zehenstandsübungen
–, Fehlermöglichkeiten 37
–, Interpretation 37
–, Technik 37
zyklisch idiopathische Beinödeme 166

Springer-Verlag und Umwelt

Als internationaler wissenschaftlicher Verlag sind wir uns unserer besonderen Verpflichtung der Umwelt gegenüber bewußt und beziehen umweltorientierte Grundsätze in Unternehmensentscheidungen mit ein.

Von unseren Geschäftspartnern (Druckereien, Papierfabriken, Verpackungsherstellern usw.) verlangen wir, daß sie sowohl beim Herstellungsprozeß selbst als auch beim Einsatz der zur Verwendung kommenden Materialien ökologische Gesichtspunkte berücksichtigen.

Das für dieses Buch verwendete Papier ist aus chlorfrei bzw. chlorarm hergestelltem Zellstoff gefertigt und im pH-Wert neutral.

MIX
Papier aus verantwortungsvollen Quellen
Paper from responsible sources
FSC® C105338

If you have any concerns about our products,
you can contact us on
ProductSafety@springernature.com

In case Publisher is established outside the EU,
the EU authorized representative is:
**Springer Nature Customer Service Center GmbH
Europaplatz 3, 69115 Heidelberg, Germany**

Printed by Libri Plureos GmbH
in Hamburg, Germany